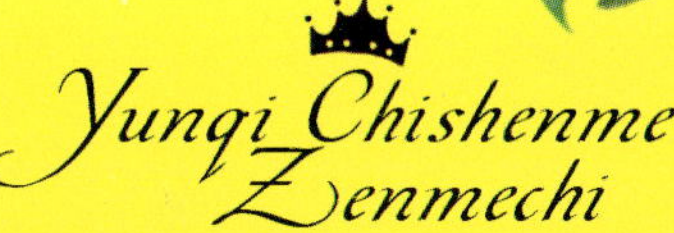


# 孕期吃什么怎么吃

张小平　吴　莹◎主编

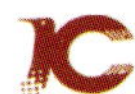
吉林科学技术出版社

**图书在版编目（CIP）数据**

孕期吃什么怎么吃 / 张小平，吴莹主编．— 长春：吉林科学技术出版社，2015.7
ISBN 978-7-5384-9522-5

Ⅰ．①孕… Ⅱ．①张…②吴… Ⅲ．①妊娠期—饮食营养学 Ⅳ．①R153.1

中国版本图书馆 CIP 数据核字（2015）第 155729 号

# 孕期吃什么怎么吃

Yunqi Chi Shenme Zenme Chi

主　　编　张小平　吴　莹
副 主 编　董　埋　张立娜
出 版 人　李　梁
策划责任编辑　孟　波　端金香
执行责任编辑　解春谊
封面设计　长春市一行平面设计有限公司
制　　版　长春市一行平面设计有限公司
开　　本　710mm×1000mm　1/16
字　　数　240千字
印　　张　15
印　　数　1—8000册
版　　次　2015年9月第1版
印　　次　2015年9月第1次印刷

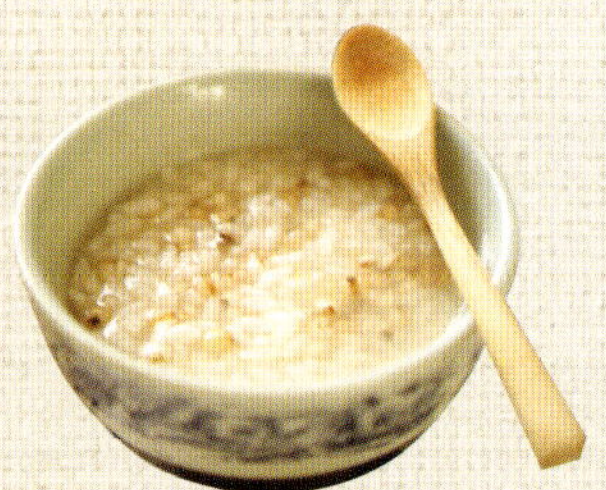

出　　版　吉林科学技术出版社
发　　行　吉林科学技术出版社
地　　址　长春市人民大街4646号
邮　　编　130021
发行部电话/传真　0431-85635177　85651759　85651628
85635181　85600611　85635176
储运部电话　0431-86059116
编辑部电话　0431-85642539
网　　址　www.jlstp.net
印　　刷　沈阳新华印刷厂

书　　号　ISBN 978-7-5384-9522-5
定　　价　32.80元

# 前言

孕期是美妙的人生体验，但同时也伴随着不适、紧张、危险和困惑。生命始于受精卵细胞，一个细胞经过分裂、分化、发育为正常胎儿并娩出，需要母体和胎儿两方面的协调。因此，在这个过程中，无论是母体还是胎儿出现异常，都可能影响到妊娠的正常进行。

科学的饮食是优生优育的基础。本书按时间顺序介绍了：备孕期如何把身体调节到最佳状态，什么食物有助于怀孕，这是你成为幸福妈妈的第一关。如何保证营养均衡，该吃什么、怎么吃才能让胎儿的头脑更聪明、身体发育得更好，以及准妈妈应该如何应对孕期常见的不适症状，分娩后妈妈如何调养身体，怎样才能为宝宝提供充足的乳汁，这不仅关系到妈妈未来的健康，更会在很大程度上影响到宝宝的健康。

这本书为孕妈妈提供了更加科学、合理饮食的全面指导，使优生和优育更有保障。本书还针对孕期每一个阶段，分别介绍了相应的营养知识、营养食谱及其制作方法，让孕妈妈在乐享美食的同时，保证了特殊时期身体各器官的营养需要，达到安胎保胎、促进胎儿正常发育的目的，并提出了日常生活中常见的饮食禁忌。全书内容丰富，集科学性、实用性和可读性于一体，是孕妈妈的必读书，希望孕妈妈能“吃得好，孕育得更好”！

## 第一章：
# 孕前营养储备倒计时



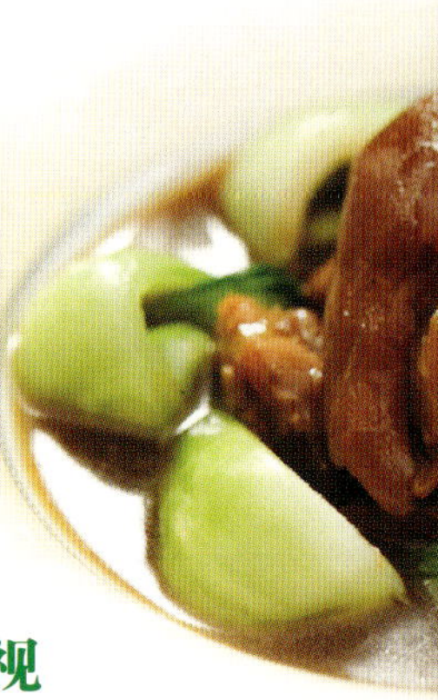

## 第二章：
# 孕早期，没胃口也不能绝食



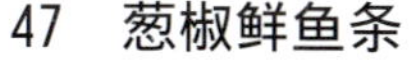

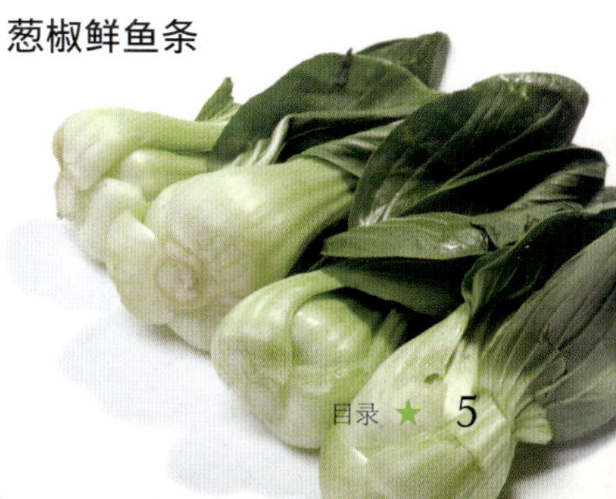

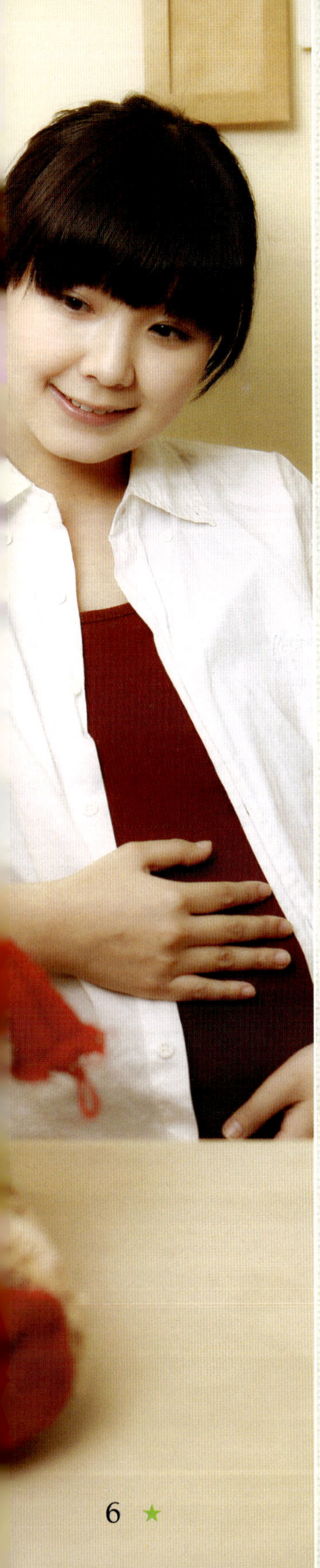

## 49 第二个月：叶酸不能停

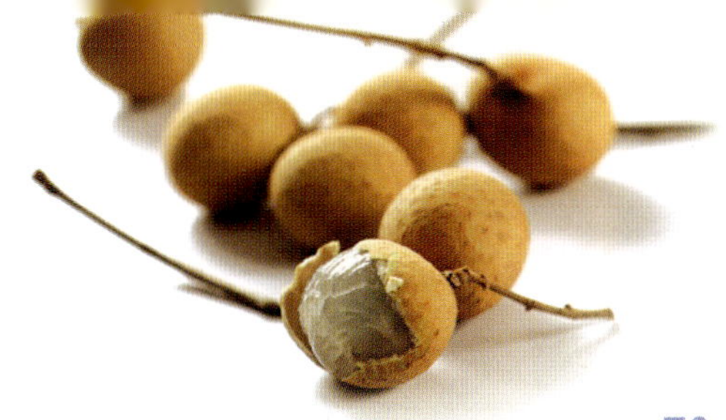

# 67 第三个月：马上进入稳定期



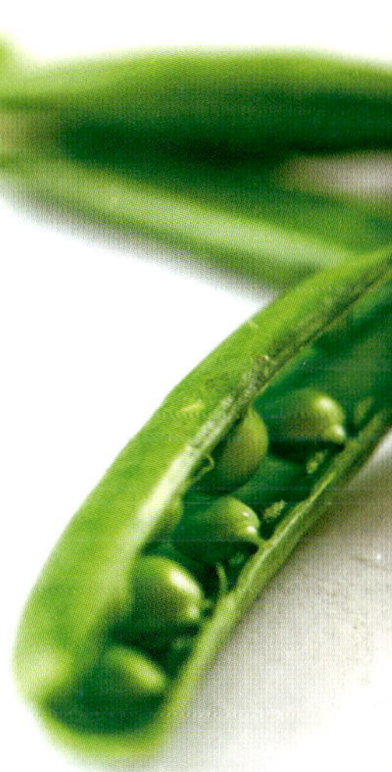

## 第三章：
# 孕中期，胃口大开健康吃

## 87 第四个月：吃好比吃饱更重要



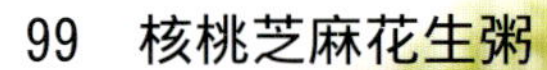

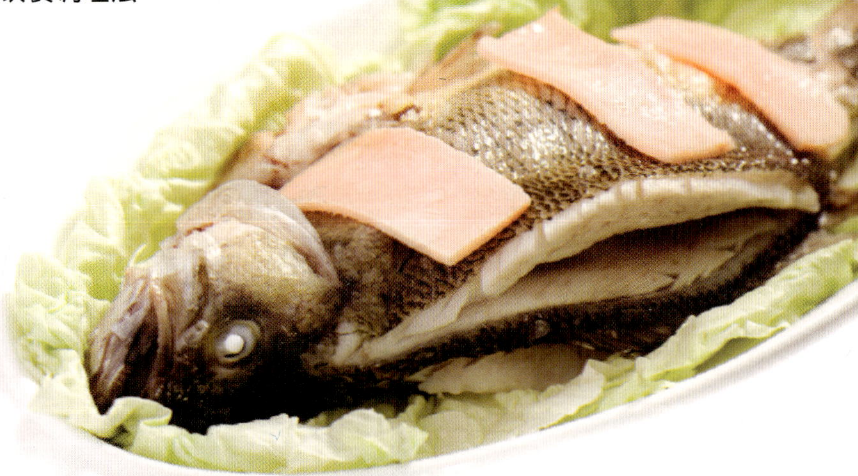

## 117 第六个月：开始注意预防贫血



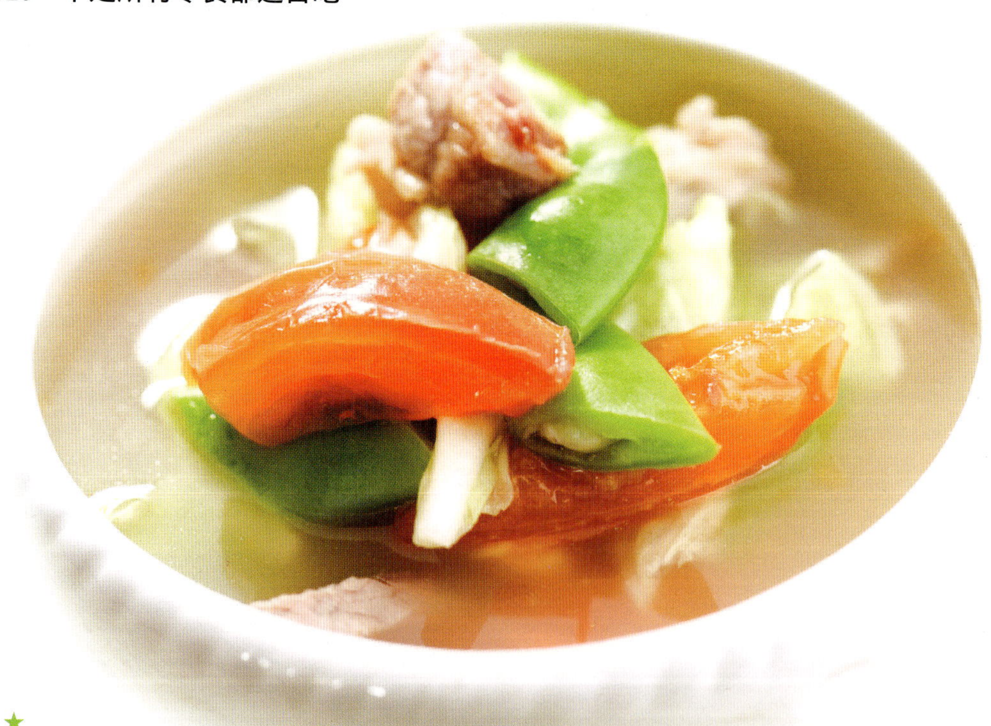

## 第四章：
# 孕晚期，控制体重这样吃

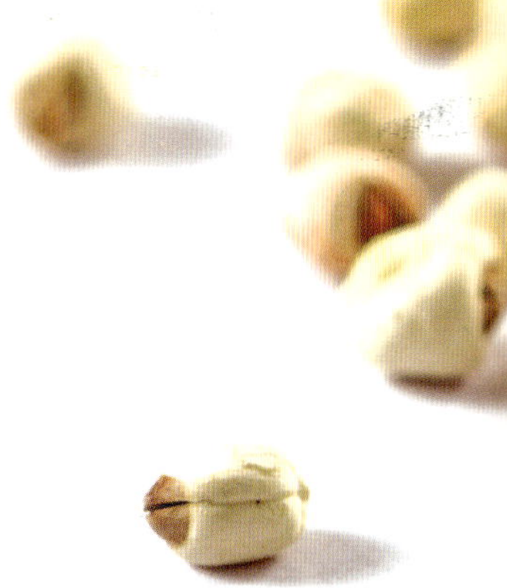



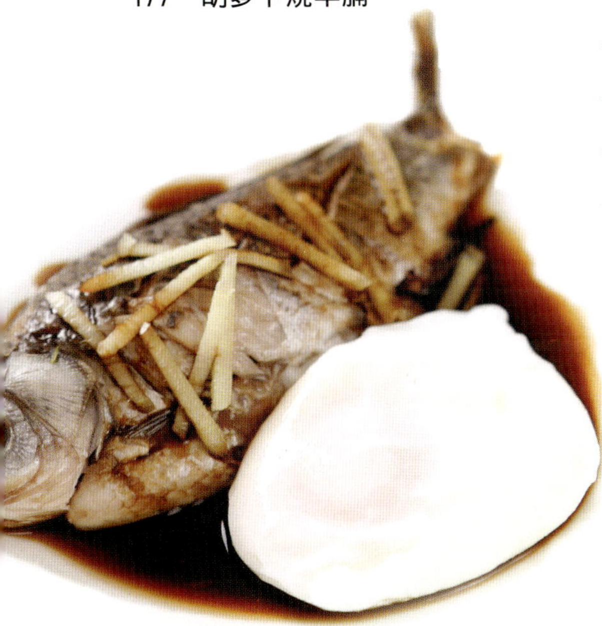

## 第五章：孕期常见不适的饮食调理

## 第六章：月子期，食补方案



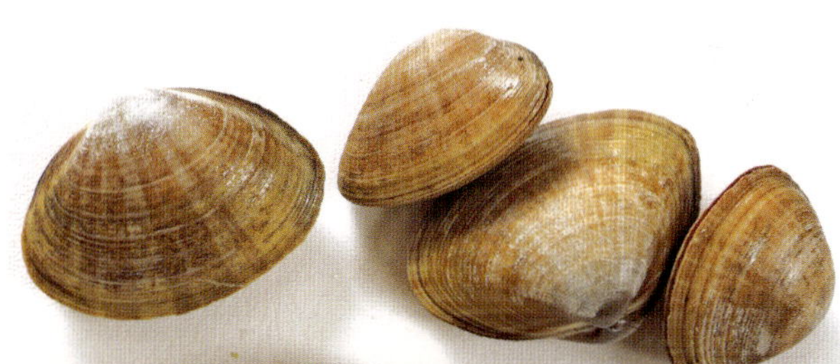

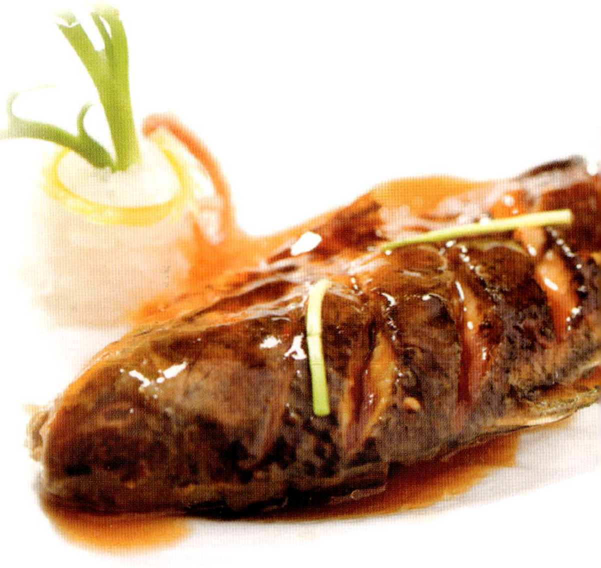

# 第一章

## 孕前营养储备倒计时

如果你感到无从下手，
就翻到下一页，那里有你想知道的一切。

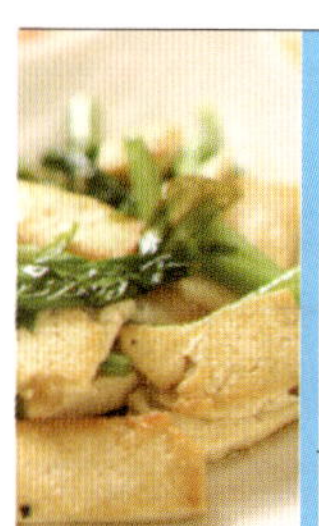

# 备孕女性，营养时刻准备

孕前3个月开始**就要补充营养**。

## 营养重点要知道

### 钙元素

女性开始准备怀孕的时候体内所需的钙为每天800毫克左右。一种重要的补钙方式就是从那些含钙高的食物中获取，而且最重要的是人体的吸收问题，在这一点上，牛奶的优势就非常明显。除了从食物中摄取外，孕前女性还需要每天额外补充200～300毫克的钙剂。

| 乳及乳制品 | 牛奶、羊奶及其奶粉、乳酪、酸奶、炼乳等 |
|---|---|
| 豆及其制品 | 黄豆、毛豆、扁豆、蚕豆、豆腐、豆腐干、豆腐皮等 |
| 水产品 | 鲫鱼、鲤鱼、鲢鱼、泥鳅、虾、虾米、海带、紫菜等 |
| 肉与禽蛋 | 羊肉、猪脑、鸡肉、鸡蛋、鸭蛋、鹌鹑蛋等 |

### 铁元素

铁是造血的原料，在矿物元素中位列第二。如果铁摄入不足，孕期母体就会发生不同程度的贫血或者营养不良，甚至可能导致流产。孕前和孕期都宜多摄入富含铁的食物，如动物内脏、海带、紫菜、黄豆、菠菜、芹菜、油菜、番茄、枣、橘子等。

**Tips**

菠菜虽然含铁量非常丰富，但是孕期也不宜多吃，因为大量吃菠菜会影响身体对钙的吸收。

## 饮食宜忌要牢记

### 提前3个月补充叶酸

最好从怀孕前3个月就开始补充叶酸，每天补充400～800微克。当然，也许胎儿会在不知不觉中到来，即使没有来得及补充叶酸也没关系，如果丈夫和妻子都很健康，从怀孕那一刻起补充叶酸也是没有问题的。含丰富叶酸的食物见下表：

| 深绿叶蔬菜 | 苋菜、菠菜、油菜、小白菜等 |
| --- | --- |
| 动物的肝脏 | 鸡肝、猪肝、牛肝等 |
| 谷类食物 | 全麦面粉、大麦、米糠、小麦胚芽、糙米等 |
| 豆类、坚果类食品 | 黄豆、绿豆、豆制品、花生、核桃、腰果等 |
| 新鲜水果 | 柑橘、橙子、草莓等 |

### 谨慎用药

备孕的女性一定要谨慎处理孕期用药，无论是口服药还是外擦用药，最好全部停用。丈夫用药正确与否也直接影响到精子的生存质量，甚至会引起精子的畸形，因此也必须要谨慎。

**Tips**

如果备孕期间出现身体不适而必须用药时，必须遵从医生的指导，服用安全的药物。

### 咖啡、可乐要拒绝

备孕女性不要过多饮用咖啡、茶、可乐等含有咖啡因的饮品。咖啡因作为一种能影响女性生理变化的物质，可以在一定程度上改变女性体内的雌激素、孕激素的比例，从而间接抑制受精卵在子宫内的着床和发育。

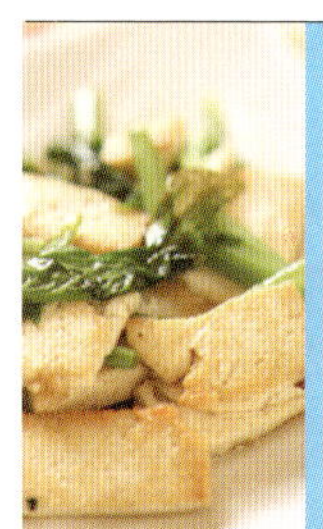

# 贯穿10个月的营养建议

给孕妈妈10个月的饮食建议。

## 如何保留食物中的营养

### 生活中小注意，营养大保留

#### 蔬菜、水果

1．蔬菜、水果应该现买现吃，每多放置一天其所含维生素就会减少一些。

2．蔬菜宜先洗后切，否则会使水溶性的维生素及矿物质受到损失。

3．切菜时一般不宜切太碎，能用手撕的就用手撕，尽量少用刀，因为铁会加速维生素C的氧化。

4．炒菜时要急火快炒，适当加点醋，既可调味又可保护维生素C少受损失。

5．水果要吃时再削皮，防止维生素在空气中被氧化。

#### 肉类、鱼类

在做鱼和炖排骨时，加入适量醋，可促使骨骼中的钙质在汤中溶解，有利于人体吸收。肉类、鱼类食物都有保鲜期，最多可保存3个月。鱼类保存时间越长，其所含营养素的损失就越明显，尤其是维生素A和维生素E。因此，鱼类要趁新鲜吃，别等到没有了营养再吃。肉类也要现吃现买，不要反复冷冻。

### 乳制品

冲奶粉时不要用开水冲，最好用40℃～60℃的温水冲，这样既能保持奶制品的口感又不会减少营养。奶酪加热的话，温度也不能太高，到达适合入口的温度就可以了。酸奶购买时要注意品牌，保质期时间越短越好。

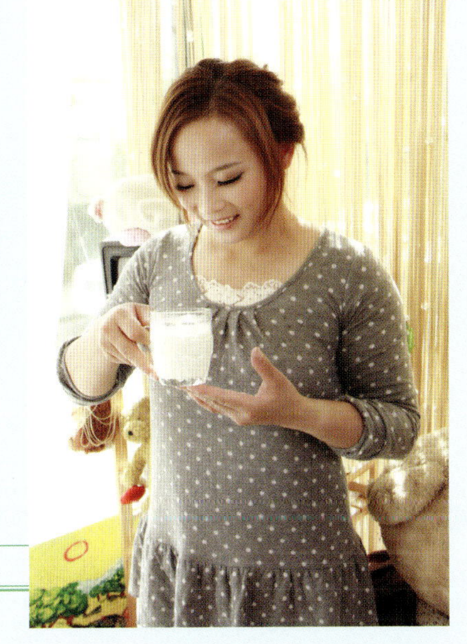

## 这些食物加工误区要注意

### 煲汤时间长

一些孕妈妈认为汤煲得时间越长，营养越好。实际上，这是不科学的。维生素C、B族维生素、氨基酸及脂肪酸等都“怕热”，煲汤时间过长会将这些营养成分蒸发掉。

### 长时间煮鸡蛋

鸡蛋中的蛋白质在64℃时就要变性，在80℃时才能凝固，所以煮鸡蛋最好是凉水下锅，水开了再煮3分钟即可，这时鸡蛋呈溏心儿状，此时营养成分最利于人体吸收。

### 煮粥加碱

大米中含有维生素$B_1$、维生素$B_2$和维生素C等多种维生素，碱对于大部分维生素来说是一种可怕的敌人，在碱性条件下加热，维生素的损失就更加严重，加入碱并且长时间熬粥无异于把谷类中的维生素赶尽杀绝。在煮粥的时候虽然加碱口感比较好，但是为了营养成分的有效吸收，最好不要放入碱。

煮3分钟
就可以喽！

### 淘米遍数多

淘米次数不要过多，一般用清水淘洗两遍即可。不要使劲揉搓，以免B族维生素流失。

建议先将米浸泡两小时，然后再煮饭为好。不但可节省40%的时间，米中的B族维生素损失也较少。

### 喜欢将水果榨汁

当水果压榨成果汁后，果肉和膜被去除了。在这个过程中，维生素C也大大减少了。实在喜欢将水果榨汁饮用的话，建议保留果肉。市场销售的各种水果饮料更要尽量少喝。

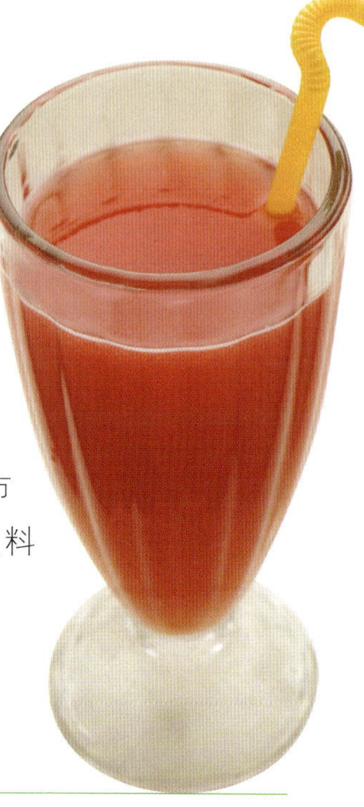

## 这些食物到底能不能吃

### 一些食材能忍住不吃就别吃

### 汽水

汽水中含有碳酸，进入肠道后易与孕妈妈体内的铁元素发生反应，使铁元素流失，从而造成缺铁性贫血，影响胎儿正常发育。

### 甲鱼

虽然甲鱼具有滋阴益肾的功效，但是甲鱼性味咸寒，有着较强的通血络、散瘀块的作用，因此极易引起流产，孕妈妈还是忍住不吃为好。

### 薏米

薏米是一种药食同源之物，其质滑利。薏米对子宫平滑肌有兴奋作用，可促使子宫收缩，因而有诱发流产的可能。如果可以忍住，尽量不要吃。

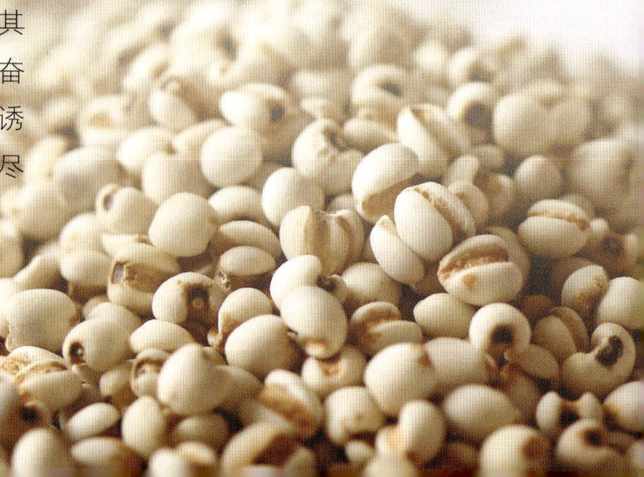

再馋也要忍住别吃我，
十个月很快就过去了！

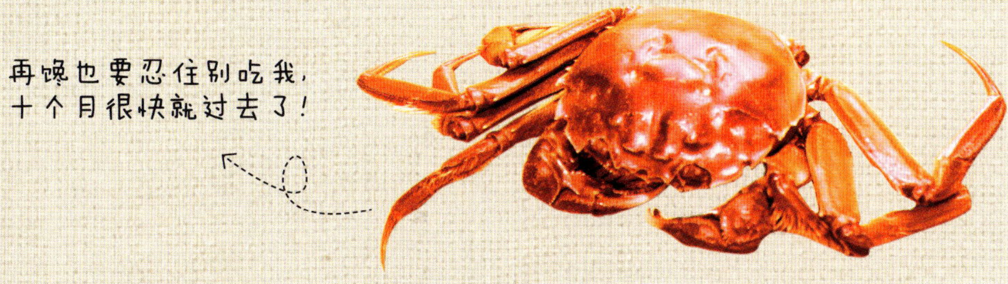

### 螃蟹

虽然目前医学界对于吃螃蟹会引发流产仍存在争议，不过为了保险起见，怀孕早期，孕妈妈还是不要吃螃蟹。前三个月胎儿不稳定，还是小心谨慎为好。特别强调的是螃蟹大钳子的肉，可能会引发早期胎儿流产。

### 腌制食品

腌制食品中含有可导致胎儿畸形的亚硝胺，所以孕妈妈最好不吃，如香肠、腌肉、熏鱼等，这类食品营养匮乏，不新鲜，容易滋生细菌，会影响孕妈妈和胎儿的健康。

### 山楂

山楂开胃，但是对子宫有刺激，容易引起子宫收缩，尤其是有流产史或流产先兆的孕妈妈，不能多吃，最好不吃。

### 浓茶

茶叶中含有大量的鞣酸，它可以和食物中的铁元素结合成一种不能被机体吸收的复合物。孕妈妈若过多地喝茶，就有导致贫血的可能。对于孕妈妈来说，白天喝一两杯淡淡的绿茶并无大碍，但切记晚上不能饮用浓茶，以免引起失眠。

可乐也
不能喝哦！

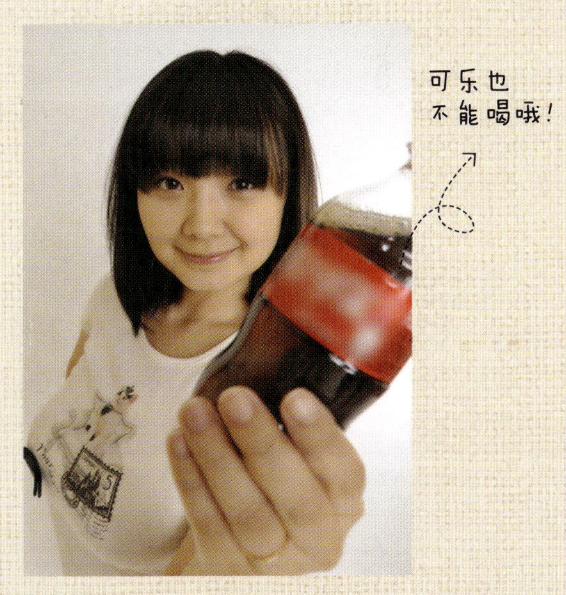

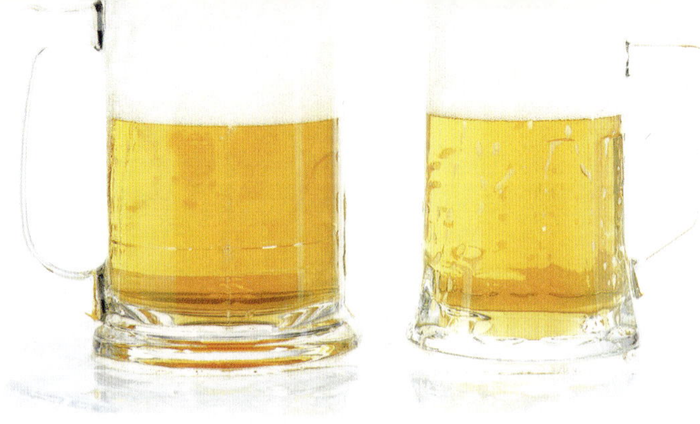

## 饮酒

酒精会使胎儿发育缓慢、智力低下、性格异常，并且造成某些器官的畸形。所以孕妈妈一定不要饮酒!

## 咖啡

对于孕妈妈来说，咖啡可不是好东西。孕期常饮此物，不利于自身保健。所含的咖啡因成分，对孕妈妈可产生刺激作用，能使心跳加快、血压升高。摄取太多咖啡因会影响胎儿大脑、心脏和肝脏等重要器官的发育。

## 生鱼片

生鱼片所含的营养不易吸收，且未经过烹饪，病菌和寄生虫也不易被杀死，对胎儿和孕妈妈都不利，因此孕期还是避免食用美味的生鱼片吧!

## 马齿苋

马齿苋既是药物也是蔬菜，其寒凉而滑利，对子宫有明显的兴奋作用，大量服用会引起子宫收缩频率、强度增大，造成流产。

## 长时间熬制的骨头汤

动物骨骼中所含的钙质，不论多高的温度都不能溶化，过久烹煮反而会破坏骨头中的蛋白质。骨头上的肉熬久后，肉中的脂肪会析出，增加汤的脂肪含量。在服用时可以去除上面一层油脂。

**Tips**

骨头汤熬制两小时左右就可以了。煮骨头汤时加一小匙醋，可使骨头中的磷、钙溶解于汤中，并可以保存汤中的维生素。

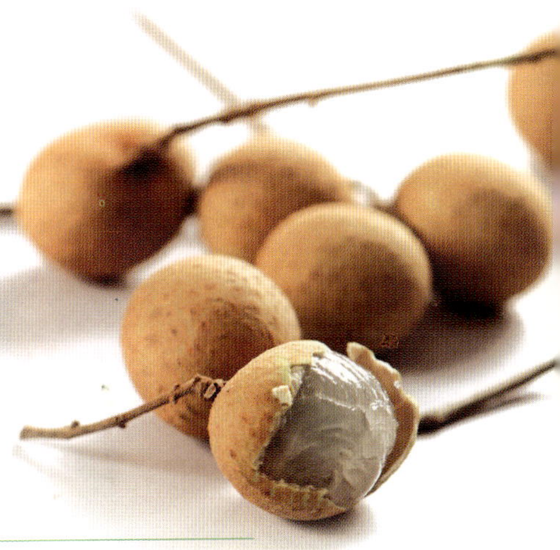

### 桂圆

桂圆性热，孕妈妈吃桂圆，不但不能保养身体，反而会出现腹痛、阴道出血等先兆流产的症状，因此为了预防流产，桂圆还是少食。

## 食材吃对不吃多

### 忌生吃胡萝卜

胡萝卜素是脂溶性物质，只有溶解在油脂中，才能在人体小肠黏膜作用下转变为维生素A，被人体吸收。因此，食用胡萝卜，最好切块用食用油烹调与肉同炖或隔水蒸熟。

### 那些能吃却不能多吃的食物

|  |  |
|---|---|
| 柿子 | 不能空腹吃柿子，而且大量食用会引起肠胃不适，造成腹泻 |
| 西瓜 | 多吃西瓜可能会加重下肢水肿的程度以及妊娠期糖尿病的危险程度 |
| 火锅 | 肉片放到开水中稍稍一烫就吃，短暂的加热并不能杀死弓形虫幼虫，可能使孕妈妈受到传染，给胎儿造成危害 |
| 鱼肝油 | 孕妈妈过量服用维生素A可能会引起严重的胎儿畸形 |
| 菠菜 | 菠菜中的草酸会阻止钙元素和锌元素的有效吸收，对胎儿的发育不利 |

## 日常饮食这样吃

### 给孕妈妈加分的零食

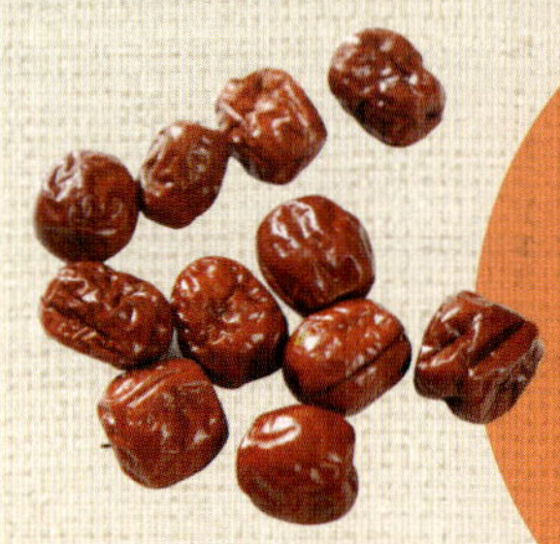

**大枣**

大枣的营养价值很高。因为它不仅自身含有丰富的维生素C，还能给孕妈妈补充铁，是很好的孕期零食。

! 大枣也不能吃得太多，否则很容易使孕妈妈胀气，可以做成红枣粥。

**奶酪**

奶酪是牛奶“浓缩”成的精华，含有丰富的蛋白质、B族维生素、钙和多种有利于孕妈妈吸收的营养成分。

**葡萄干**

能补气血，利水消肿，其含铁量高，能预防孕期贫血和水肿。

! 葡萄干好吃但是也不能多吃，尤其患有妊娠糖尿病的孕妈妈千万不能吃葡萄干。

**坚果**

坚果含有不饱和脂肪酸、几十种氨基酸、丰富的B族维生素和维生素E，更是多种矿物质的宝库，最好作为早餐或在早餐后的加餐，或做成美味菜肴，这样能量才会被机体充分吸收。

! 每日数粒即可，一次食用过多，因为油腻可能会影响正餐，同时不利于消化。

### 苹果

苹果不但有酸甜香脆的美味，而且还有构成胎儿骨骼及牙齿所必需的成分，能防治孕妈妈骨质软化症。苹果的香气还可缓解抑郁情绪。

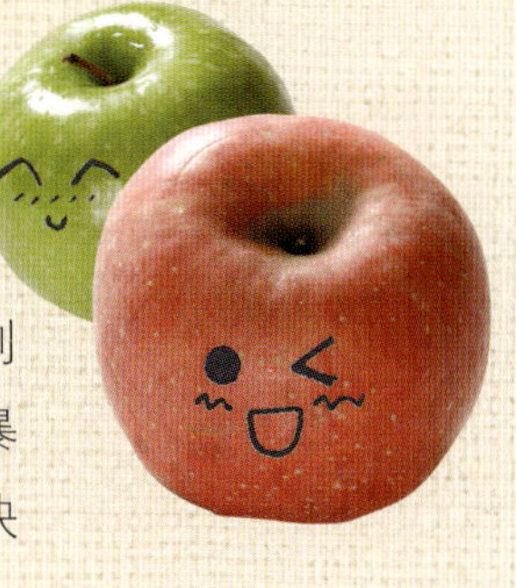


不要把切开或削皮后的苹果长时间暴露在空气中，要尽快食用。

### 酸奶

酸奶含益生菌，可以帮孕妈妈调理肠胃，同时又富含蛋白质，是补充蛋白质很好的来源。

### 全麦面包

全麦面包能够增加体内的膳食纤维，还能补充更全面的营养，有便秘问题的孕妈妈可以尝试把它作为零食。是加餐的最佳食品。

## 水果也不可乱吃

水果普遍含糖量较高，如果过多地食用，会使孕妈妈体重增长过快，胎儿过大，增加生产的难度，还会使孕妈妈体内的糖代谢发生紊乱，易患妊娠糖尿病，危害孕妈妈自身和胎儿的健康。因此，每天摄入水果的总量不要超过500克。而且要分次服用。

| 热性水果 | 大枣、山楂、樱桃、石榴、荔枝、青果、榴莲、木瓜、橘、柑、白果等 |
|---|---|
| 凉性水果 | 西瓜、甜瓜、梨、香蕉、桑葚等 |
| 中性水果 | 葡萄、苹果、桃、杏、菠萝、龙眼、甘蔗、乌梅等 |

## 这样饮水才健康

对孕妈妈来说，要根据季节、气候以及自身年龄、体重、体质适量补水。一般情况下，在怀孕早期每天摄入的水量以1 600～2 000毫升为宜，孕晚期则最好控制在1 500毫升以内。每隔两小时喝1次水，一天保证喝8次。

| | |
|---|---|
| 1 | 早晨起床后喝一杯温开水，补充睡眠中流失的水分，减低血液浓度，并使血管扩张以促进血液循环。孕吐严重时要少量多次饮水 |
| 2 | 白天要每隔1～2小时喝1次水，每次喝200毫升即可 |
| 3 | 晚饭后两小时喝1次水，睡前不能喝水，以免夜间上厕所影响睡眠 |
| 4 | 久沸或反复煮沸的开水、没有烧开的自来水、保温杯沏的茶水不可以喝 |

## 粗粮虽好，不宜多吃

进食粗粮并非多多益善，如果摄入纤维素过多，反而会影响人体对蛋白质、无机盐以及某些微量元素的吸收。

因为粗粮中的纤维素需要有充足的水分做后盾，才能保障肠道的正常工作。一般多吃1倍纤维素，就要多喝1倍水。突然增加或减少粗粮的进食量，会引起肠道反应，应该循序渐进，不可操之过急。每天粗粮的摄入量以30～60克为宜，但也应根据个人情况做适当调整。



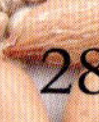

## 孕妈妈吃酸要注意

不要吃腌制的酸菜或者醋制品，人工腌制的酸菜、醋制品虽然有一定的酸味，但维生素、蛋白质、矿物质、糖分等多种营养几乎丧失殆尽，要选择新鲜的番茄、樱桃、杨梅、海棠、石榴、葡萄、青苹果等蔬果，才能既改善孕妈妈胃肠道不适的症状，又起到增强食欲、补充营养的作用。

## 每天最多吃两个鸡蛋

如果孕妈妈过量吃鸡蛋，摄入的蛋白质过多，就会在体内产生大量硫化氢、组织胺等有害物质，引起腹胀、食欲减退、头晕、疲倦等现象，同时还可导致胆固醇增高，加重肾脏的负担。

## 食物也能抗辐射

在工作和生活中，电脑、电视、空调等各种电器都能产生辐射。

孕妈妈应多吃一些富含优质蛋白质、卵磷脂、B族维生素的食物，例如豆类、豆制品、鱼、虾、粗粮、深绿色蔬菜等，这些食物都具有抗辐射的作用以及保护生殖器官的功能。

**Tips**

电磁辐射让孕妈妈心惊肉跳，生怕自己一不留神也和胎儿一同陷入电磁辐射的危机之中。其实，辐射的存在是一种延期现象，人类自出生开始就暴露在天然的辐射环境之中。因此不必过分紧张。

# 丈夫的饮食不可忽视

## 这些食物会伤害精子

| 烧烤及油炸食品 | 烧烤和油炸的淀粉类食物中含有致癌毒素——丙烯酰胺，会导致男性精少 |
| --- | --- |
| 咖啡 | 咖啡中的咖啡因会刺激人的交感神经，使人精神振奋，但是当交感神经活动频繁时，副交感神经就会受到压抑，久而久之会导致性欲减退 |
| 酒 | 酒会加速体内睾酮的分解，会导致男性血液中睾酮水平降低，容易出现性欲减退、精子畸形等 |
| 肾脏 | 准备当爸爸的尽量不要吃动物肾脏，因为动物肾脏中含有重金属镉，而重金属镉会损伤精子导致不育 |
| 奶茶 | 奶茶中含有奶精、色素、香精等，奶精的主要成分是氢化植物油，是一种反式脂肪酸，它会减少雄性激素的分泌，对精子造成很大的伤害 |

## 提高精子质量的食物

| 海带 | 对放射性物质有特别的亲和力，其胶质能促使体内的放射性物质随粪便排出，从而减少积累和减少诱发人体功能异常的物质 |
| --- | --- |
| 海鱼 | 含多种不饱和酸，能阻断人体对香烟的反应，并能增强身体的免疫力 |
| 豆芽 | 贵在“发芽”，无论黄豆、绿豆，豆芽中所含多种维生素能够消除身体内的致畸物质，并且能促进性激素的生成 |
| 韭菜 | 韭菜又称起阳草，富含挥发油、硫化物、蛋白质、纤维素等营养素，能温中益脾、壮阳固精，其精纤维可帮助吸烟饮酒者排泄体内的毒素 |
| 水果 | 能解除体内堆积的毒素和废物，把积累在细胞中的毒素溶解并由粪便排出体外 |

# 第二章

# 孕早期，没胃口也不能绝食

这个时期的早孕反应会很严重，
为了胎儿也一定要坚持吃饭，无须忌口。

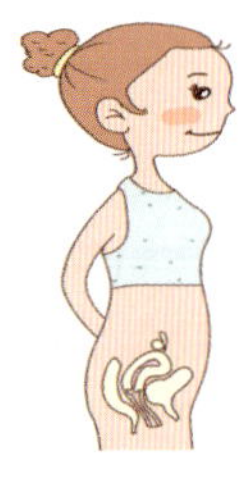

# 孕1月，优育提纲

## 你要这样做

- 从孕前就开始补充的叶酸现在不要停止，每日仍然摄入叶酸400微克，最早至孕早期结束，如有需要，整个孕期都可以坚持服用。
- 要选择易消化吸收、利用率高的蛋白质，如鱼类、乳类、蛋类、肉类和豆制品，每天保证摄取150克以上的主食。
- 由于怀孕初期反应较强烈，食欲缺乏，在吃东西时尽可能细嚼慢咽，使唾液和食物充分混合，把更多的营养吸收到体内。
- 从现在开始，随时注意自己体重的变化，以每周增长不应超过0.5千克为宜。
- 补钙的同时还要注意补充维生素D，以保证钙的充分吸收和利用。

## 你不要这样做

- 从现在开始不要再吃含有添加剂、色素和防腐剂等食品。尽量少吃腌制、熏制、烧烤类食物。
- 不要同时服用多种综合性的营养补充品，以免造成营养过剩，影响身体健康。
- 从现在开始就暂时叫停甜蜜性生活，因为孕早期胎盘尚未发育完全，如果此时进行性生活，容易引起子宫收缩，导致流产。
- 美白祛斑霜、口红、指甲油、染发剂等化妆品就暂时收起来吧。
- 不要洗热水浴。怀孕最初3个月，如果体温持续在39℃以上，很容易使胎儿脊髓缺损，因此洗澡的水温要控制在38℃以下。

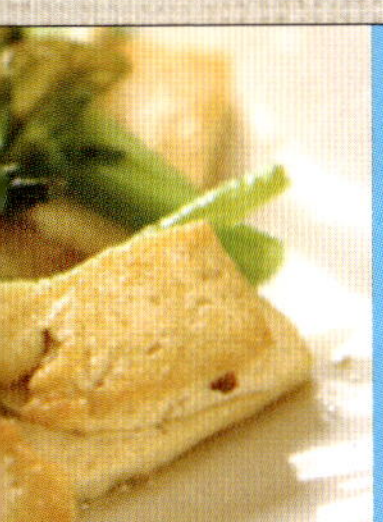

# 第一个月：开始一人吃，两人补

体重过重的孕妈妈**不要大补特补**。

## 看看胎儿的样子

胚胎从头部到臀部长为0.36～1.00毫米。胚胎的头部占身体的一半，下端长有尾巴，看上去像条小鱼。

宫腔
子宫内膜
卵黄囊
羊膜囊
最初的胚胎

## 以下营养素要重视

### 叶酸：预防畸形和缺陷儿

在怀孕早期胎儿神经管形成的敏感期中，足够的叶酸才能满足神经系统发育的需要，而且要在怀孕后的前3个月敏感期中坚持服用才能起到最好的预防效果。在孕前期就开始补充的叶酸，这时还要继续补充，才能保证胎儿的脑发育正常和顺利。（具体的补充方法见19页）

### 蛋白质：生命的物质基础

蛋白质是胎儿生长和发育的基本原料，有促进生长和发育及修补组织的作用。机体的每一个细胞和所有的重要组成部分都需要有蛋白质参与。

对于怀孕1个月的孕妈妈来说，本月蛋白质的供给不仅要充足还要优质，每天应摄取蛋白质60～80克，其中应包含来自鱼、肉、蛋、奶、豆制品等的优质蛋白质40～60克，以保证受精卵的正常发育。

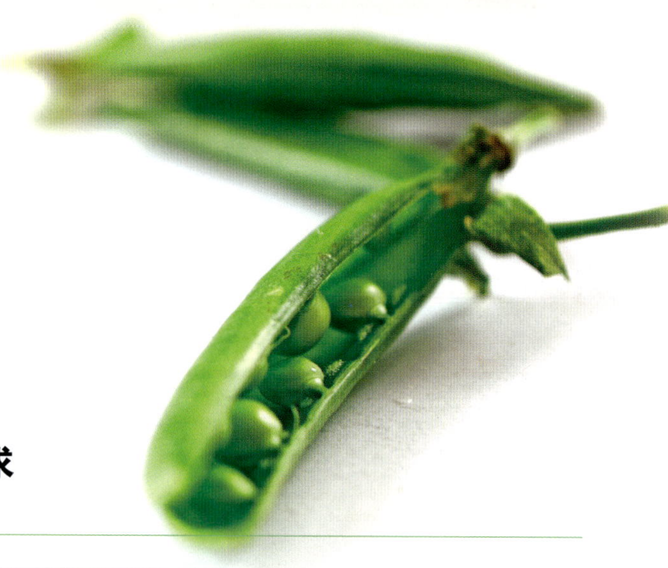

## 本时期营养需求

### 清淡**饮食**

孕妈妈的第一个月一般感觉比较轻松，没有什么特别的不适，但是这个时期对胎儿的发育来说非常重要，所以孕妈妈的营养摄入也不能放松。这个月孕妈妈营养食谱要富含蛋白质、维生素和矿物质，饮食以清淡、可口的食物为佳。

### 确保全面**合理的膳食**

孕妈妈要注意培养良好的饮食习惯，不挑食、不偏食，确保全面、合理的营养，例如蛋白质、脂肪、碳水化合物、矿物质、维生素和水都应保证摄入量。并非吃得越多越好，吃一些有营养的食物，要比每餐吃特别多的食物好，做到合理膳食更加重要。

### 吃对叶酸**很重要**

叶酸是在孕期必须补充的物质，但是并非吃得越多越好，每天补充的量和孕前是一样的，每天补充400～800微克叶酸就能满足胎儿的生长需求和自身需要。孕妈妈也要多吃新鲜的蔬菜、水果，在烹制食物时需要注意方法，避免过熟，尽可能减少叶酸流失。

**Tips**

对于有不良妊娠史、高龄及家族中有生育过畸形胎儿史等高危因素的孕妈妈，最好在医生的指导下补充叶酸。

## 注意不要营养过剩

孕妈妈不宜过多地食用肉类、鱼类、蛋类和甜食类食物，过量摄入以上食物容易使体内儿茶酚胺水平增高，引起胎儿发生唇腭裂。孕妈妈过多食用动物肝脏会导致体内维生素A明显增多，影响胎儿的大脑和心脏发育。

## 三餐之外，补充间食

孕妈妈现在肩负着两个人的营养，要在上午10点和下午3点左右吃点水果、坚果、酸奶之类的食物，补充营养。

早、中、晚三餐占全天总热能的90%，大部分营养素的摄入应该在三餐中安排进去，因此不要忽略了三餐的重要性。

## 去除农药，用盐水泡果蔬

孕妈妈如果食用被农药污染的水果和蔬菜后，极易导致基因正常控制过程发生转向，使胎儿生长迟缓，从而导致先天性畸形，严重情况下会使胎儿发育停止、流产、早产或者死胎。所以孕妈妈在食用果蔬之前一定要仔细清洗，用盐水洗过之后再用清水泡30分钟，最后再次清洗后食用。

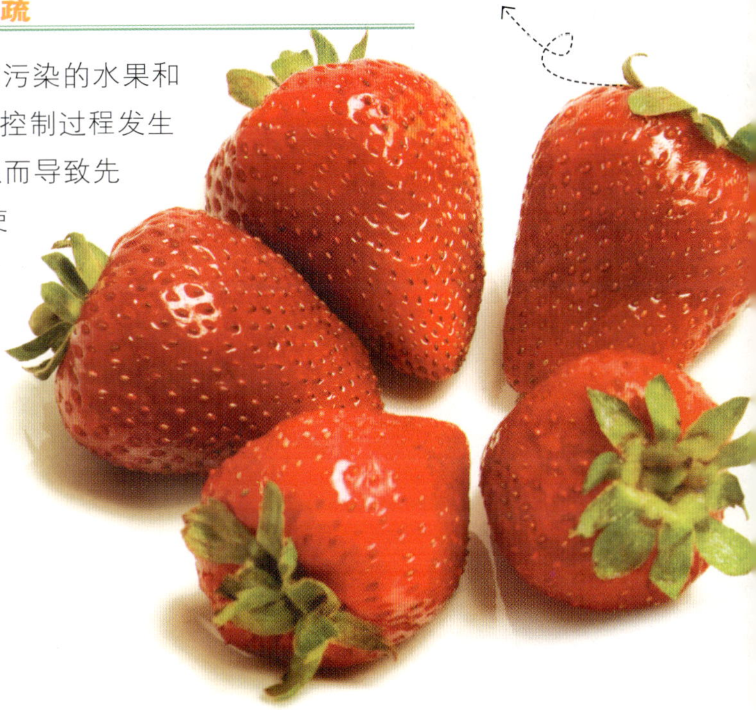

## 孕期小常识
## ——算算和宝宝的见面日

### 数字推算法

月经规律的女性，可以根据月经数字推算孕产期。末次月经月份减3或加9，天数加7。用农历计算，则月份减3或加9，天数加15。若月经周期为25天，预产期为在原有天数上相应减5；若月经周期为40天，预产期则为在原有天数上加10。

### 基础体温曲线计算

将基础体温曲线的低温段的最后一天作为排卵日，从排卵日向后推算264～268天，或加38周。

### 彩色多普勒超声检查推算

月经不规律或者忘记末次月经的女性可以去医院咨询专业医师来计算预产期。医师通过彩色多普勒超声检查会测出胎头双顶径间、头臀长度及股骨长度即可估算出胎龄，并推算出预产期。但需要在3个月以后进行。

### 胎动日期计算

如果你记不清末次月经日期，可以依据胎动日期来进行推算。一般胎动开始于怀孕后的18～20周。计算方法为：初产妇是胎动日加20周；经产妇是胎动日加22周。

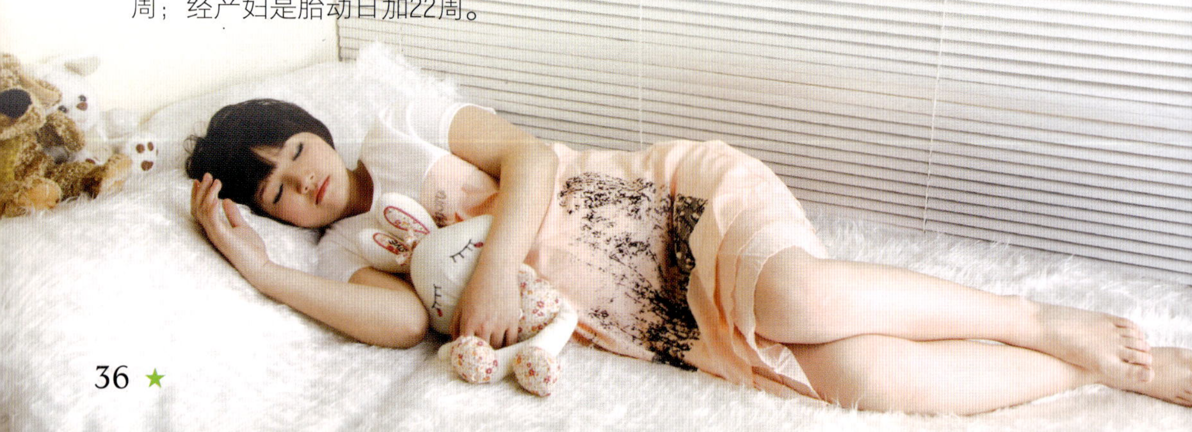

## 孕1月食谱推荐

| | 早餐 | 午餐 | 晚餐 |
| --- | --- | --- | --- |
| 第一周 | 鱼蓉肝粥、滑蛋虾仁烩饭、素馅儿包子、如意卷、番茄面、玉米汤面、玉米鱼粥、牛奶 | 米饭、茄汁牛肉面、肉丝香菇面、松仁拌油菜、白菜豆腐汤、香菇焖油菜、番茄炒蛋 | 米饭、玉米面饺子、墨鱼油菜汤、栗子扒油菜、番茄翅根汤、白菜叶汤、蛎黄煎饼 |
| 第二周 | 豆浆、鸡丝莼菜粥、香甜八宝粥、西蓝花蛋炒饭、满口鲜蒸饺、黄鱼蓉粥、蔬菜 | 二米饭、珍珠面、什锦鸡蛋面、粉蒸排骨饭、墨鱼油菜汤、番茄鸡蛋汤、骨头白菜煲 | 山东包子、鲜肉灌汤饺、肉末番茄炒豆腐、西芹百合炒腰果、多宝菠菜、海带排骨汤 |
| 第三周 | 香煎雪菜馒头、蛋肉麦饼、虾仁菠菜粥、番茄玉米粥、鸡蛋蒸馍、酸奶、蔬菜、番茄牛肉丸子饭 | 黑米饭、什锦鸡蛋面、胡萝卜牛肉水饺、熘肝尖、绿豆芽炒芹菜、黄瓜拌猪心 | 米饭、素馅儿包子、海南鸡饭、油菜玉米汤、黄瓜炒虾仁、韭菜炒鸡蛋、酱爆四季豆 |
| 第四周 | 什锦鸡肉饭、素四宝烩饭、鱼段肉粥、核桃芝麻花生粥、大米瘦肉粥、蘑菇牛肉炒面、蔬菜 | 米饭、奶香玉米饼、牛肉火烧、兰州抻面、干煸四季豆、紫菜蛋花汤、甜椒炒肉丝 | 米饭、鸡蛋炒饭、墨鱼油菜汤、蘑菇炒肉、洋葱炒鸡蛋、白菜炖棒骨 |

**相宜　油菜&鲜蘑**

促进肠道代谢，减少脂肪堆积。

**相宜　油菜&黑木耳**

有滋补强壮、和血的作用。

**相宜　油菜&豆腐**

生津润燥、清肺止咳。

**相忌　油菜&黄瓜**

降低维生素C的吸收。

**相忌　油菜&螃蟹**

两者同食，会产生有毒物质。

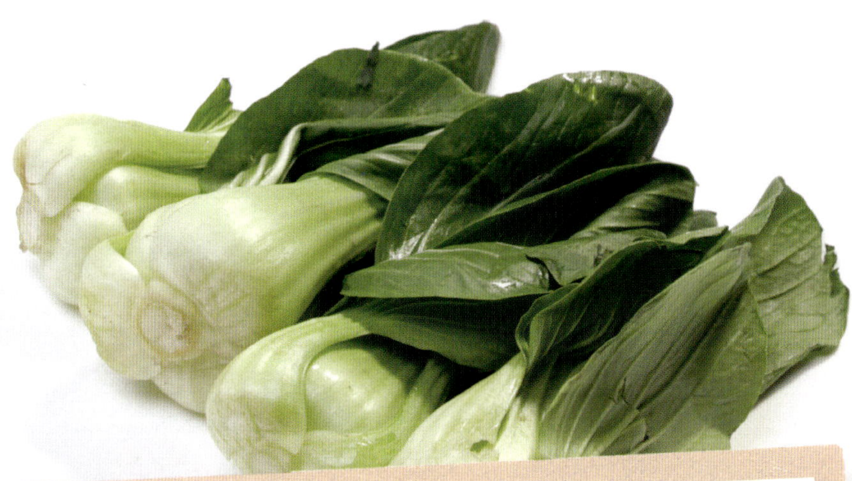

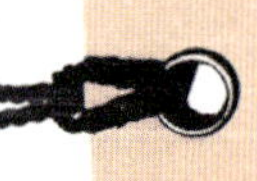

# {油菜}

| 膳食纤维 | 维生素C | 钙 |
| --- | --- | --- |
| 1.1克 | 36毫克 | 108毫克 |

油菜中含多种营养素，其中富含生命的基础——蛋白质较多。孕早期孕妈妈多吃一些油菜，可以预防口腔溃疡。

## 墨鱼油菜汤

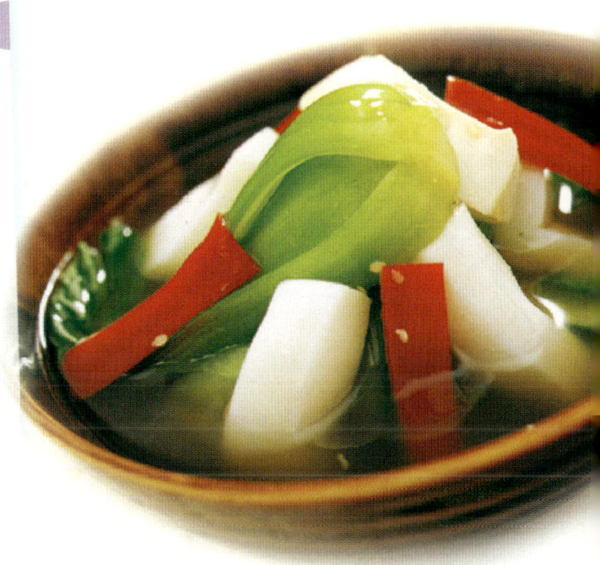

**原料** 墨鱼肉、油菜各200克，红椒2个，精盐适量，烧汁2大匙，料酒1大匙，柴鱼高汤8杯。

**做法** 

1. 将油菜、红椒洗净，备用。

2. 将墨鱼洗净，先切成厚片，再切成条待用。

3. 锅中加入柴鱼高汤烧沸，放入墨鱼肉、油菜、红椒、烧汁、料酒煮沸，再用中火滚煮5分钟入味即可。

## 松仁拌油菜

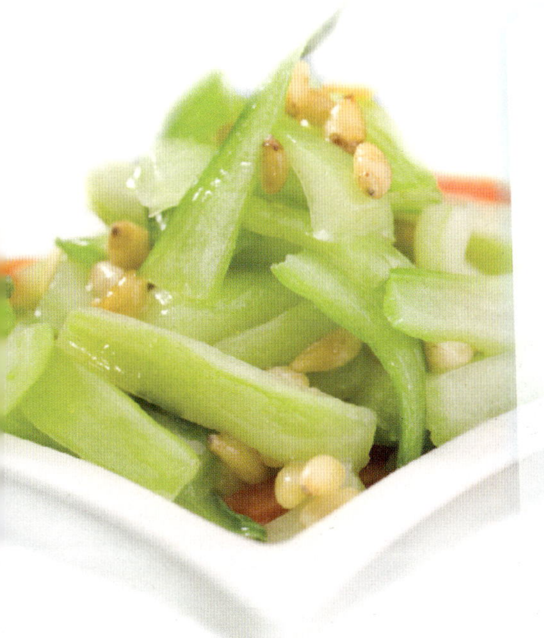

**原料** 

嫩油菜300克，松子仁50克，香油4小匙，醋、白糖、精盐各适量。

**做法** 

1. 把油菜切去根，洗净，沥去水分，切成2.5厘米左右长的段。

2. 锅里放入植物油烧热，下入松子仁，用小火炒至锅里溢出松子仁的香味，出锅倒入漏勺，沥去油。

3. 锅里放入清水，加入精盐烧开，下入油菜段，用大火烧开，焯约两分钟捞出，沥去水分，再放入盛有冷水的容器内浸泡两分钟，至凉透捞出，沥去水分。

4. 把油菜段放入大瓷碗中，加入醋、白糖、精盐拌匀，尝好咸淡，加入松子仁、香油拌匀即可。

**相宜** **番茄&芹菜**
健胃消食、降低血压。

**相宜** **番茄&酸奶**
提高体内对铁元素的吸收。

**相宜** **番茄&豆腐**
降血压、降血脂、健胃消食。

**相忌** **番茄&香菇**
同食会破坏类胡萝卜素。

**相忌** **番茄&地瓜**
同食会导致呕吐、腹痛、腹泻。

# {番茄}

| 膳食纤维 | 钾 | 维生素C |
| --- | --- | --- |
| 0.5克 | 163毫克 | 19毫克 |

番茄具有健胃消食、清热解毒的功效，孕妈妈常吃番茄，有助于补充叶酸，还可以使胎儿的肤色变白。

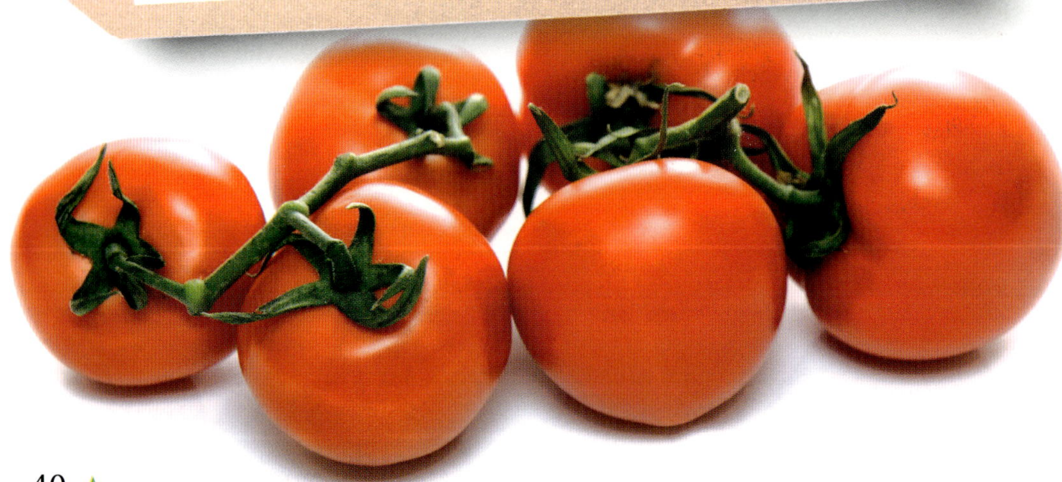

## 番茄翅根汤

**原料** 鸡翅根200克，番茄3个，碎芹末少许，葱花、姜丝各少许，八角1粒，香叶1片，精盐适量，料酒1大匙，高汤8杯，植物油30克。

**做法** 1. 将鸡翅根洗净，焯一下；番茄洗净，用沸水烫一下，去皮，切成块。

2. 锅置火上，加入植物油烧热，下入葱花、姜丝、鸡翅根、番茄翻炒均匀，再烹入料酒，倒入高汤烧开，然后放入八角、月桂叶煮至入味，再拣出八角、月桂叶，再加入精盐，撒上碎芹末即可。

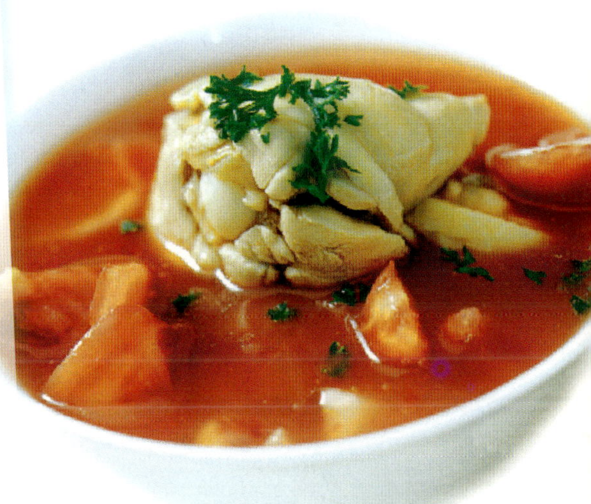

## 肉末番茄炒豆腐

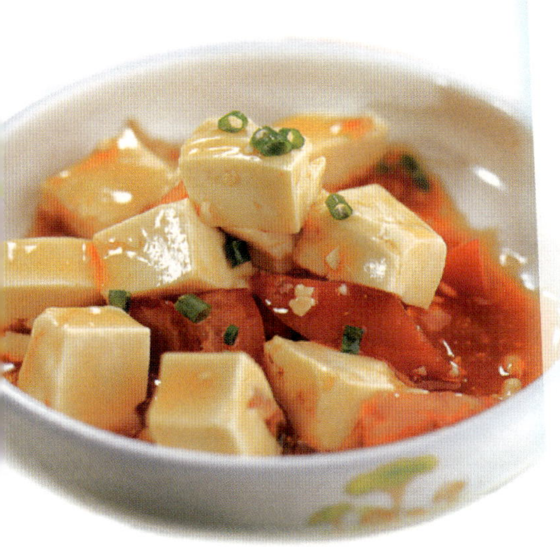

**原料** 豆腐1块，猪肉末50克，番茄25克，葱、姜各15克，精盐、白糖各1/2小匙，水淀粉、番茄酱各1小匙，植物油30克。

**做法** 1. 将豆腐、番茄切成小块，葱、姜切成末。

2. 坐锅点火倒入植物油，下肉末煸炒均匀，放入葱、姜末煸香，再放入豆腐、番茄翻炒片刻，加入番茄酱、精盐、白糖调味出锅即可。

| | | | |
|---|---|---|---|
| 相宜 | **猪肝&松子**<br>有利于促进营养物质的吸收。 | ✓ |
| 相宜 | **猪肝&苦苣**<br>清热解毒、补肝明目。 | ✓ |
| 相宜 | **猪肝&榛子**<br>两者同食有利于钙的吸收。 | ✓ |
| 相忌 | **猪肝&黄豆芽**<br>影响维生素C的吸收和利用。 | ✗ |
| 相忌 | **猪肝&豆腐**<br>产生毒素，不利于身体健康。 | ✗ |
| 相忌 | **猪肝&鲤鱼**<br>同食会影响消化吸收。 | ✗ |

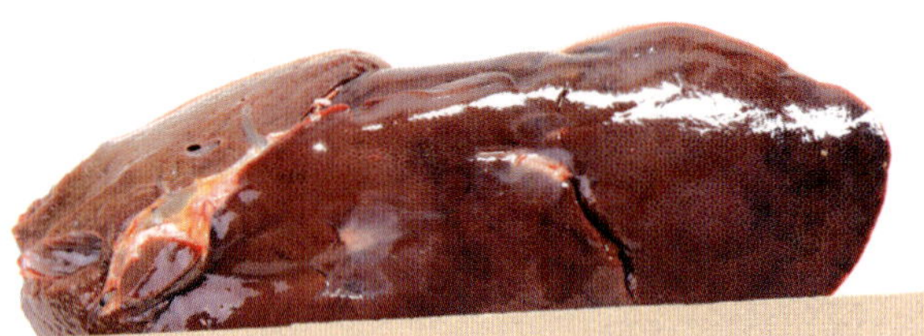

# {猪肝}

| 蛋白质 | 钾 | 维生素A |
|---|---|---|
| 19.3克 | 235毫克 | 0.13毫克 |

猪肝除富含维生素A、维生素C外，还含有大量的蛋白质、脂肪、维生素$B_1$、维生素$B_2$及钙、磷、铁等矿物质。

## 熘肝尖

**原料** 鲜猪肝300克，胡萝卜片、黄瓜少许，植物油1 000克(约耗75克)，绍酒、酱油各1大匙，白糖、醋1/2各小匙，精盐1/4小匙，花椒油1小匙，葱姜末、蒜片、淀粉各适量。

**做法** 1. 猪肝切片，加精盐、绍酒、淀粉抓拌匀，下五成热的油中滑散滑透，倒入漏勺。

2. 取小碗加入绍酒、酱油、白糖、水淀粉兑成芡汁备用。

3. 炒锅上火烧热，加入少许底油，用葱、姜末、蒜片炝锅，烹醋，下入胡萝卜片、黄瓜片煸炒片刻，再下入猪肝片，泼入芡汁，翻熘均匀，淋上花椒油，出锅装盘即可。

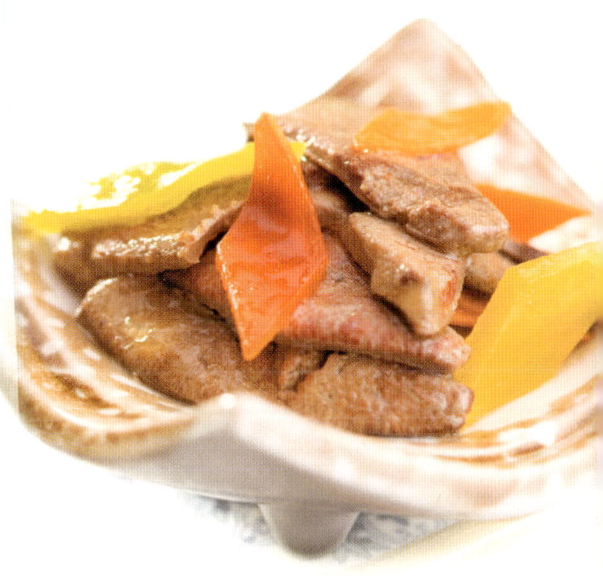

## 麻辣猪肝

**原料** 猪肝200克，炸花生米70克，植物油75克，花椒10粒，干辣椒1/2大匙，料酒2大匙，酱油、湿淀粉各20克，葱、姜、蒜、糖、盐各1/2匙，汤适量，醋少许。

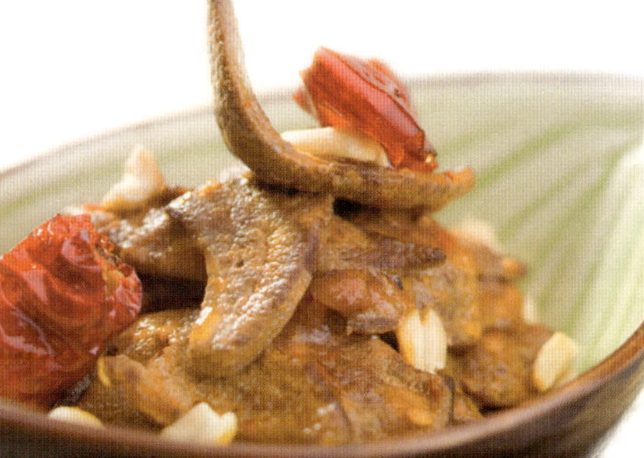

**做法** 1. 猪肝、蒜、姜切成片，干辣椒切节，葱切段；将肝用盐和料酒拌匀，用湿淀粉浆好后拌入油。

2. 用料酒、湿淀粉、葱、姜、蒜、糖、酱油和汤兑成汁。

3. 炒勺烧热放油，油热后先下辣椒、花椒炸至黑紫色，再下猪肝片，待肝熟透即迅速注汁入勺，汁开后稍翻炒，滴入醋，加入炸花生米即可。

**相宜** **鸡蛋&菠菜**

辅助治疗阴虚失眠、心烦。

**相宜** **鸡蛋&平菇**

缓解贫血、脸色苍白。

**相宜** **鸡蛋&带鱼**

同食可促进身体的能量代谢。

**相忌** **鸡蛋&豆浆**

降低人体对营养的吸收能力。

**相忌** **鸡蛋&味精**

两者同食会破坏口感。

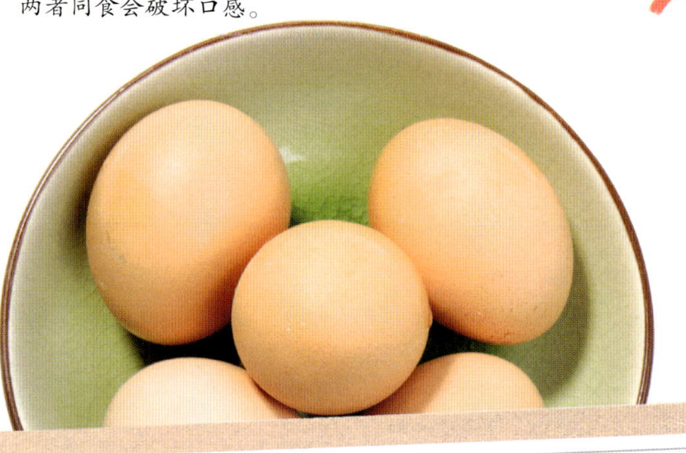

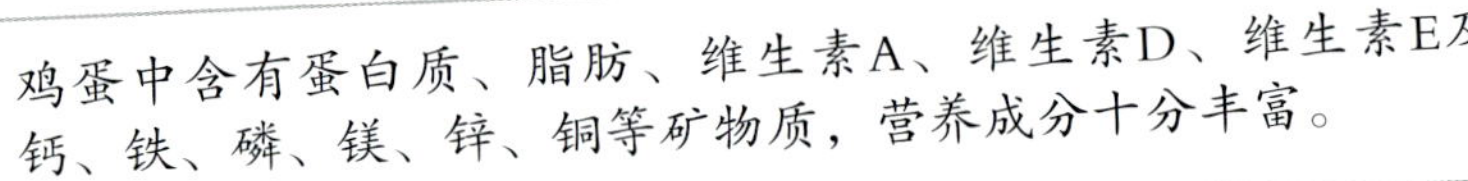

# {鸡蛋}

| 蛋白质 | 钙 | 维生素E |
| --- | --- | --- |
| 13.3克 | 56毫克 | 1.84毫克 |

鸡蛋中含有蛋白质、脂肪、维生素A、维生素D、维生素E及钙、铁、磷、镁、锌、铜等矿物质，营养成分十分丰富。

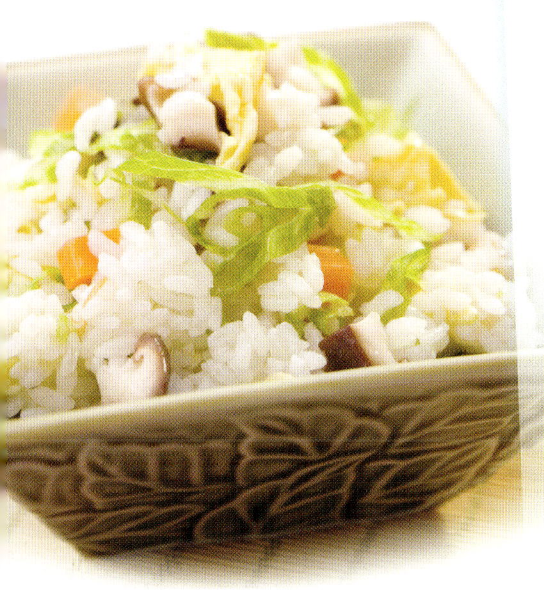

## 时蔬鸡蛋炒饭

**原料** 大米饭200克，香菇丁50克，胡萝卜、生菜丝各适量，鸡蛋1个，葱花15克，植物油1大匙，精盐1/2小匙。

**做法** 1．将鸡蛋磕入碗中，搅成蛋液；香菇丁和胡萝卜丁分别下入沸水中焯透，捞出沥干。

2．炒锅上火，加入植物油烧至六成热，先放入鸡蛋液炒至定浆。

3．再下入葱花炒香，然后加入香菇、胡萝卜、大米饭炒匀，再放入精盐、生菜丝炒至入味，装盘上桌即可。

## 蛋黄紫菜包饭

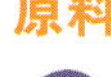

**原料** 米饭1碗，鸡蛋1个，黄瓜、胡萝卜各30克，烤好的海苔1片，植物油1匙。

**做法** 1．平底锅里放入油，烧热；把鸡蛋液倒入，均匀地摊成鸡蛋饼；把胡萝卜、黄瓜和鸡蛋饼切成丝备用。

2．拿出一片海苔，铺在寿司帘上，把米饭铺在海苔上。

3．在米饭上放上胡萝卜丝、黄瓜丝和鸡蛋丝。

4．将寿司帘卷起，来回卷几次捏紧；用刀切成小块，装盘即可。

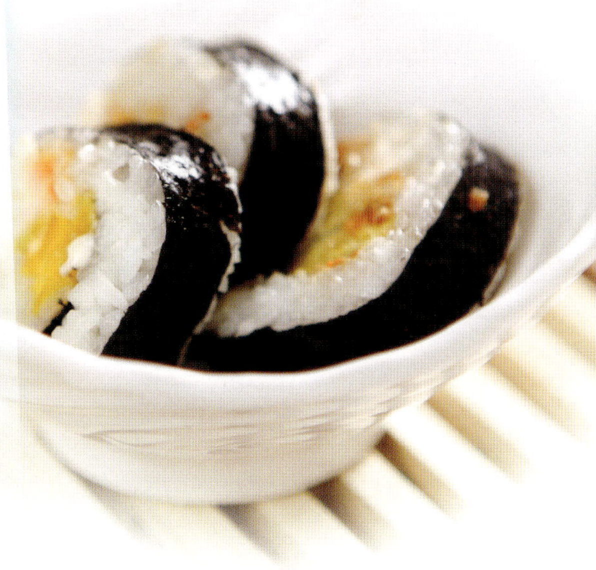

| | | |
|---|---|---|
| 相宜 | **草鱼&菠菜**<br>益眼明目，适合老年人温补。 | ✓ |
| 相宜 | **草鱼&冬瓜**<br>对水肿、胀满、痈肿有疗效。 | ✓ |
| 相宜 | **草鱼&猴头菇**<br>健脾养胃、化湿止泻。 | ✓ |
| 相忌 | **草鱼&驴肉**<br>引发心脑血管疾病。 | ✗ |
| 相忌 | **草鱼&狗肉**<br>易产生不利于人体的物质。 | ✗ |
| 相忌 | **草鱼&白酒**<br>会发生中毒的症状。 | ✗ |

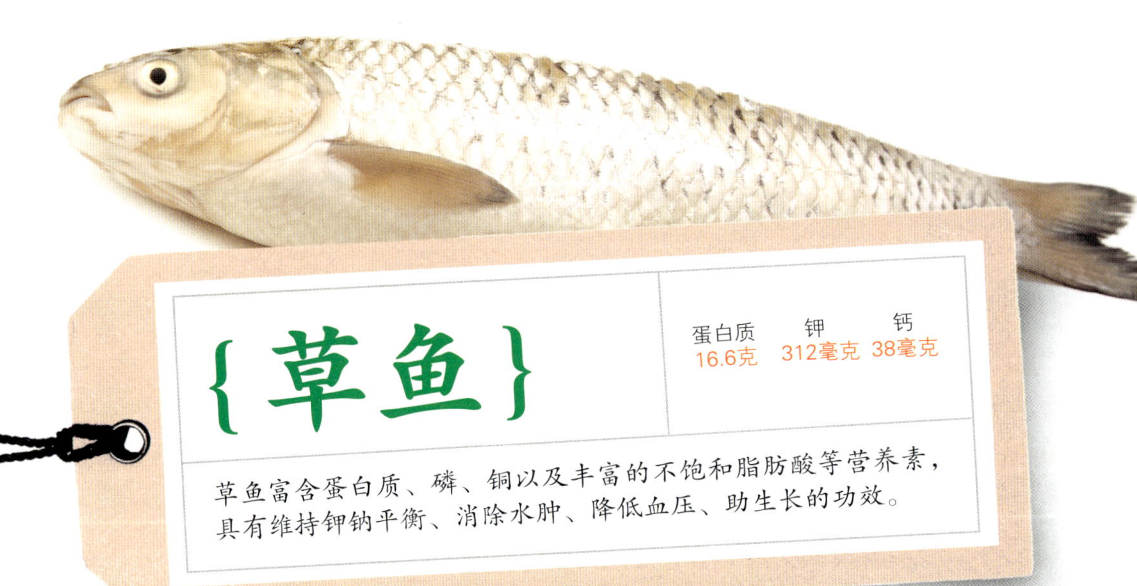

# {草鱼}

| 蛋白质 | 钾 | 钙 |
|---|---|---|
| 16.6克 | 312毫克 | 38毫克 |

草鱼富含蛋白质、磷、铜以及丰富的不饱和脂肪酸等营养素，具有维持钾钠平衡、消除水肿、降低血压、助生长的功效。

## 冬瓜烧鱼尾

**原料** 草鱼尾1个，冬瓜200克，香菜15克，料酒1小匙，盐、酱油、白糖各1/2小匙，醋、水淀粉、料酒各1小匙，葱、姜各5克

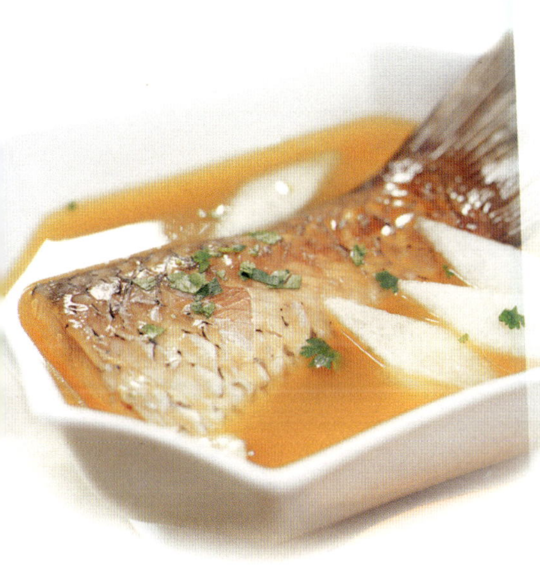

**做法** 1. 将鱼尾洗净（头、中段另用），吸干水分，用盐、料酒略腌10分钟（少盐）；冬瓜洗净去皮、去籽后切片；香菜洗净切段。

2. 锅入底油烧至五成热，下鱼尾两面煎至上色，下葱、姜略炒出香味后加入清水适量，放入冬瓜，转小火加盐、料酒、酱油、白糖，待冬瓜烧入味，鱼尾也烧入味后转大火收汁，用水淀粉勾芡，烹醋，放入香菜段即可。

## 葱椒鲜鱼条

**原料** 净草鱼1条(约750克)，红椒丝、姜片各15克，葱段25克，精盐1小匙，白糖、料酒各3大匙，香油2大匙，鸡汤500克，植物油适量。

**做法** 1. 将草鱼洗净，从背部剔去鱼骨，取净草鱼肉，再切成5厘米长的鱼肉条。

2. 把鱼肉条放碗内，加上葱段、姜片、精盐、料酒拌匀，然后下入热油锅中炸透，捞出沥油。

3. 锅中留底油烧热，先放入白糖、精盐、料酒、鸡汤烧沸，再放入鱼条小火煨熟，待汤汁浓稠时，加入葱段、红椒丝炒匀，淋上香油即可。

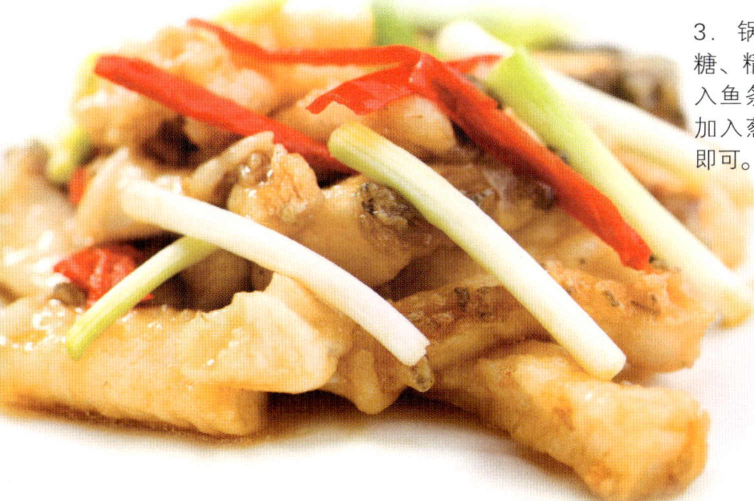

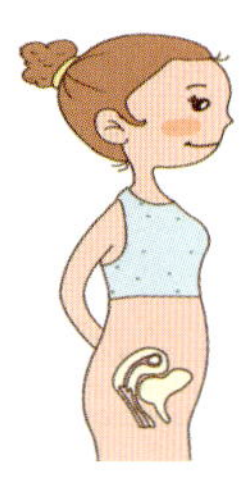

# 孕2月，优育提纲

## 你要这样做

- 孕吐期间的饮食应以“富于营养、清淡可口、容易消化、少食多餐”为原则，尽量食用低脂食物。
- 叶酸仍然是补充的重点，蛋白质和维生素C也不能忽略，尽量通过饮食补充，如鱼类、乳类、新鲜果蔬。
- 要经常开窗通风，以保持室内空气新鲜，但要避免被风吹，还要经常晒太阳，增加身体对钙、磷等重要元素的吸收和利用。
- 面对焦虑和烦躁，要想办法分散注意力，读一本喜欢的书，听一听轻柔的音乐，换个心情。
- 孕妈妈用早孕试纸自测怀孕时，最好在月经迟来两周后再做，如果太早不宜测出来。

## 你不要这样做

- 防辐射服也不能一直穿，在脱离辐射环境之后，尽量脱下防辐射服，让胎儿透透气，晒太阳的时候也要脱下，否则会影响晒太阳的效果。
- 茶叶蛋一定要少吃，因为茶叶中含有酸化物质，与鸡蛋中的铁元素结合，会刺激肠胃，影响胃肠道的消化功能。
- 久沸或反复煮沸的开水、没有烧开的自来水、保温杯沏的茶水，孕妈妈都不能喝。
- 孕妈妈在洗衣、淘米、洗菜时不要将手直接浸入冷水中，寒冷的刺激有诱发流产的危险。
- 不要随意吃中药和营养品。

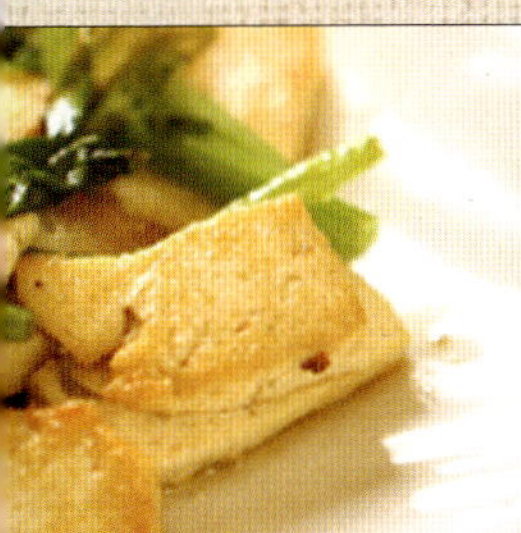

# 第二个月：叶酸不能停

为了宝宝也要吃一些。

## 看看胎儿的样子

胎儿的双手放在腹部上面，向外弯曲双膝，姿势就像在游泳。此时已经完全可以区分手臂和腿，而且长度也有很大变化，手指和脚趾也成形了。胎儿的皮肤薄而透明，能清晰地看到血管。

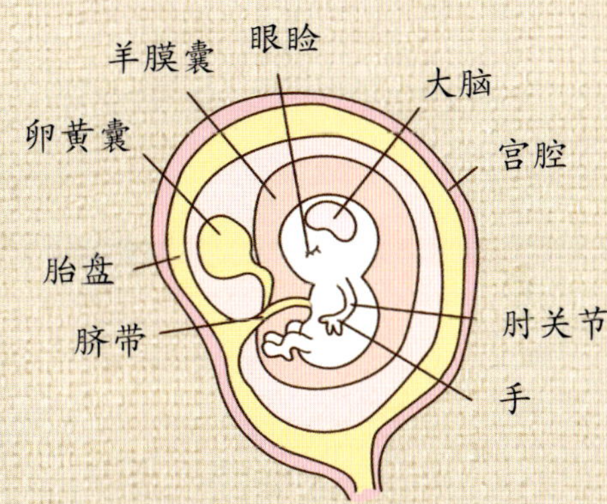


## 以下营养素要重视

### ■叶酸：继续补充

叶酸是孕3个月每天必须吃的，这个月仍要坚持补充叶酸，平时也可以多吃些含叶酸的食物，蔬菜如莴苣、番茄、胡萝卜、花椰菜。

### ■锌：人体的“生命元素”

足量的锌可以改善孕妈妈消化状况，缓解早孕反应，维持孕妈妈正常的免疫功能，减少得病的可能，减少对胎儿的影响。参与子宫肌红蛋白代谢，促进正常分娩时子宫收缩力，使孕妈妈顺利分娩。

最好从含锌丰富的天然食物，如瘦肉、鱼、核桃、榛子、瓜子等食物中摄取。含锌量最高的是牡蛎和鲱鱼，其次是肉类。豆类、杏仁等含量也较丰富，但利用率较低。

### ■碘：胎儿发育的动力

怀孕期间需要摄入量比平常多30%～100%，在175～200微克的碘才能满足身体的需求。

补碘的关键时间是在准备怀孕阶段和孕早期，如果怀孕5个月后再补碘，已经不能预防宝宝智力缺陷的发生。

## 本时期营养需求

### ■多吃能预防贫血的食物

对孕早期孕妈妈来说，最容易缺乏的营养成分就是铁。如果缺铁，就容易导致贫血，并会增加难产的可能性。虽然大部分孕妈妈会服用补铁营养品，但是怀孕初期还不需要服用。如果怀孕初期服用补铁营养品，反而容易加重恶心和呕吐症状，所以应该尽量通过食物摄取铁质。

富含铁的食物

猪肝、鸡肝、牛肝、鱼类、贝类、豆类等。

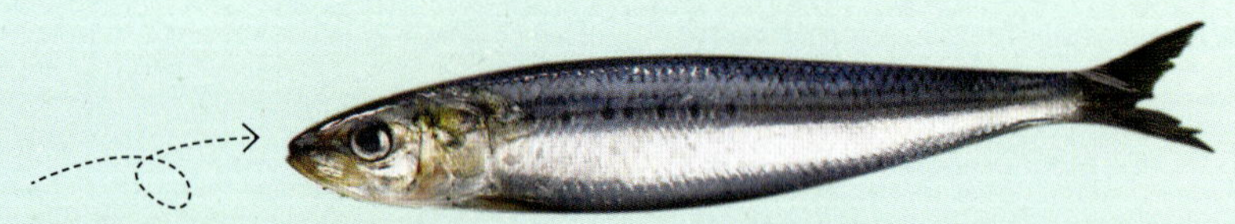

我的营养很丰富，而且还很好吃哦！

### ■多吃鱼

鱼类营养丰富，含有易被人体吸收的钙、碘、磷、铁等无机盐和微量元素，对大脑的生长、发育和防治神经衰弱症都有着极高的效用，是孕妈妈应当经常食用的美味佳肴。

## 不宜长时间吃素食

怀孕后长期坚持吃素食，极不利于胎儿发育。据研究认为，孕期不注意营养，由于蛋白质供给不足，可使胎儿细胞减少，影响日后的智力发育；还可使胎儿产生畸形或营养发育不良。

## 不宜喝太多的骨头汤

有时孕妈妈为了补钙就会喝大量的骨头汤。其实骨头汤的补钙效果并没有想象的那么理想。骨头中的钙不宜溶解于汤中，也不宜被人体吸收。喝了过量的骨头汤，反而会摄入大量油脂，引起孕妈妈的不适。

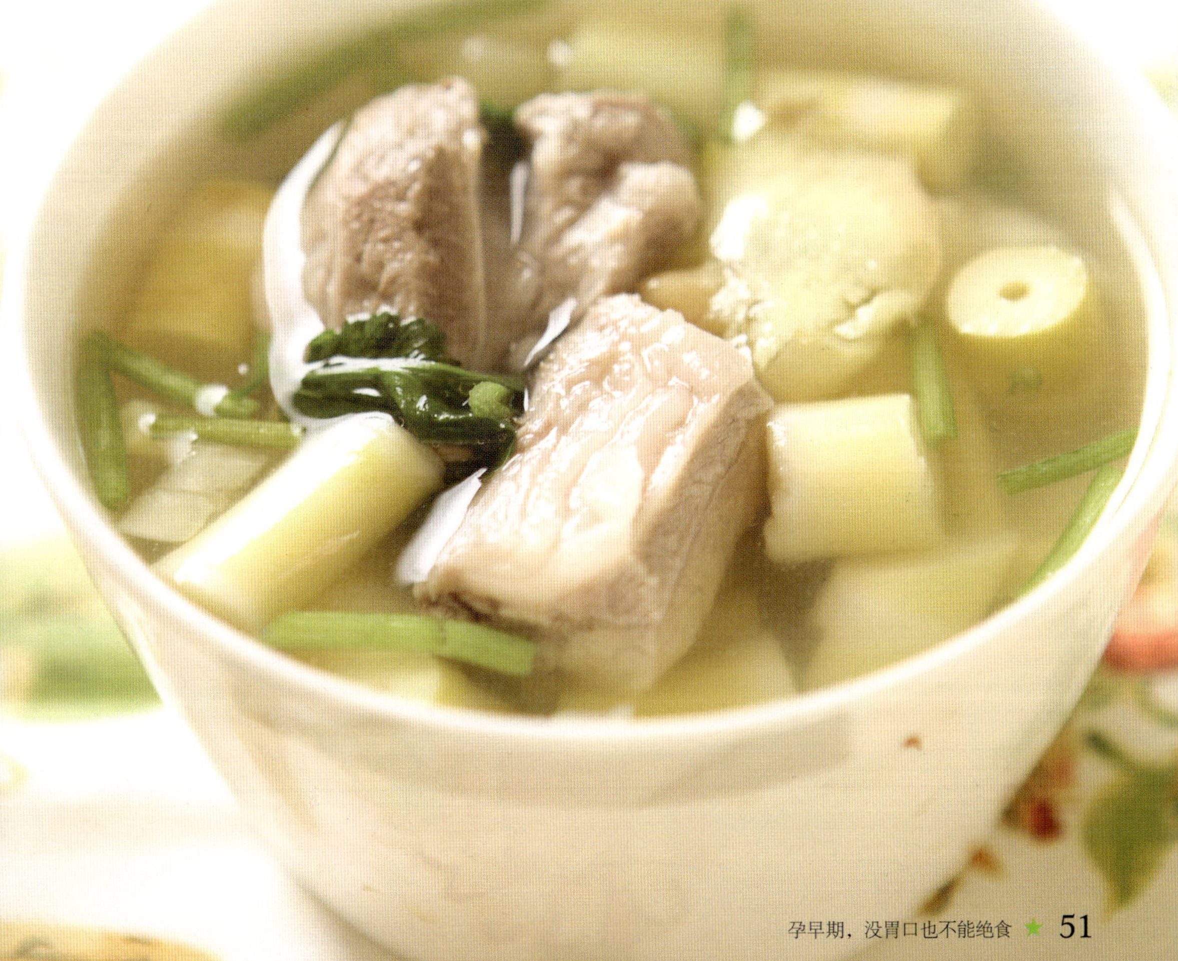

**Tips**

孕妈妈最好选择新鲜的番茄、樱桃、杨梅、石榴、柠檬等代替话梅、山楂等酸味食物。

## 不必勉强吃脂肪类食物

早孕反应使得孕妈妈吃不下脂肪类食物，不要紧，没有必要勉强自己，可以多吃一些豆类、蛋类、乳类食品来补充营养，还可以多吃一些富含淀粉的食物，提供身体所必需的能量。

## 吃酸有讲究

很多女性怀孕后喜欢吃酸味、辣味等刺激性的食物。

吃酸虽然能够满足母体和胎儿的营养需要，但是也不能什么“酸”都吃，例如在北方，很多人都喜欢吃酸菜，其实酸菜中含有致癌物质——亚硝酸盐，过多地食用会严重影响母体和胎儿的健康。

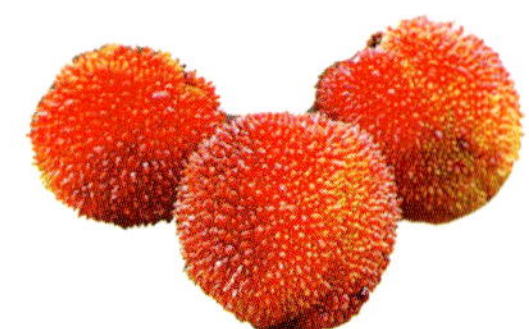

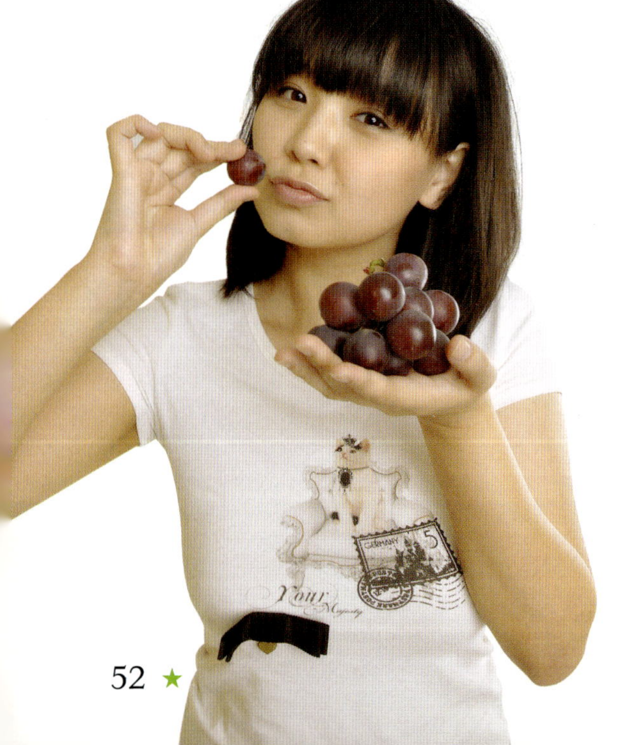

## 吃些开胃的食物

孕妈妈的孕吐反应有轻有重，如果孕吐得很严重，就会影响食欲，也就直接减少了供给胎儿的营养，所以，首先要打开孕妈妈的胃口，吃些开胃的食物。酸味能刺激胃分泌胃液，且能提高消化酶的活性，促进胃肠蠕动，增加食欲，有利于食物的消化与吸收，所以，多数孕妈妈都爱吃酸味食物。从营养学角度来看，孕妈妈吃些酸性食物，确实能够满足孕妈妈和胎儿的营养需要。

## 缓解孕吐这样吃

呕吐剧烈的孕妈妈可以尝试将水果入菜，如利用柠檬、脐橙等烹煮食物来增加食欲，也可以使用少量的醋来增加菜色美味，还可以尝试一下橙汁、甘蔗汁来缓解孕吐。

如果早孕反应比较严重，孕妈妈更应该抓住任何可以进食的机会，尽量多吃一些饼干、糖果。怀孕以前因为减肥而不敢问津的糖果、干果，现在都可以适量吃一些。介绍一些食物，对缓解孕吐有一定帮助。

**Tips**

一般的孕吐反应不会对孕妈妈造成危害，只要孕妈妈坚持少食多餐，想吃的时候马上就吃，就不会有大问题。

| | |
|---|---|
| 姜 | 切薄片，加白糖、盐稍腌渍，恶心欲吐时含食或嚼食一片。切记，不要晚间吃姜，因为吃姜会振奋阳气，与阳入于阴安静下来相悖 |
| 甘蔗 | 可用甘蔗汁30～50毫升，加生姜汁5滴，晨起空腹慢慢喝下 |
| 橘皮 | 用橘皮泡茶喝 |
| 紫苏叶 | 泡茶喝，也可在烹调鱼、肉、虾时加入鲜紫苏叶4～5片 |
| 芦根 | 煎水代茶饮 |
| 萝卜 | 生嚼数片或绞汁饮服 |
| 冬瓜 | 宜用冬瓜煨食，有清热、化痰、和胃的作用 |

我和红糖搭配，有止吐效果！

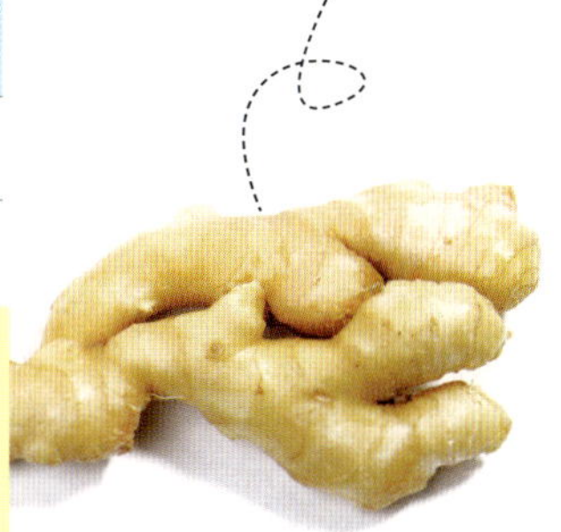

**Tips**

止吐小偏方：生姜红糖饮

取生姜1片、红枣4颗，用开水浸泡5～10分钟，加入红糖或蜂蜜调匀即可饮用。

## 孕期小常识——警惕病理性腹痛

### ■宫外孕：**大多一侧腹痛且伴有出血**

当腹痛加重的同时还伴有出血症状时，有可能是发生了宫外孕。受精卵着床于输卵管上形成子宫外孕时，如果持续怀孕，有可能导致输卵管的破裂，而且流出的血液会积蓄在腹中。这时，孕妈妈会感觉到下腹痛或不舒服。输卵管破裂时，虽出血不多，但是腹部会突然感觉剧痛。

### ■子宫肌瘤或卵巢囊肿：**绞痛、腹部膨大**

子宫肌瘤可能在怀孕期间长大，会导致孕妈妈肌瘤扭转或变性坏死，直接影响胎儿发育。因子宫肌瘤而产生的腹痛来得比较突然，痛点一般也固定，属于肌瘤局部疼痛。出现腹部不适、绞痛、腹部异常膨大等时可能是卵巢囊肿。如果症状比较严重，并且持续时间比较长，同时伴有出血的话，一定要尽早就诊。

### ■先兆流产：**下腹疼痛或剧痛并伴有流血**

少量出血，伴随着下腹部的疼痛，孕妈妈需要留意，可能是流产的前兆。

### ■阑尾炎：**腹部有压痛、恶心、呕吐**

盲肠的位置会随着怀孕周数的增加而向上推挤，疼痛的位置也会随之改变。阑尾炎初期一般会出现下腹部压痛、恶心、呕吐、腹部肌肉紧绷等症状。

## 孕2月食谱推荐

| | 早餐 | 午餐 | 晚餐 |
|---|---|---|---|
| 第一周 | 面包、牛奶、红薯香粥、鱼片粥、珍珠面、大枣银耳粥、八宝粥、素馅儿包子 | 米饭、馒头、花椰菜炒肉片、草菇小炒、香炒牡蛎、紫菜蛋花汤、红烧脊骨 | 米饭、熘肝尖、家常凉菜、蒜蓉莜麦菜、萝卜丝汤、韭菜炒鸡蛋、软炸牡蛎 |
| 第二周 | 红豆沙包、鸡蛋羹、开花馒头、南瓜饼、蔬菜、燕麦粥、苹果、玉米瘦肉粥 | 二米饭、猪肝炒花椰菜、葱油草菇、软炸蘑菇、酱茄子、豆角、虾仁西葫芦 | 米饭、馒头、牛肉炖萝卜、花生仁拌芹菜、羊肝炒菠菜、松仁拌油菜 |
| 第三周 | 花卷、面包、豆面小窝头、牛奶、鸡蛋、黑芝麻糊、苹果、八宝粥 | 黑米饭、小豆饭、草菇炒鸡心、鸡蛋西红柿汤、红烧狮子头、香菇炒油菜、红烧排骨 | 花卷、炸酱面、尖椒炒鸡蛋、酱爆四季豆、紫菜蛋花汤、虾干冬瓜煲、拌海带丝、麻辣猪肝 |
| 第四周 | 馒头、米面牛蹄卷、米饭、豆浆、蔬菜沙拉、西红柿炒鸡蛋、香煎鸡蛋饼 | 米饭、馒头、时蔬鸡蛋炒饭浓汤猴头菇、鸡蛋羹、炝拌土豆丝、红烧鳕鱼、鱼丸炒西葫芦 | 米饭、蛋黄紫菜包饭、彩椒炒肉、蔬菜沙拉、清蒸鲈鱼、水煮花生、苦瓜炒蛋、莲藕骨头汤 |

**相宜** **花椰菜&蚝油**

健脾开胃、益气壮阳。

**相宜** **花椰菜&火腿**

利肠胃、开胸膈、壮筋骨。

**相宜** **花椰菜&牛肉**

能够提供丰富营养，强身健体。

**相忌** **花椰菜&猪肝**

降低人体对铜、铁的吸收。

**相忌** **花椰菜&香菇**

降低人体对锌的吸收。

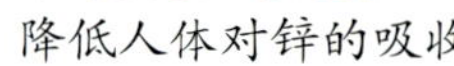

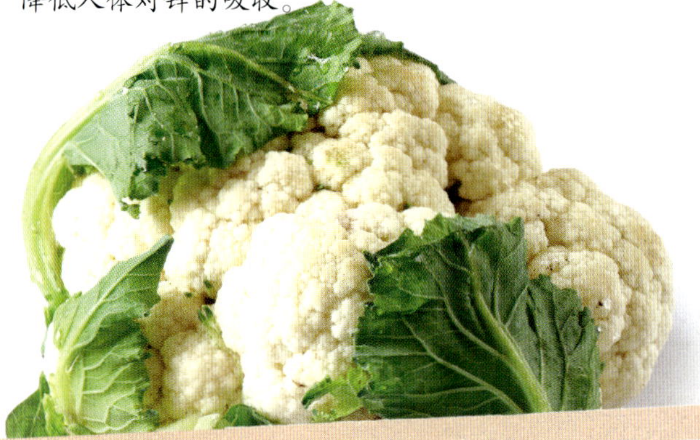

# {花椰菜}

| 膳食纤维 | 钾 | 维生素C |
| --- | --- | --- |
| 1.2克 | 200毫克 | 61毫克 |

花椰菜营养丰富，不仅能增强肝脏的解毒能力，而且还有提高机体免疫力的重要作用。

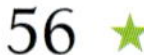

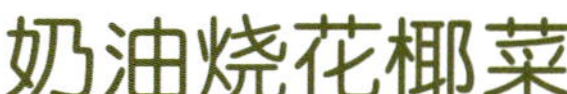

# 奶油烧花椰菜

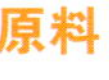

**原料** 花椰菜250克，植物油20克，精盐1/3小匙，姜末、酱油少许，淀粉适量，鲜奶油50克。

**做法** 1. 将花椰菜掰成小朵，用沸水烫两分钟，捞出沥净水分。

2. 炒锅上火烧热，加适量底油，加入酱油，用姜末炝锅，放入花椰菜，加入精盐添少许汤，烧开后撇去浮沫，放入鲜奶油，用水淀粉勾芡，出锅装盘即可。

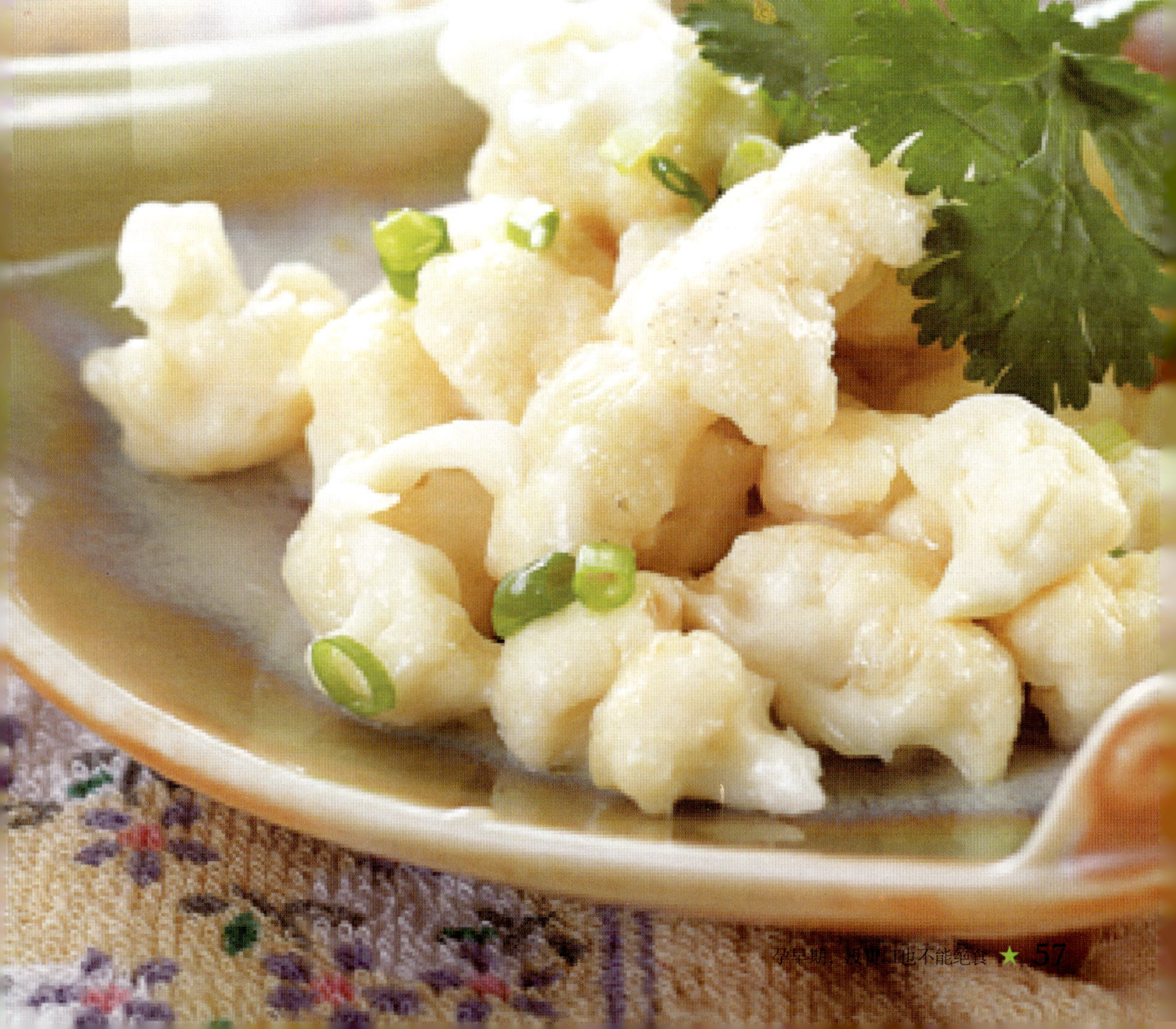

**相宜** **香菇&猪肉**
补脾益气、益智安神。

**相宜** **香菇&金针菇**
防治肝脏、肠胃疾病。

**相宜** **香菇&豆腐**
对高血压、心脏病患者有益。

**相忌** **香菇&番茄**
破坏类胡萝卜素，降低营养。

**相忌** **香菇&螃蟹**
同食易引起结石。

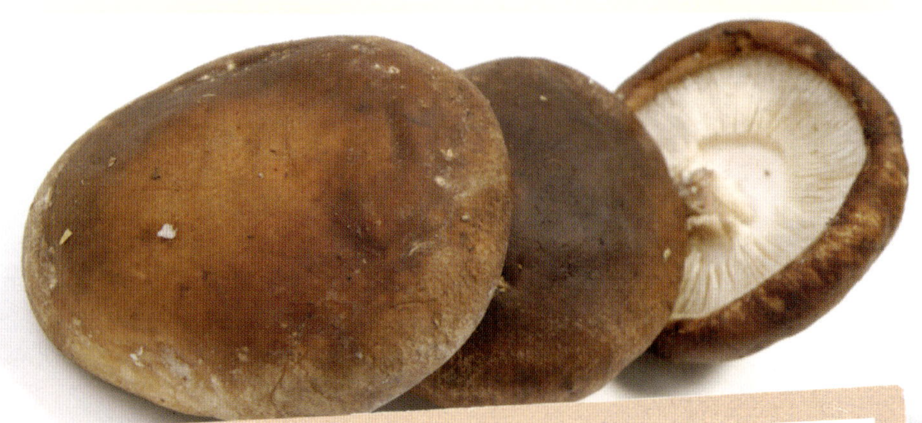

# {香菇}

| 蛋白质 | 脂肪 | 膳食纤维 |
| --- | --- | --- |
| 2.2克 | 0.3克 | 3.3克 |

香菇具有低脂肪，富含多糖、多种氨基酸和多种维生素的营养特点。香菇中含有较高的植物蛋白质，具有促进食欲的作用。

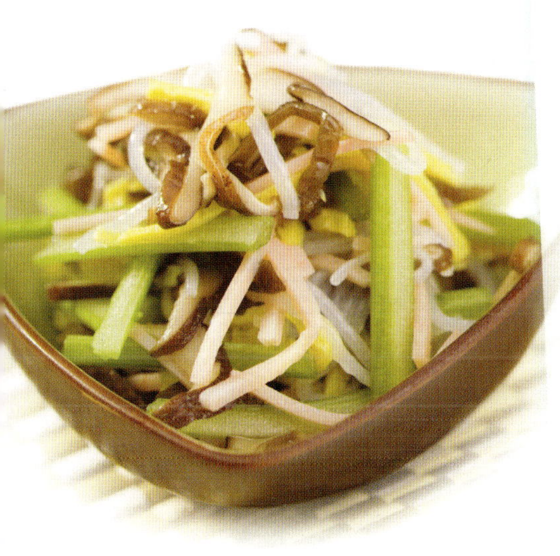

## 什锦香菇丝

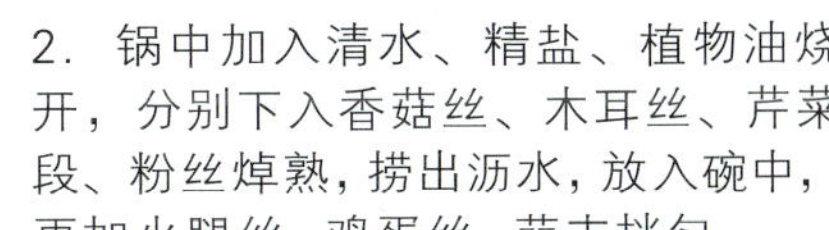

**原料** 香菇150克，木耳丝、芹菜段、熟火腿各50克，熟鸡蛋饼40克，粉丝20克，蒜末10克，花椒15粒，精盐、芥末、香油各2小匙，料酒、香醋各1小匙，植物油2大匙。

**做法** 1. 粉丝切成段；香菇、木耳与熟火腿、熟鸡蛋饼分别切丝。

2. 锅中加入清水、精盐、植物油烧开，分别下入香菇丝、木耳丝、芹菜段、粉丝焯熟，捞出沥水，放入碗中，再加火腿丝、鸡蛋丝、蒜末拌匀。

3. 锅中加油烧热，下入花椒粒炸出香味，倒入碗中，加入精盐、料酒、香醋、香油调匀成味汁，浇在香菇丝上即可。

## 栗子双菇

**原料** 水发香菇、净蘑菇、笋片、青豆各适量，栗子150克，精盐、白糖各少许，蚝油1大匙，淀粉1小匙，香油1/2小匙，植物油2大匙。

**做法** 1. 栗子放入沸水中略烫一下，捞出去皮，再用沸水煮熟，捞出；香菇去蒂，洗净，入锅蒸10分钟，取出。

2. 锅中加油烧热，加入蚝油、精盐、白糖及适量清水，放入香菇、蘑菇，用小火煮至入味。

3. 放入栗子、笋片、青豆翻炒片刻，用水淀粉勾芡，淋上香油，出锅装盘即可。

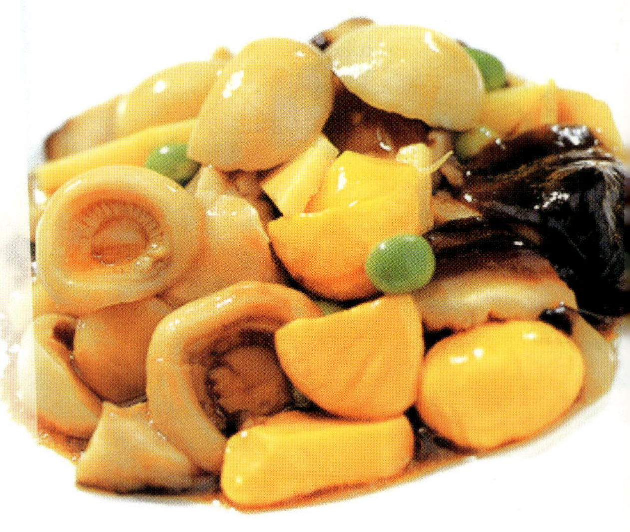

**相宜** **鱿鱼&鲫鱼**

改善虚损劳疾、阴虚血亏。

**相宜** **鱿鱼&韭菜**

滋补强身，提高性能力。

**相宜** **鱿鱼&鸡蛋**

补肾壮阳、强精益髓。

**相忌** **鱿鱼&柠檬**

两者同食会导致中毒。

**相忌** **鱿鱼&白糖**

两者同食容易导致胸闷、气短。

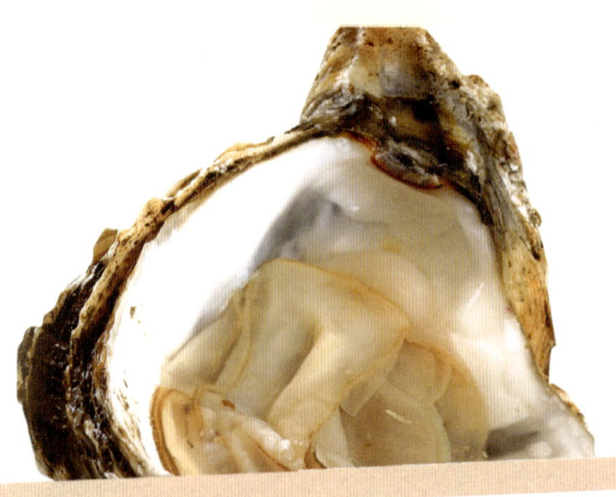

## {牡蛎}

| 钙 | 铁 | 磷 |
|---|---|---|
| 131毫克 | 7.1毫克 | 115毫克 |

牡蛎中富含蛋白质、脂肪，还含有多种维生素及钙、磷、铁、锌等营养成分。其中钙含量接近牛奶，铁含量为牛奶的21倍。

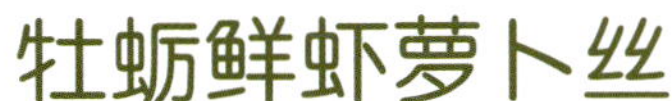

# 牡蛎鲜虾萝卜丝

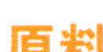

**原料** 牡蛎400克，白萝卜200克，净青虾150克，水晶粉50克，香菜末、干椒丁各少许，葱花、姜片、精盐、鸡汁、胡椒粉、香油各少许，植物油2大匙。

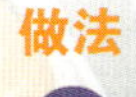

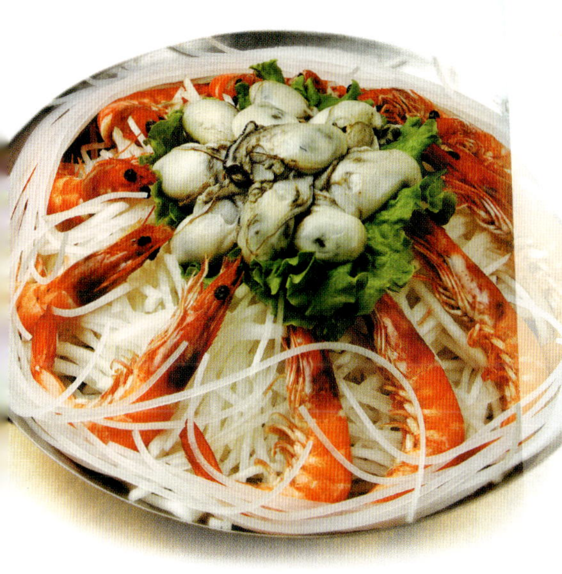

**做法** 1. 牡蛎取净肉，放入沸水锅内焯水，捞出；白萝卜去皮，切成丝，焯水；净青虾焯水。

2. 锅中放入植物油烧热，放入葱花、姜片、干椒丁爆香，下入萝卜丝、青虾、水晶粉、清水和调料烧沸，再转小火炖至入味。

3. 出锅淋上香油，盛入锅仔中，青虾摆好一圈，牡蛎肉放中间，再放入葱花、香菜末即可。

# 银牙白菜牡蛎汤

**原料** 牡蛎500克，黄豆芽、白菜叶各100克，姜丝少许，精盐1小匙，葱油适量，清汤750克，植物油2大匙。

**做法** 1. 将牡蛎去掉外壳，取牡蛎肉，去掉杂质，放入沸水锅内焯烫一下，捞出，沥水；白菜叶洗净，切成小段；黄豆芽去根，洗净。

2. 锅置火上，加入植物油烧热，下入姜丝炝锅，添入清汤，加入牡蛎肉、黄豆芽煮沸。

3. 撇去浮沫，加入白菜叶、精盐煮两分钟，淋上葱油，出锅即可。

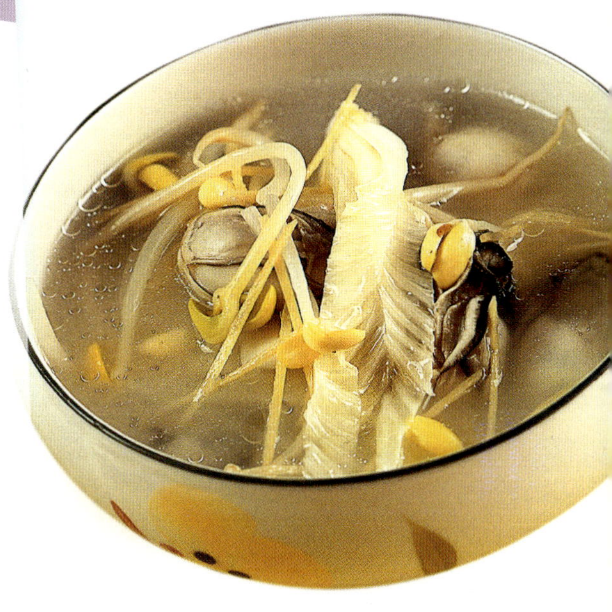

**相宜** **海带&芝麻**

同食则美容，抗衰老效果更佳。

**相宜** **海带&豆腐**

同食有助于维持人体的碘平衡。

**相宜** **海带&生菜**

两者同食促进人体对铁元素的吸收。

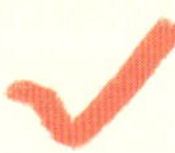

**相忌** **海带&竹笋**

两者同食易形成结石。

**相忌** **海带&柠檬**

两者同食降低营养食疗功效。

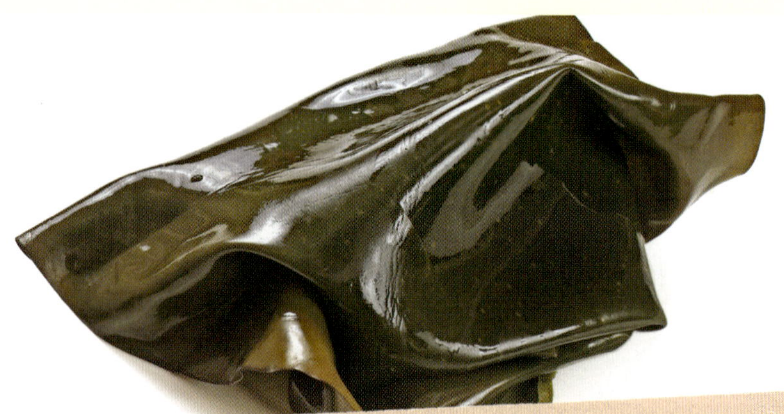

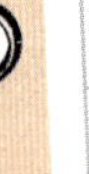

# {海带}

| 蛋白质 | 钙 | 维生素$B_2$ |
|---|---|---|
| 2克 | 70毫克 | 0.13毫克 |

海带含有丰富的碘、钙、铁、胡萝卜素及大量的纤维素、褐藻胶等，具有软坚化痰、清热利尿的功效。

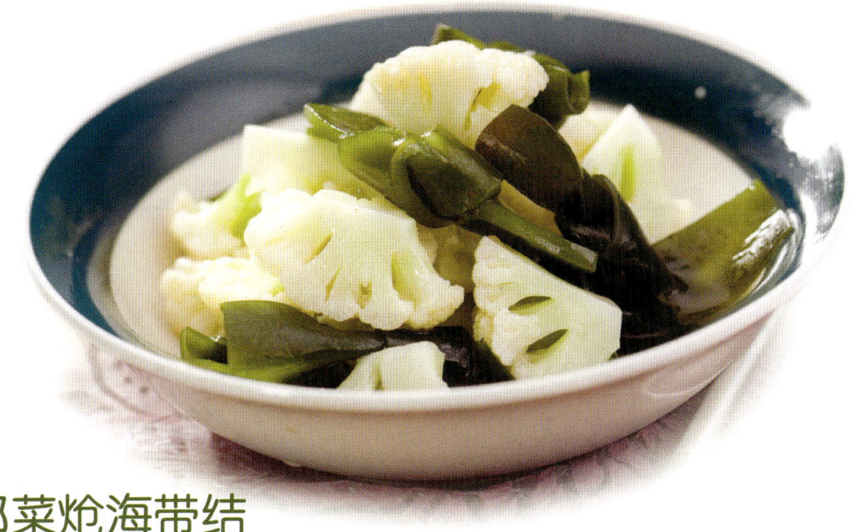

## 花椰菜炝海带结

**原料** 花椰菜300克，海带结150克，精盐1/2大匙，白糖、香醋、花椒油、植物油各2小匙。

**做法** 1. 花椰菜洗净，切成小块，放入淡盐水中浸泡10分钟，捞出沥水；海带结洗净，沥水。

2. 锅中加入清水、白糖烧沸，下入海带结煮约10分钟至熟烂，捞出沥水。

3. 净锅加入清水、植物油烧沸，下入花椰菜块焯至熟透，捞出沥水，放入大碗中。

4. 再放入海带结，加入调料，淋上花椒油拌匀，装盘上桌即可。

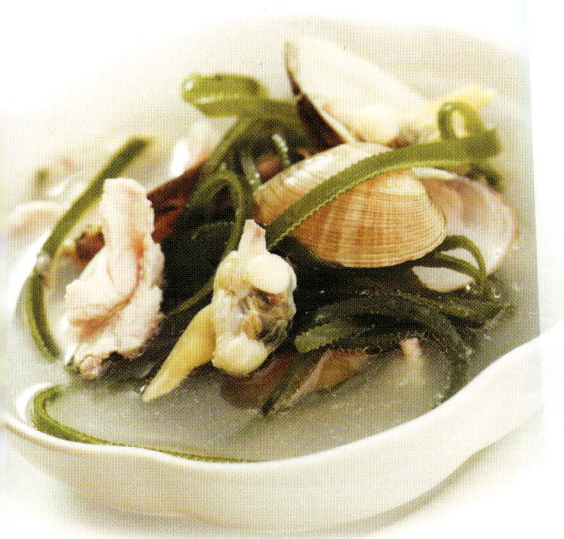

## 蛤蜊瘦肉海带汤

**原料** 活蛤蜊500克，青椒丝、红椒丝各10克，葱丝、姜末、蒜末、红干椒、酱油、米醋、白糖、辣酱、料酒、胡椒粉、香油、植物油各适量。

**做法** 1. 将海带放入清水中泡发，洗净、沥干，切成细丝，放入沸水锅中焯烫一下，捞出沥干；猪瘦肉洗净，切成片，放入沸水中焯透，捞出；蛤蜊放入淡盐水中浸泡并刷洗干净。

2. 锅中加入植物油烧至四成热，先下入姜片炒香，添入猪骨汤烧沸，再放入海带丝、猪肉片煮约15分钟。

3. 然后放入蛤蜊，转小火煮约5分钟，最后加入精盐、胡椒粉调好口味，离火出锅，装碗上桌即可。

| | | |
|---|---|---|
| 相宜 | **鲈鱼&香菇**<br>滋补肝肾、有益脾胃。 | ✓ |
| 相宜 | **鲈鱼&南瓜**<br>预防感冒。 | ✓ |
| 相宜 | **鲈鱼&鸡蛋**<br>营养均衡、明目养神。 | ✓ |
| 相忌 | **鲈鱼&蛤蜊**<br>导致人体内铜、铁的流失。 | ✗ |
| 相忌 | **鲈鱼&羊肉**<br>易加重心血管负担。 | ✗ |

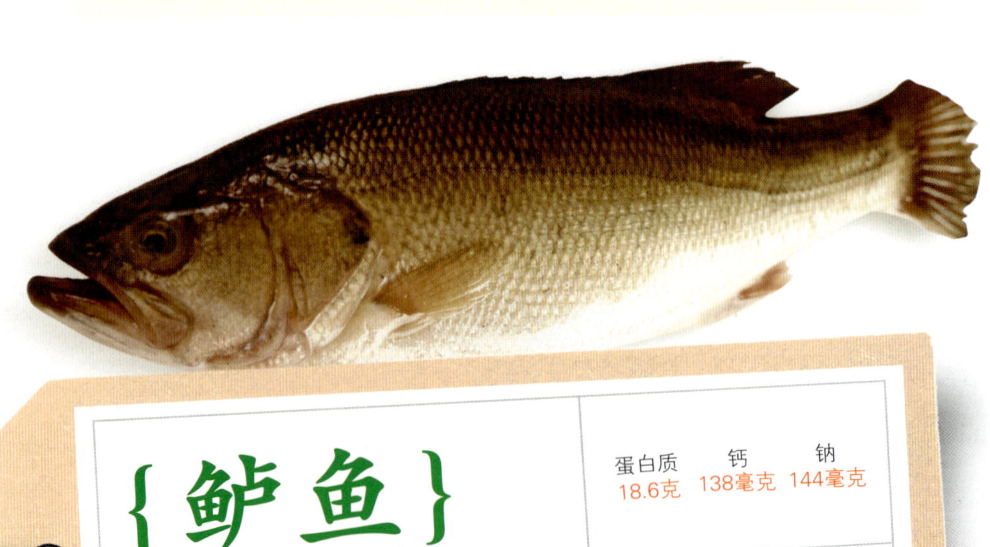

# {鲈鱼}

| 蛋白质 | 钙 | 钠 |
|---|---|---|
| 18.6克 | 138毫克 | 144毫克 |

鲈鱼富含蛋白质、维生素A、B族维生素、钙、镁、锌等营养元素；具有补肝肾、益脾胃、化痰止咳之功效。

## 浓汤煮鲈鱼

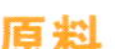

**原料** 鲈鱼500克，山药150克，精盐2小匙，胡椒粉1/2小匙，白糖、枸杞各1小匙，葱、姜各10克。

**做法**

1. 将山药洗净去皮，切成滚刀块；枸杞子用清水泡好，鲈鱼去头、去骨，鱼肉切成片。

2. 坐锅点火倒入油，放入葱段、姜片，鱼头、鱼骨炒一下，倒入水，放入山药，大火烧开呈奶白色，加入精盐、胡椒粉、白糖调味，转至小火，将鱼头、鱼骨、山药捞出放入碗中，将枸杞子连同泡的水一起倒入锅中，放入鱼肉片烫熟，连汤一起倒入碗中即可。

## 清蒸鲈鱼

**原料** 鲈鱼1条约600克，蛤仔5粒，猪肉6片，火腿3片，大白菜适量，精盐、海鲜酱油各适量。

**做法**

1. 鲈鱼去鳞，剖净，用刀划双面各两刀。

2. 大白菜洗净对切，猪肉、火腿均切片，蛤仔洗净备用。

3. 大白菜摆放碗内，再放入鲈鱼，然后将蛤仔排放碗边；猪肉及火腿摆在鱼背上。

4. 加入精盐、海鲜酱油及适量清水，将鲈鱼放锅中，隔水蒸30分钟即可。

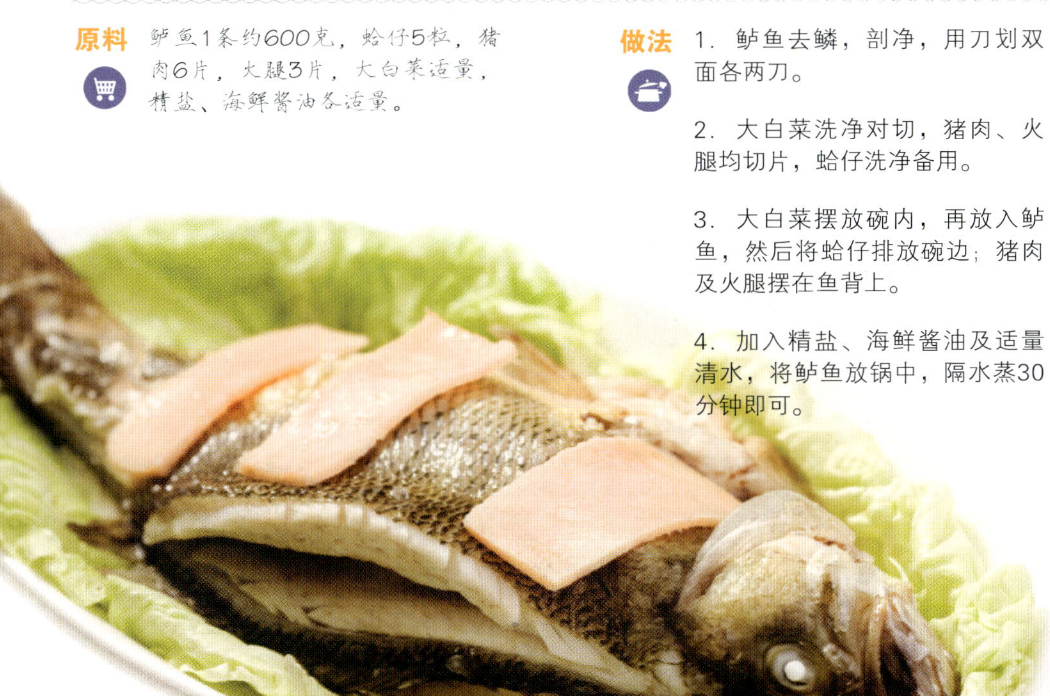

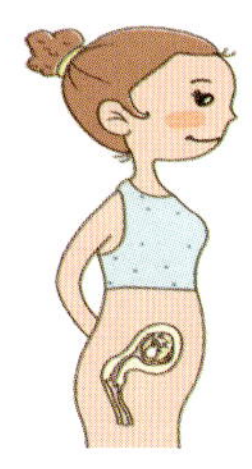

# 孕3月，优育提纲

## 你要这样做

自制的蔬果汁既营养又好消化，每天可以喝一杯，但要现榨现饮，不能放置太久，否则空气中的氧气会使果汁中的维生素C含量迅速降低。

这个月要办理准生证了，还要到医院建档，办理之前可以先咨询当地工作部门或身边已经办理过的亲戚、朋友。

在第十二周的时候要进行激动人心的第一次产检，产检前一天要休息好，把想要向医生咨询的问题提前记录下来，做好充分的准备。

本月胎儿骨骼迅速生长，因此对钙的需求量加大，孕妈妈要注意多吃一些含钙的食物来满足自身和胎儿的生长和发育。

## 你不要这样做

西瓜、山楂、猕猴桃等寒性水果容易引起腹泻，要适量进食，有先兆性流产现象的孕妈妈要禁食。

尿频严重时影响睡眠质量，所以临睡前不要喝过多的水或汤。不要进食含糖量高的食物，酒精和咖啡因也不要摄取。

味精的主要成分是谷氨酸钠，食用过多会出现眩晕、头痛、嗜睡、肌肉痉挛等症状，而且还会导致孕妈妈缺锌，因此一定要少吃味精。

受激素的影响，皮肤的皮脂腺分泌量会增加，有些孕妈妈脸上会长痘痘，但是不要随意涂抹祛痘产品。

要防止电磁波等不良因素对胎儿造成的伤害。

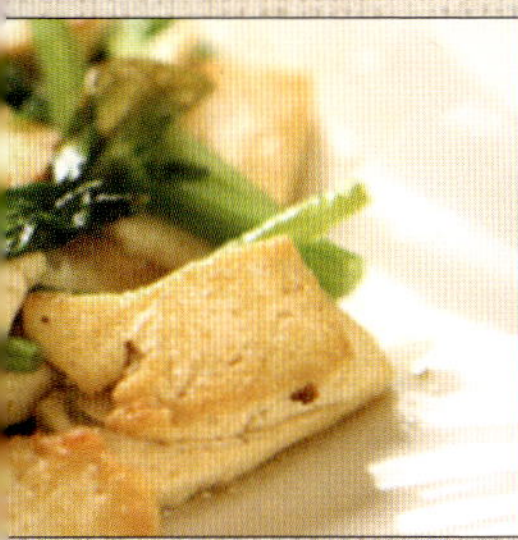

# 第三个月：马上进入稳定期

保证营养，**孕吐严重也不怕。**

## 看看胎儿的样子

怀孕10～12周，胎儿会迅速成长，身体会长大两倍左右，而其脸部结构已基本形成。虽然没有生成新的器官，但是巩固了几周前初长成的身体器官。胎儿的肌肉已非常发达，可以在羊水中自由地活动。手指和脚趾开始分叉，也长出了手指甲。

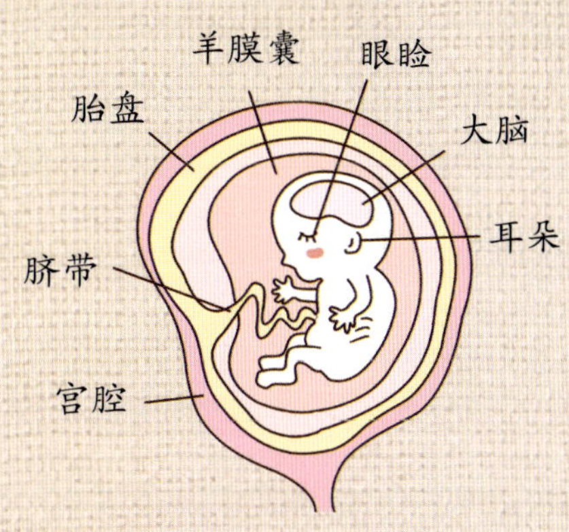


## 以下营养素要重视

### ■镁：关系胎儿身高、体重和头围大小

镁离子主要的功能在于让受伤的细胞得以修复，另外，它也能让骨骼和牙齿生成更坚固、调整胆固醇以及促进胎儿的脑部发育。苹果中富含镁，可使皮肤细腻、红润而有光泽。

### ■维生素E：有利胎儿脑健康发育

我国居民目前烹调用油主要以植物油为主，因此不容易缺乏维生素E，但孕妈妈仍应适量增加维生素E的摄入，建议每天在10毫克左右。维生素E与适量的维生素C和硒一同摄入时，其吸收能力会有所提高。铁摄入量较高时，维生素E的吸收能力会被降低。

## 本时期营养需求

### 补充脑黄金

我们的大脑中65%是脂肪类物质，其中DHA（二十二碳六烯酸）和EPA（二十二碳五烯酸）是脑脂肪的主要成分，它们对大脑细胞，特别是神经传导系统的生长、发育起着重要的作用，因此DHA、EPA和脑磷脂、卵磷脂等物质合在一起被称为“脑黄金”。

孕妈妈可以喝孕妇奶粉，以满足孕期所需的营养成分，孕妇奶粉还可以帮助孕妈妈补充其他的微量元素，选购奶粉时，一定要到正规商场购买（正确的饮用方法见70页）。

此外，孕妈妈还要多吃一些富含DHA类的食物，如核桃、松子、瓜子、杏仁、榛子、花生等坚果类食物，还包括海鱼、鱼油等。这些食物富含胎儿大脑细胞发育所必需的脂肪酸，可以帮助补充“脑黄金”，有健脑益智的作用（孕7月仍然要重点补充，见134页）。

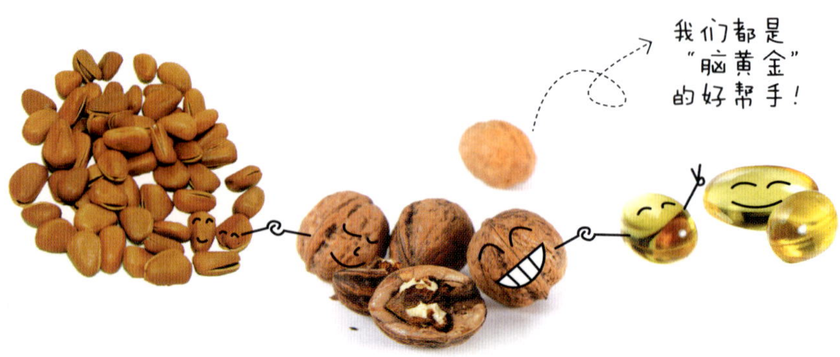


### 猪肝宜每周吃2～4次

猪肝富含铁和维生素A。为使猪肝中的铁更好地被吸收，建议孕妈妈坚持少量多次食用的原则，每周吃2～4次，每次吃25～50克。因为大部分营养素一次摄入量越大，则吸收率越低，所以不要一次大量食用。

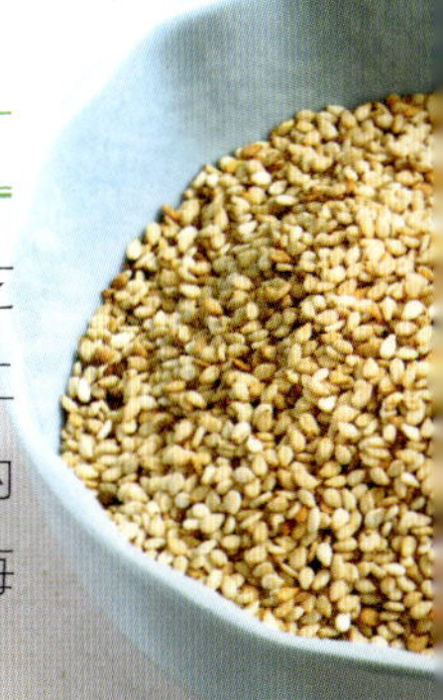

## 厌油腻可食核桃和芝麻

如果妊娠反应严重的孕妈妈实在不想吃肉类，可以食用核桃和芝麻。核桃富含不饱和脂肪酸、磷脂、蛋白质等多种营养素。1千克核桃仁相当于5千克鸡蛋或者9千克鲜牛奶的营养，并有补气养血、温肺润肠的作用。其营养成分的结构对于胚胎的脑发育非常有利。因此，孕妈妈每天宜吃2~3个核桃。此外，嚼核桃仁还能防治牙本质过敏。

## 最佳营养早餐

### 全麦制品

孕妈妈要选择天然的、没有任何糖类或其他添加成分的麦片，同时可以按照自己的喜好加一些花生米、葡萄干或蜂蜜。同时，全麦面包还可以提供丰富的铁和锌。

### 奶、豆制品

孕妈妈每天应该摄取大约1 000毫克的钙，酸奶也富含钙，还含有蛋白质，有助于胃肠道的健康。

### 水果

水果种类很多，柑橘富含维生素C、叶酸和大量的纤维，可以帮助孕妈妈保持体力，防止因缺水造成的疲劳。

### 蔬菜

颜色深的蔬菜往往意味着维生素含量高。花椰菜富含钙和叶酸，含有大量的纤维和抵抗疾病的抗氧化剂，还有助于其他绿色蔬菜中铁的吸收。

## 开始喝孕妇奶粉

孕早期只要孕妈妈能够做到膳食平衡、营养全面，日常饮食就可以满足自身和胎儿对营养的需求。但日常生活中存在很多客观因素，孕妈妈很难做到营养均衡，因此需要额外补充营养，喝富含DHA（二十二碳六烯酸）、维生素和矿物质的孕妇奶粉还是很有必要的。

### 什么时候开始喝孕妇奶粉

| | |
|---|---|
| 孕前 | 在准备怀孕的前3个月就可以开始喝孕妇奶粉了，每天喝一杯（约250毫升），以保证各类营养素的储备在孕早期达到理想水平 |
| 孕早期 | 孕早期胎儿还很小，发育也很缓慢，孕妈妈本身所需要的营养与怀孕前基本相同，同时早孕反应困扰着孕妈妈，孕妈妈可能喝不下孕妇奶粉，此阶段不喝孕妇奶粉也可以 |
| 孕中期和孕晚期 | 孕中期和孕晚期，早孕反应已经减退，孕妈妈的胃口大开，胎儿的发育也进入快速阶段，所需要的营养大大增加，因此孕妈妈要坚持每天喝孕妇奶粉，补充营养 |

### 如何挑选孕妇奶粉

**查看色泽、味道：**

优质的孕妇奶粉颜色一般为乳白色或乳黄色，颗粒均匀一致，无杂质、无结块。把奶粉放入杯中用温开水冲调，如果是优质奶粉，静置几分钟后，水与奶粉就会溶在一起，没有沉淀。优质的奶粉具有奶香味和轻微的植物油味，无异味，并且甜度适中。

**听声音：**

虽然奶粉装在袋中看不见，但可以用手捏住包装摇动，听听是否会发出“沙沙”的声音，并且声音清晰。

**查看包装：**

正规厂家的包装奶粉完整无损、平滑整齐、图案清晰，清楚地标有商标、生产厂名、生产日期、批号、净含量、营养成分表、执行标准、食用方法等。

## 克服孕吐，能吃就吃

### 空腹时应该吃易于消化的食物

早晨醒来后，在起床前吃一些易于消化的食物。比如，涂有果酱的面包或饼干。此外，起床前躺在被窝里喝些温热的牛奶，也非常有效。

### 少食多餐

所有的食物最好都少量摄取。有食欲时，不管什么时候都要少吃，而且要细嚼慢咽。人在吃喜欢的食物时心情就会比较舒畅，因此还能引起对其他食品的食欲。但是不要同时食用坚硬的固体食品和液态食品，一定要间隔一段时间后再分别食用。

**Tips**

即使孕吐反应比较厉害，也要在肠胃较舒服的时候尽可能地多吃一些水果、蔬菜、豆制品或者坚果，以此保证自己和胎儿的营养需求。

### 利用酸味提高食欲

许多女性怀孕后喜欢吃酸的食物，因为酸味可以提高食欲。做菜时，尽量多放些食醋或柠檬。

### 大量摄取水分

孕妈妈应该充分补充因呕吐而流失的水分，要多喝果汁、汤，吃些冰激凌等食品。经过冷冻的白开水或饮料可以减少食物的气味，而且不会刺激胃黏膜。如果有凉菜可吃，就尽量吃凉菜，而热菜最好是吃很热的，因为不冷不热的食品很容易引起呕吐。

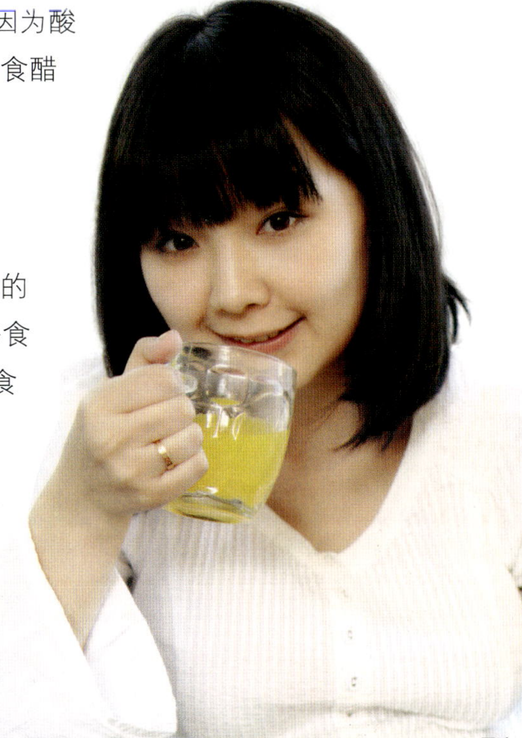

## 孕期小常识
## ——预防妊娠纹从现在开始

随着胎儿的成长、羊水的增加，孕妈妈的子宫也会逐渐膨大。当腹部在快速膨隆的情形下，超过肚皮肌肤的伸张度，就会导致皮下组织所富含的纤维组织及胶原蛋白纤维因扩张而断裂，产生妊娠纹。

虽说妊娠纹的发生与体质有关，不是每个孕妈妈都会有妊娠纹，而且妊娠纹的严重程度也会因人而异。但妊娠纹的产生是不可逆的，所以预防妊娠纹要从孕早期开始。

### ■控制体重

营养的摄入只要能满足胎儿的营养需求就可以，营养过多会导致胎儿发育太快，使腹部弹性纤维断裂，产生妊娠纹。怀孕期间的体重增加控制在12千克的范围内，就能有效防止和减轻妊娠纹。

### ■使用去妊娠纹产品

有条件的孕妈妈可以购买适合自己的去妊娠纹霜。从怀孕初期到产后1个月，每天早晚取适量抗妊娠纹霜涂于腹部、髋部、大腿根部和乳房部位，并用手做圆形按摩，使乳液完全被皮肤吸收，可减少皮肤的张力，增加皮肤表层和真皮层的弹性，也可以使用含维生素E的食用橄榄油进行皮肤按摩。

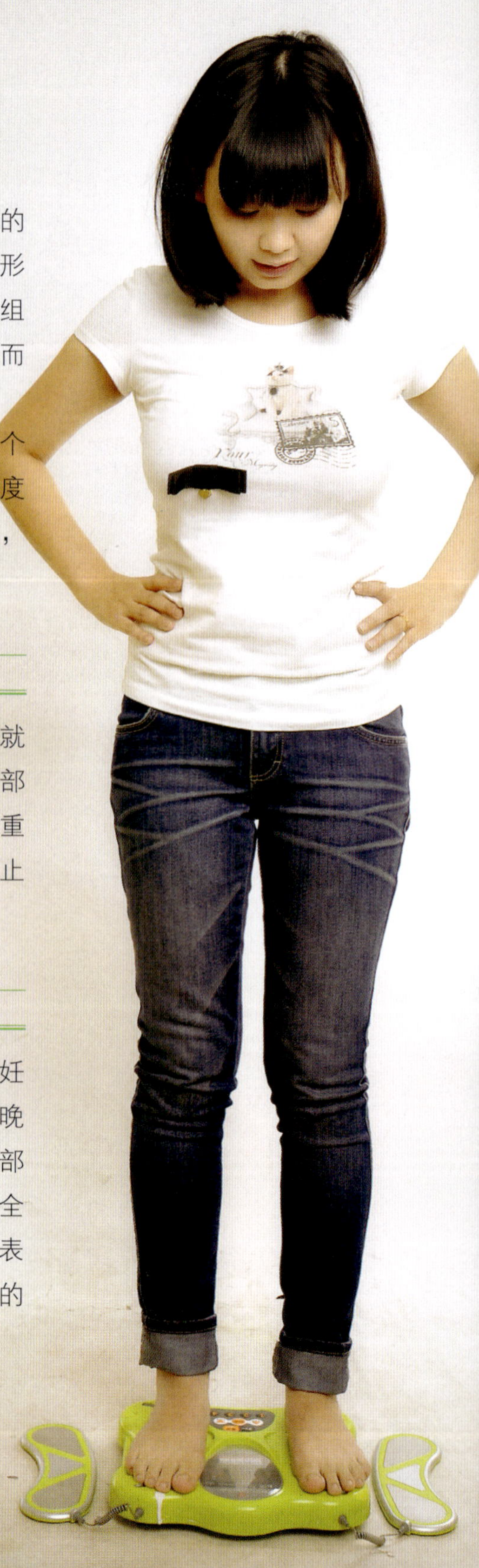

## 孕3月食谱推荐

| | 早餐 | 午餐 | 晚餐 |
|---|---|---|---|
| 第一周 | 花卷、牛奶、小米粥、香芋黑米粥、苹果、黑芝麻糊、全麦面包、雪菜肉末粥 | 米饭、花卷、酱鸡肝、木耳炒白菜、肉末炒芹菜、花生拌菠菜、干煸四季豆 | 米饭、豆干炒肉丝、海带拌粉丝、香辣肉丝、红烧猪肝、春笋炒鸡胗、奶油烧花椰菜 |
| 第二周 | 黑面馒头、三明治、粗粮面包、豆浆、糖拌西红柿、鸡蛋炒饭、虾仁菠菜粥、小米粥 | 二米饭、香炒鸡肝、三鲜冬瓜条、家常凉菜、麻辣豆腐、生拌茄子、什锦香菇丝 | 米饭、小米粥、红烧排骨、胡萝卜烧鸡、鸡蛋炒虾仁、五香烧带鱼、芦笋虾球 |
| 第三周 | 馒头、米面牛蹄卷、三鲜包子、鲜肉馄饨、鸡蛋、南瓜百合粥、大枣银耳粥 | 米饭、红豆饭、凉拌莲藕、牛肉烧土豆、奶油烧花椰菜、炝拌西蓝花、木耳炒鸡蛋 | 二米饭、鸡蛋银鱼饼、鳗鱼饭、菠菜炒粉丝、胡萝卜炒鸡蛋、胡萝卜荷兰豆、浓汤煮鲈鱼 |
| 第四周 | 开花馒头、小米粥、大枣山药粥、蔬菜沙拉、肉丝香菇面、珍珠面、菠菜鸡蛋面 | 米饭、馒头、胡萝卜炖牛腩、八宝豆腐、苦瓜炒虾仁、番茄炒豆腐、粉皮黄瓜 | 米饭、糖醋黄鱼、红焖海参、鱼香茄子、干煸豆角、香菇炖鸡、洋葱炒鸡蛋、鲜虾豆腐汤 |

**相宜** **对虾&枸杞**

同食具有补肾壮阳之功效。

**相宜** **对虾&木瓜**

有助于蛋白质的吸收。

**相宜** **对虾&豌豆**

增强机体免疫能力。

**相忌** **对虾&橘子**

两者同食使腥味加重。

**相忌** **对虾&山楂**

刺激肠胃，引起身体不适。

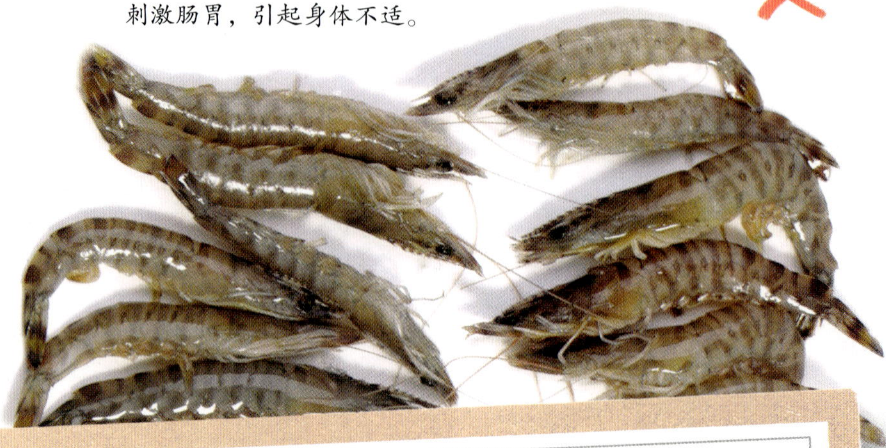

# {对虾}

| 蛋白质 | 钙 | 铁 |
| --- | --- | --- |
| 16.8克 | 325毫克 | 4.0毫克 |

对虾含蛋白质、脂肪、碳水化合物、钙、磷、维生素A等成分，还含微量元素硒。

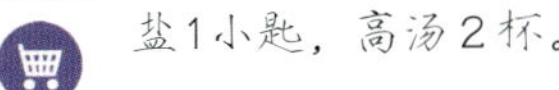

## 鲜虾豆腐汤

**原料** 虾仁50克，豆腐1块，葱花少许，精盐1小匙，高汤2杯。

**做法** 1. 将豆腐切成小块，用沸水焯一下，捞出凉凉。

2. 将虾仁去掉沙线，洗净；用沸水焯一下，捞出凉凉。

3. 汤锅中加入高汤，再放入豆腐块、虾仁烧沸，撇去浮沫，然后加入精盐煮5分钟，出锅前撒上葱花即可。

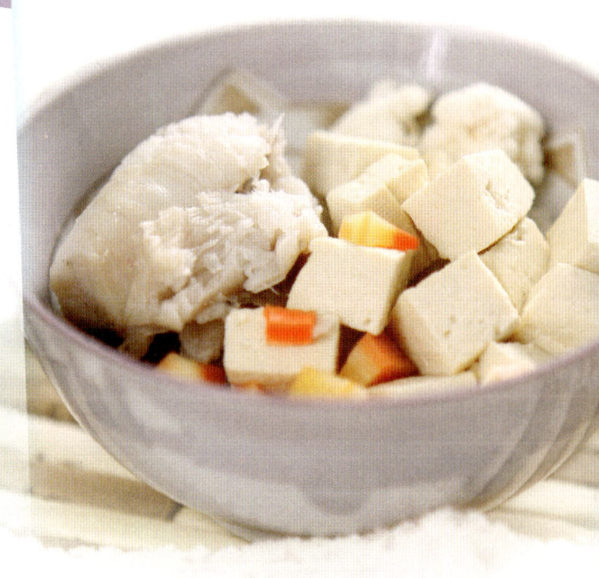

## 腰果虾仁

**原料** 虾仁300克，腰果100克，鸡蛋清1个，葱末10克，姜末、蒜末各5克，精盐、料酒、香油各1小匙，酱油2小匙，白糖、米醋、水淀粉各1大匙，淀粉2大匙，鲜汤3大匙，植物油适量。

**做法** 1. 把虾仁去除沙线、洗净，加入少许精盐、鸡蛋清、淀粉拌匀上浆；腰果放入烧至四成热的油锅中炸至脆酥，捞出沥油。

2. 碗中加入精盐、酱油、白糖、米醋、料酒、香油、鲜汤、水淀粉调匀，制成味汁。

3. 锅中留底油烧至五成热，先下入虾仁炒散，再放入葱末、姜末、蒜末炒出香味。

4. 然后烹入调好的味汁，大火炒至收汁，再放入腰果翻炒均匀，出锅装盘即可。

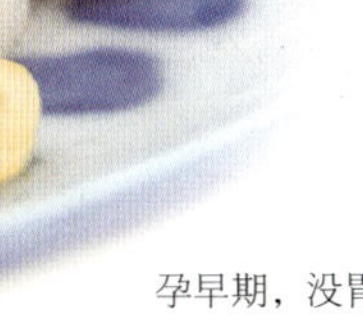

**相宜** **豆腐&鲤鱼**
同食有利于钙的吸收。

**相宜** **豆腐&鲜蘑**
清热解毒、化痰滋补。

**相宜** **豆腐&海带**
有效预防人体碘缺乏。

**相忌** **豆腐&葱**
钙质不易被人体吸收。

**相忌** **豆腐&核桃**
同食可致腹部胀痛、消化不良。

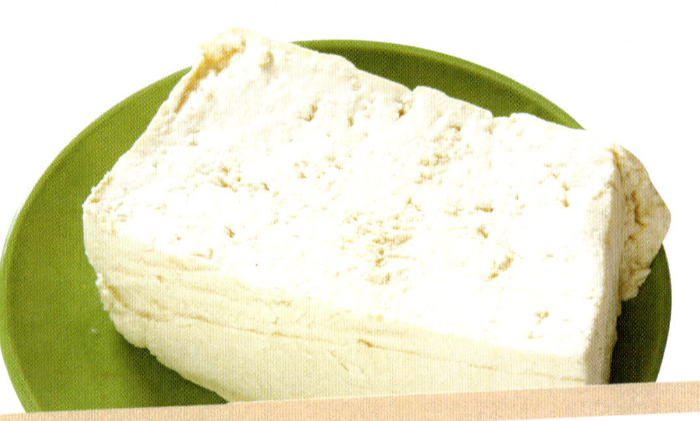

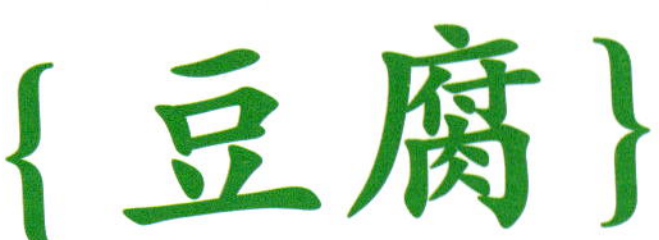


| 蛋白质 | 钙 | 钾 |
| --- | --- | --- |
| 8.1克 | 164毫克 | 125毫克 |

豆腐含有相当丰富的蛋白质和钙、磷、铁等矿物质以及B族维生素等，是一种高蛋白、低脂肪的食物。

## 煎炒豆腐

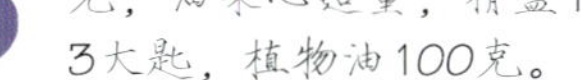

**原料** 豆腐500克，红辣椒、香菜梗各25克，油菜心适量，精盐1/2小匙，清汤3大匙，植物油100克。

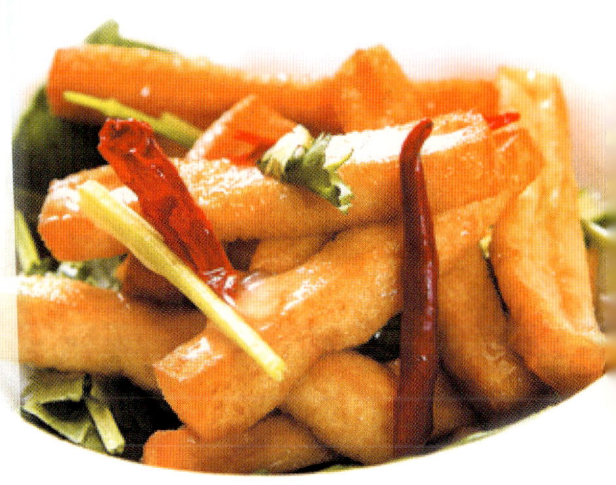

**做法** 1. 豆腐洗净，切成长条块；红辣椒洗净，去蒂及籽，切成细丝；香菜梗洗净，切成小段。

2. 油菜心洗净，放入沸水锅中焯烫一下，捞出过凉，沥干水分，摆在盘子四周。

3. 炒锅置火上，加油烧热，先下入豆腐条煎至金黄色，再放入精盐、清汤、辣椒丝、香菜段翻炒至入味，即可出锅装盘。

## 番茄炒豆腐

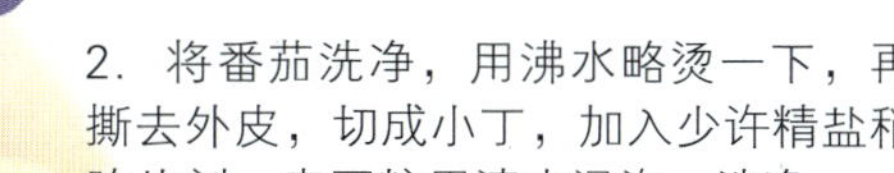

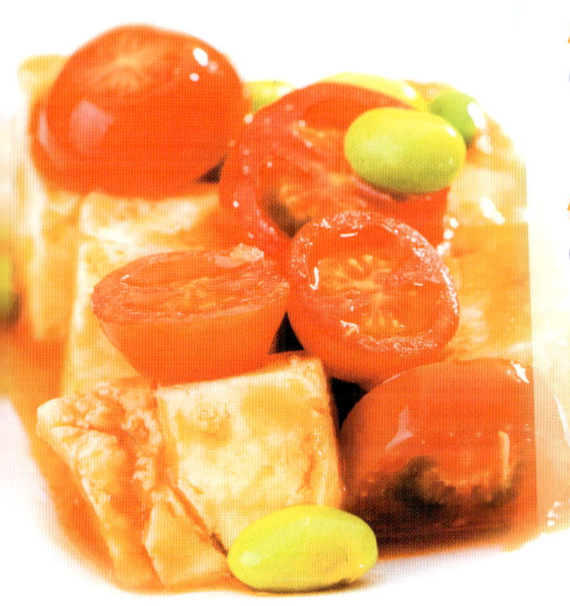

**原料** 番茄150克，豆腐350克，青豆粒15克，精盐1/2小匙，白糖、料酒各1小匙，鲜汤150克，水淀粉2小匙，植物油2大匙。

**做法** 1. 将豆腐洗净，切成两厘米见方的块，再放入沸水锅中焯透，捞出沥干。

2. 将番茄洗净，用沸水略烫一下，再撕去外皮，切成小丁，加入少许精盐稍腌片刻；青豆粒用清水浸泡，洗净。

3. 锅中加油烧热，下入番茄丁略炒，再放入青豆、豆腐块炒匀，然后加入料酒、鲜汤、精盐、白糖调味，用水淀粉勾芡，淋上明油即可。

**相宜　蛤蜊&韭菜**

下气、补虚、益阳。

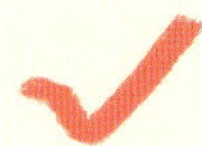

**相宜　蛤蜊&平菇**

清热利湿、化痰、散结。

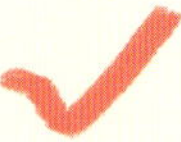

**相宜　蛤蜊&胡萝卜**

有加速排泄胆固醇的作用。

**相忌　蛤蜊&橘子**

两者同食会引起中毒。

**相忌　蛤蜊&啤酒**

两者同食容易引发痛风。

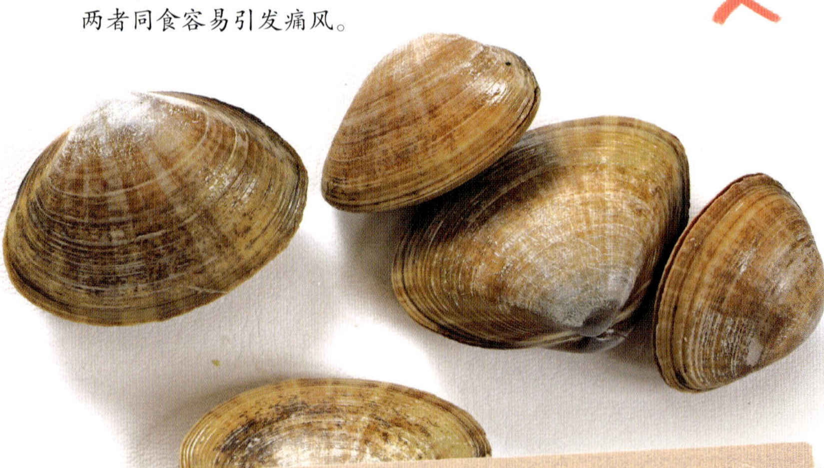

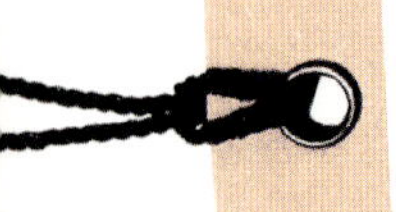

# {蛤蜊}

| 蛋白质 | 钙 | 钾 |
|---|---|---|
| 10.1克 | 133毫克 | 140毫克 |

蛤蜊肉含糖类、蛋白质、脂肪，无机盐、维生素A、维生素$B_1$、维生素$B_2$。蛤蜊壳含碳酸钙、磷酸钙、碘等。

# 腐竹蛤蜊汤

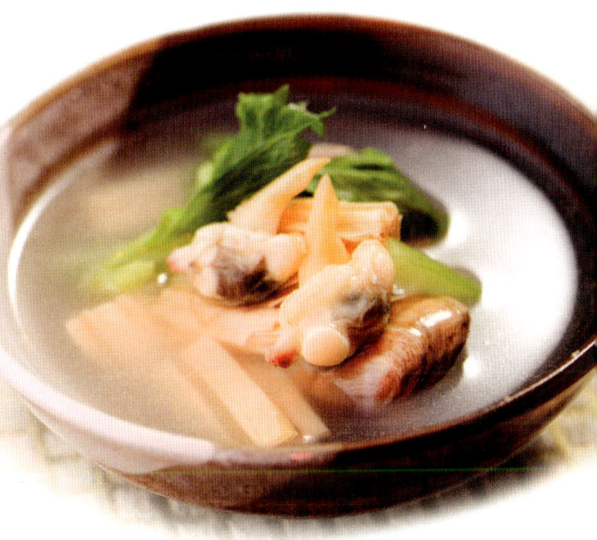

**原料** 腐竹150克，蛤蜊300克，芹菜80克，精盐2小匙，香油少许，高汤1 500克。

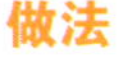

**做法** 1. 将蛤蜊放入淡盐水中浸泡，使其吐净泥沙，再用清水洗净，沥干水分。

2. 将腐竹洗净，用清水泡软，沥去水分，切成小段；芹菜择去叶片，洗净，切成细末。

3. 锅置火上，加入高汤烧沸，先放入腐竹段煮沸，再放入蛤蜊煮至壳开。

4. 加入精盐、香油及芹菜末煮至入味，出锅装碗即可。

# 山药炒花蛤

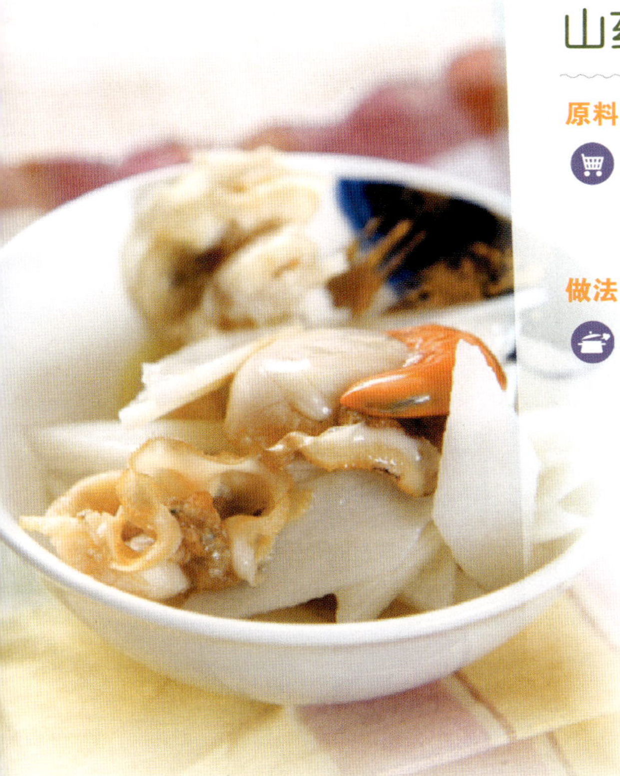

**原料** 活花蛤500克，山药200克，香菜段50克，葱丝15克，姜丝10克，精盐1小匙，料酒2小匙，花椒油1/2小匙，植物油2大匙。

**做法** 1. 花蛤放入清水中浸泡，使其吐净泥沙，再捞出冲净，放入盘中，然后入锅蒸至八分熟，取出凉凉，去壳取肉，用过滤后的原汤洗净。

2. 山药去皮、洗净，切成象眼片，再放入沸水锅中略焯一下，捞出沥干。

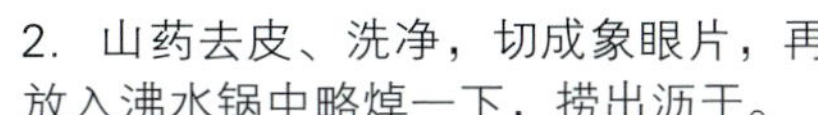

3. 锅中加油烧热，先下入葱丝、姜丝炒香，烹入料酒，加入山药片、蛤肉、精盐炒匀，然后撒上香菜段，淋上花椒油，出锅装盘即可。

**相宜　胡萝卜&狗肉**

温补脾胃、益肾助阳。

**相宜　胡萝卜&猪肝**

补血、明目、养肝。

**相宜　胡萝卜&鸡肉**

促进蛋白质的吸收利用。

**相忌　胡萝卜&山楂**

维生素C易被分解破坏。

**相忌　胡萝卜&人参**

引起腹胀、腹痛且加重肠胃负担。

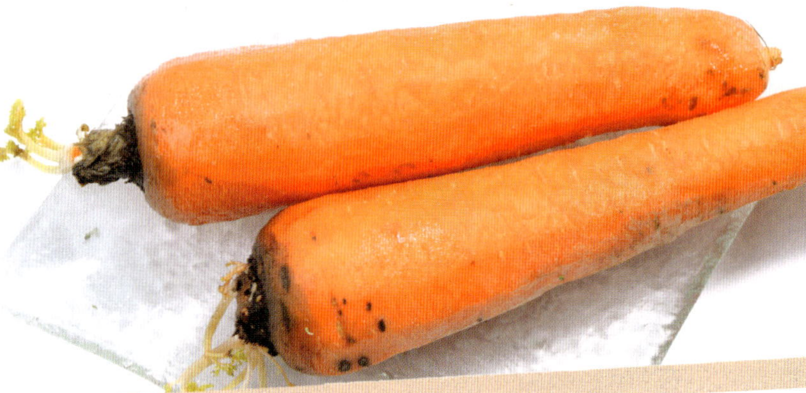

# {胡萝卜}

| 膳食纤维 | 钾 | 维生素A |
| --- | --- | --- |
| 1.1克 | 190毫克 | 6.9毫克 |

胡萝卜能增强人体的免疫力，有抗癌作用，对多种脏器都有保护作用。女性常吃胡萝卜可以降低卵巢癌的发病率。

## 鱼肉胡萝卜汤

**原料** 

胡萝卜150克，鱼肉(黄花鱼)300克，芋头80克，油菜心50克，精盐适量，白酱油1小匙，料酒1大匙，姜汁、胡萝卜汁各2大匙。

**做法** 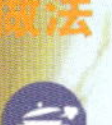

1. 黄花鱼洗涤整理干净，斩掉头尾，取中段鱼肉洗净，斩成段，加入料酒、姜汁腌渍20分钟。

2. 胡萝卜洗净，切长条块；芋头去皮，洗净，切块，浸于水中；油菜心洗净，切瓣。

3. 汤锅中加入高汤烧沸，下入胡萝卜块、黄鱼段、芋头块、油菜心，加入精盐、白酱油、料酒、胡萝卜汁烧沸，煮至熟透入味即可。

## 胡萝卜炒肉

**原料** 

瘦猪肉100克，胡萝卜1/4根，植物油5克，香菜、淀粉各适量，酱油少许，葱花、姜末少许。

**做法** 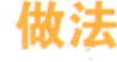

1. 胡萝卜洗净，切丝，瘦猪肉切丝，加入淀粉拌匀，香菜切成末。

2. 锅置火上，加入植物油烧热，放入葱花、姜末炝锅，再放入肉丝炒散，放胡萝卜丝煸炒。

3. 锅里加入酱油少许，炒熟后加入香菜末即可。

**相宜** **南瓜&大枣**

补中益气、收敛肺气。

**相宜** **南瓜&牛肉**

补脾益气、解毒止痛。

**相宜** **南瓜&大米**

预防贫血、恢复体力。

**相忌** **南瓜&带鱼**

两者同食寒性较大。

**相忌** **南瓜&油菜**

破坏对维生素C的吸收。

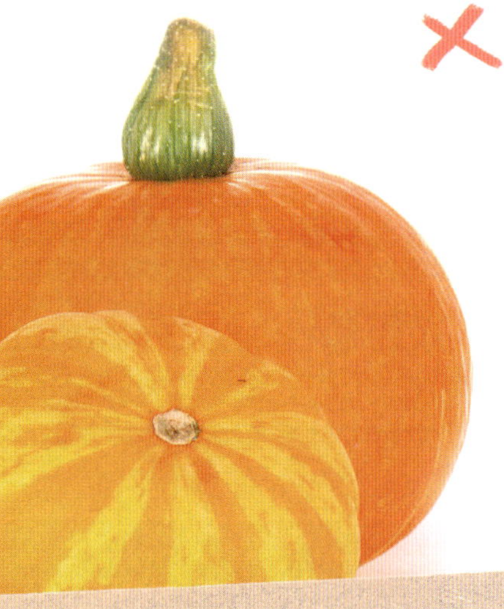

# {南瓜}

| 膳食纤维 | 钾 | 维生素C |
| --- | --- | --- |
| 0.8克 | 145毫克 | 8毫克 |

南瓜味甘、性温、无毒，具有补中益气的功能，可以增强机体的免疫力，改善秋燥症状。南瓜含有甘露醇还可以通便。

## 胡萝卜南瓜牛腩饭

**原料** 米饭、牛肉各100克，胡萝卜20克，南瓜50克，高汤、精盐各适量。

**做法** 1. 胡萝卜洗净，切块；南瓜洗净，去皮，切块备用。

2. 将牛肉洗净，切块，焯水；倒入高汤，加入牛肉，烧至牛肉八分熟时，下胡萝卜块和南瓜块，加精盐调味，至南瓜和胡萝卜酥烂即可。

3. 饭装盆打底，浇上炒好的牛肉即可食用。

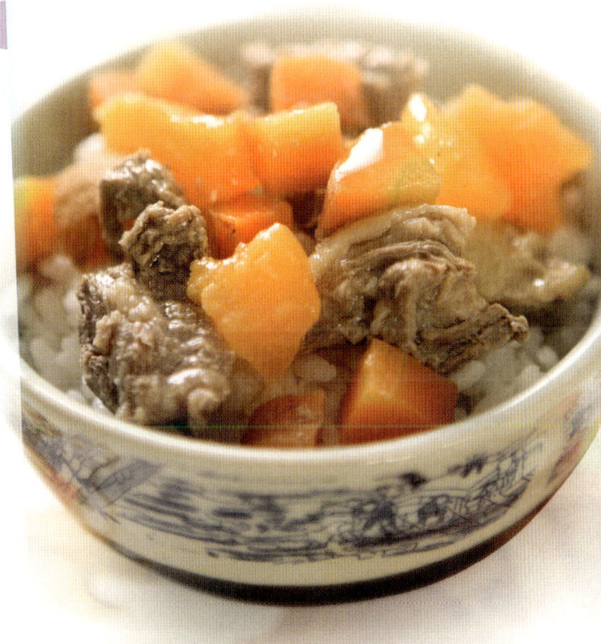

## 南瓜玉米汤

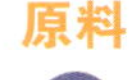

**原料** 南瓜1/2个，玉米1支，牛奶5杯，植物油1/2小匙，糖4小匙，精盐1小匙。

**做法** 1. 把南瓜、玉米洗净，切成薄片，放入锅中，添1杯水，加精盐、糖以及植物油，并在文火上煮25～30分钟。

2. 把煮好的南瓜和玉米用热牛奶稀释，最后调味即可。

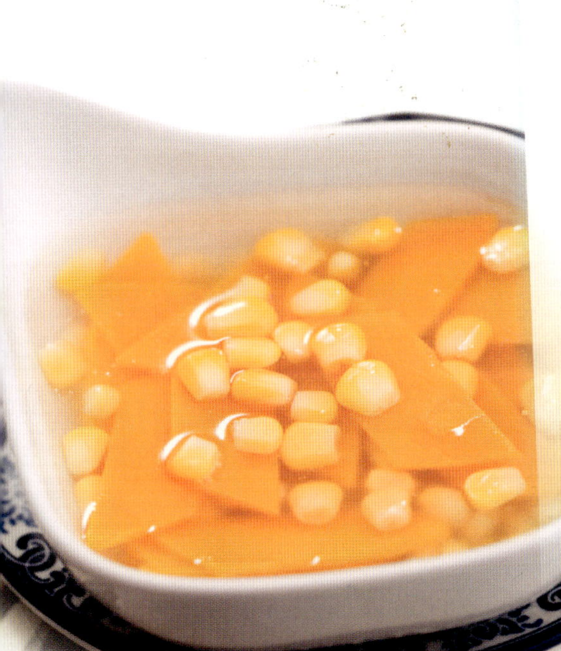

# 米汤炒南瓜

**原料** 南瓜600克，青椒80克，葱花、姜末、精盐、水淀粉、米汤、香油、植物油各适量。

**做法** 1. 将南瓜洗净，去皮及瓤，切成5厘米长的粗条；青椒洗净，去蒂及籽，切成细丝。

2. 炒锅置旺火上，加入植物油烧热，先下入葱花、姜末炒出香味。

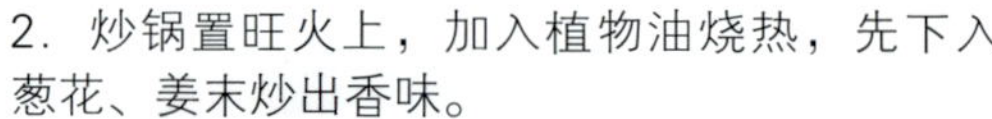

3. 再放入南瓜条翻炒至软，然后加入青椒丝、米汤、精盐炒至南瓜软烂入味，再用水淀粉勾芡，淋上香油，出锅装碗即可。

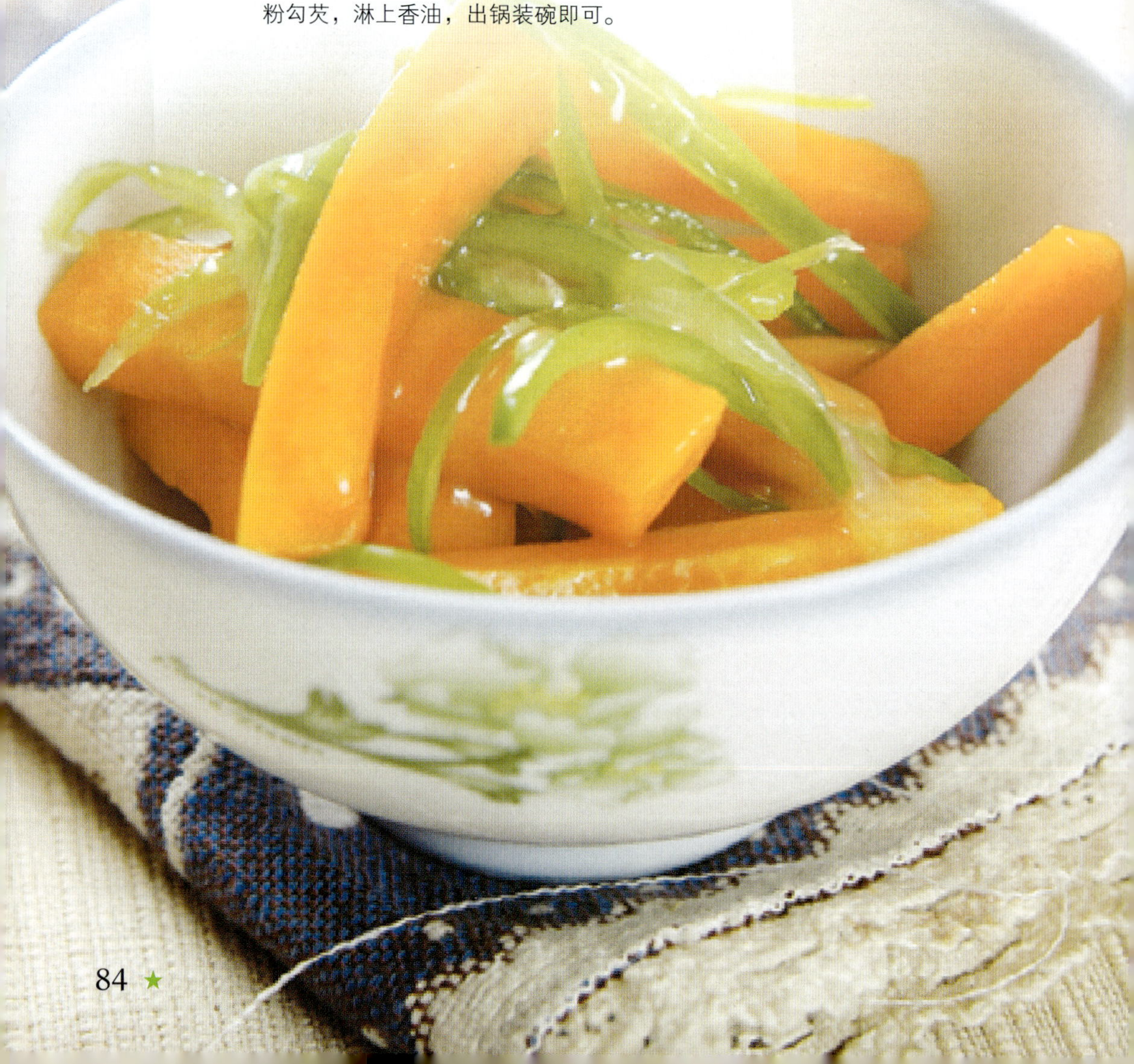

# 第三章

## 孕中期，胃口大开健康吃

进入了相对安全的孕中期，
开始愉快地享受各类美食吧，但切忌暴饮暴食。

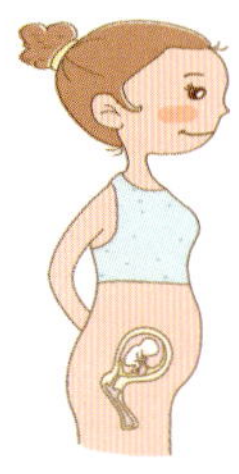

# 孕4月，优育提纲

## 你要这样做

- 怀孕后，因为自身激素的增多以及饮食习惯和身体状况的改变，容易发生口腔疾病，可通过均衡摄取营养、有效刷牙、针对性保健等方法爱护牙齿。
- 每天保证8～9个小时的睡眠，30分钟的午休时间，确保精力充沛，保持愉悦的好心情。
- 在吃钙片的时候，可以选择剂量小的钙片，每天分2～3次口服。补钙最佳时间是在睡觉前、两餐之间、晚饭后休息半小时即可。
- 本月要进行唐氏筛查，提早发现胎儿由常染色体变性所导致的出生缺陷类疾病。

## 你不要这样做

- 孕妈妈不要长时间保持同一姿势，否则容易增加早产儿和低体重儿的出生概率。
- 不要照x光片，在12周以后再进行牙齿诊疗。
- 由于皮肤干燥，洗脸的次数不要过多，每天两次即可。
- 如果家里有人得了感冒，要马上采取隔离措施，并进行室内消毒，可以加热醋用来消毒。
- 有习惯性流产史的孕妈妈，在整个孕期都应该绝对避免进行性生活。

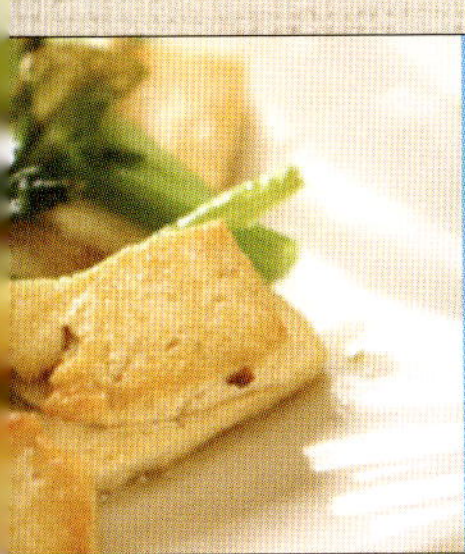

# 第四个月：吃好比吃饱更重要

吃一些有营养的食物，不在乎吃了多少。

## 看看胎儿的样子

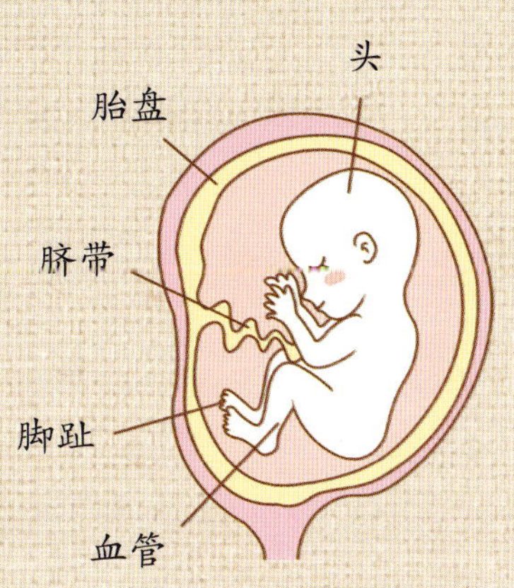


胎儿的肌肉对于来自脑部的刺激有了反应，因此能够协调运动。现在能够通过彩色多普勒超声扫描分辨出胎儿的性别了。通过羊膜穿刺术，可以获得有关胎儿健康的重要信息。

## 以下营养素要重视

### ■维生素C：防止或淡化妊娠纹

维生素C不但参与人体一些组织的形成，而且还能增强孕妈妈的抗病能力。如果孕妈妈体内维生素C不足，会直接影响到胎儿的发育，严重的情况会造成早产和流产等后果。

新鲜的绿色蔬菜、酸味水果中含有大量的维生素C，建议孕妈妈每天的维生素C摄入量为100毫克左右。如果是依靠服用维生素制剂来补充，建议怀孕后4个月以后进行，并且要在医生的指导下服用。

### ■维生素D：骨骼生长促进剂

这段时间孕妈妈需要充分的维生素D和钙来帮助胎儿的骨骼生长。鱼类是维生素D的主要来源。如果不能吃鱼，鸡蛋里也含有维生素D，晒太阳也能制造维生素D，每天晒半个小时就足够了。

## 本时期营养需求

### 饮食要重视质，而非量

怀孕期间，最好考虑到胎儿的营养去饮食，而非不管三七二十一地去大量饮食。在这个时期，基础代谢量比怀孕前增加25%左右，孕妈妈会快速消耗大量的热量，因此应该摄取充分的蛋白质和热量。蛋白质尤其能提供给胎儿和胎盘成长时非常重要的氨基酸，所以应该大量摄取蛋白质。在此时期，孕妈妈每天最好吸收50克左右的蛋白质。富含蛋白质的食品有肉类、鲜鱼、鸡蛋、坚果、豆类等。

### 工作餐不要随便吃

还坚守岗位的孕妈妈对待工作餐要“挑三拣四”，避免吃到对胎儿不利的食物。口味的要求可以降低，但对营养的要求不能降，一顿饭里要包含米饭、鱼、肉、蔬菜等，同类食物也要尽量做到种类丰富。

### 海鲜可以缓解抑郁

据研究发现，吃海鲜食品有助于缓解孕期抑郁症，因为海鲜中Ω-3脂肪酸和碘等物质会使抑郁症得到缓解。

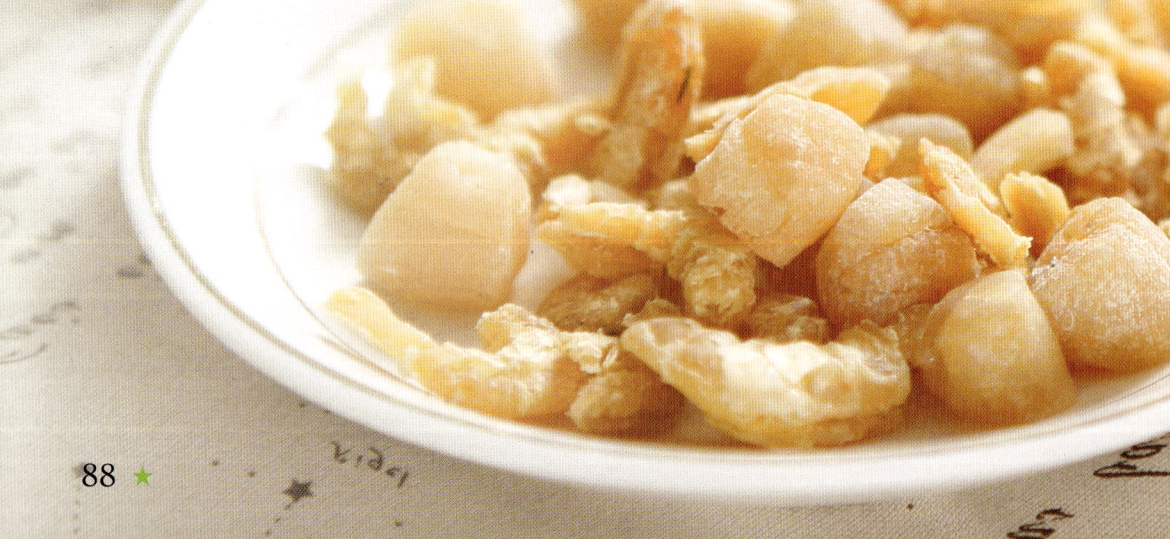

## 腹胀严重，饮食调理法

### 少量多餐

如果孕妈妈已经感到肠胃胀气，却还进食大量食物，在增加肠胃消化负担的同时，只会令胀气情况更加严重。妊娠中期的孕妈妈可采用少食多餐的进食原则，每餐不要吃太饱，从每日三餐的习惯，改至一天吃六至八餐，以减少每餐的量。孕妈妈可多吃含丰富纤维素的食物，如蔬菜、水果，以及含丰富纤维素的食品。

### 细嚼慢咽

吃东西时应细嚼慢咽，进食时不要说话，避免用吸管喝水，不要常常含着酸梅或咀嚼口香糖等，这些都会让不必要的气体进入腹部。

### 避免吃产气食物

如果有较严重的胃酸逆流情况，则应避免吃甜食，要以清淡食物为主，并可吃苏打饼干以中和胃酸。胀气状况严重时，应避免吃易产气的食物，如豆类、蛋类及其制品、油炸食物等。

### 多喝温开水

孕妈妈每天至少要喝1 500毫升的水，充足的水分能促进排便。每天早上起床后可以先补充一大杯温开水，不要喝冷水、汽水、咖啡、茶等饮料，汽水中的苏打容易造成胀气。另外，在喝水的时候可以加入少量的蜂蜜，以便促进肠胃蠕动，防止粪便干结。

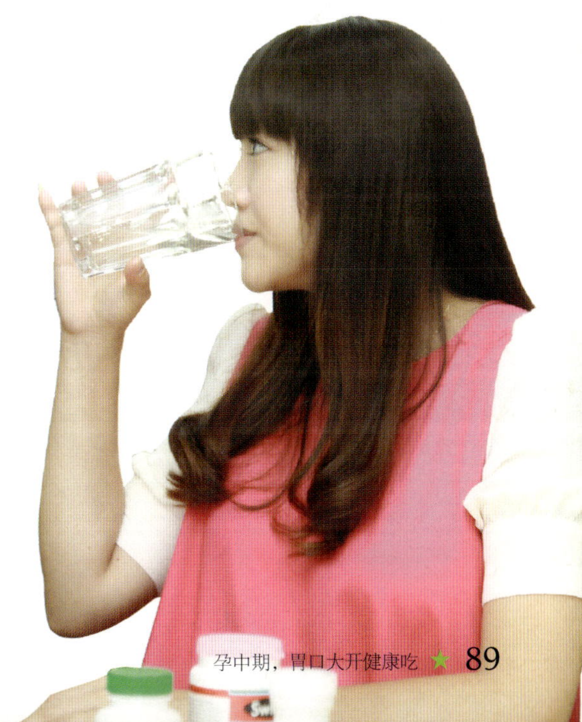

## 孕期小常识——皮肤瘙痒怎么办

### ■患皮肤瘙痒症的原因

从中医的观点来看，孕妈妈皮肤过敏现象，通常都是由于怀孕末期的孕妈妈容易内热。因为体内多了一个宝宝，身体容易燥热，免疫系统也产生变化。妊娠期孕妈妈的皮肤瘙痒是属于湿疹的一种。

### ■防治皮肤瘙痒

皮肤瘙痒是妊娠期较常见的生理现象，不需要特殊治疗，宝宝出世后就会消失。经常洗澡、勤换内衣、避免吃刺激性食物、保证睡眠充足、保证排便通畅，都有助于减轻皮肤瘙痒。每次沐浴的时间不要过长，最好是10～20分钟，因为洗澡时间过长，不仅皮肤表面的角质层易被水软化，导致病毒和细菌的侵入，而且孕妈妈容易产生头昏的现象。

另外，洗澡频率应根据个人的习惯和季节而定，一般来说3～4天1次，有条件的话，最好是每天1次。

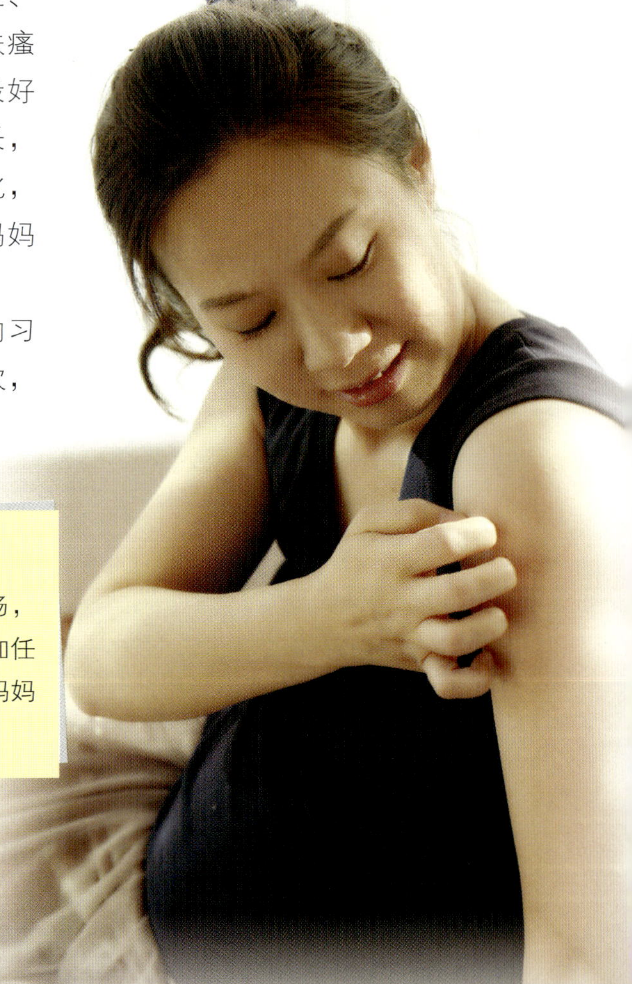

**Tips**

皮肤瘙痒时，不妨用绿豆煮成汤，煮到绿豆壳稍稍开裂即可熄火，不加任何糖，只喝汤。但是寒性体质的孕妈妈不适宜用这个方法。

## 孕4月食谱推荐

| | 早餐 | 午餐 | 晚餐 |
|---|---|---|---|
| 第一周 | 米饭、三明治、牛奶、小米粥、鸡蛋羹、蔬菜沙拉、蛋黄紫菜包饭、玉米 | 米饭、青蒜炒羊肝、羊肝炒菠菜、酥炸带鱼、花生仁拌芹菜、海米扒油菜 | 米饭、花卷、大米黑豆粥、家常带鱼煲、玉米饼子、红烧鲫鱼、奶油烧花椰菜 |
| 第二周 | 面包、糖三角、酸奶、莲子百宝糖粥、蜜汁花卷、辣白菜炒饭 | 二米饭、馒头、糖醋黄花鱼、韭菜炒羊肝、青椒炒肉粒胡萝卜、胡萝卜炒木耳 | 米饭、羊肝粥、雪菜肉丝面、宫保鸡丁、土豆片炒番茄、橙汁山药、什锦香菇丝 |
| 第三周 | 黑米面馒头、香甜南瓜粥、豆浆、拌海带丝、苹果、芹菜拌花生 | 米饭、花卷、炸酱面、地瓜、肉片炒莲藕、豆沙玉米羹、葱爆羊肉、鸡蛋炒虾仁 | 二米饭、小米粥、西蓝花炒鸡块、海带排骨汤、木耳炒肉、香菇木耳豆腐 |
| 第四周 | 五仁馒头、鸡蛋、牛奶、香蕉、蹄花卷、百合三鲜粥、黑芝麻糊汤圆 | 米饭、小豆饭、馒头、玉米、炸河虾、黄瓜粉皮、炝拌土豆丝、蒜苗炒绿豆芽 | 米饭、紫菜蛋花汤、海米炖冻豆腐、浓汤煮鲈鱼、杭椒牛柳、三鲜烩海参 |

**相宜** **青椒&醋**

两者搭配，是开胃增食的佳肴。

**相宜** **青椒&荠菜**

两者同食可以降血压、治头痛。

**相宜** **青椒&鸡肉**

补充丰富的蛋白质、维生素。

**相忌** **青椒&胡萝卜**

两者同食会破坏营养。

**相忌** **青椒&黄瓜**

降低对维生素C的吸收。

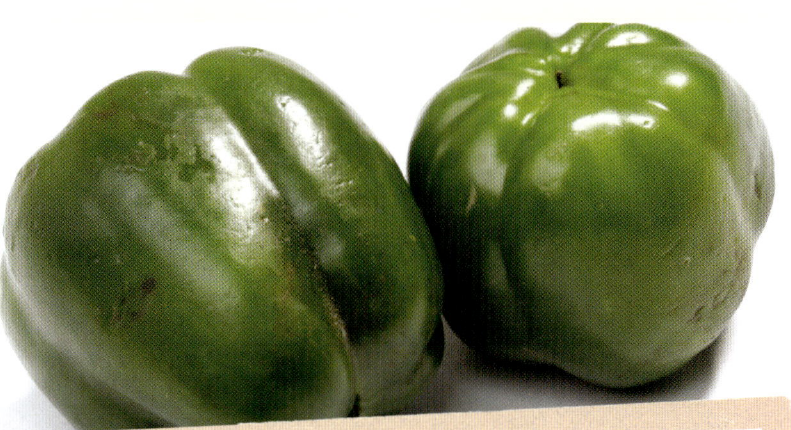

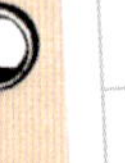

# {青椒}

| 膳食纤维 | 钾 | 维生素C |
| --- | --- | --- |
| 1.4克 | 142毫克 | 72毫克 |

青椒含有丰富的维生素C，可以控制心脏病及冠状动脉硬化，降低胆固醇。

# 双椒墨鱼仔

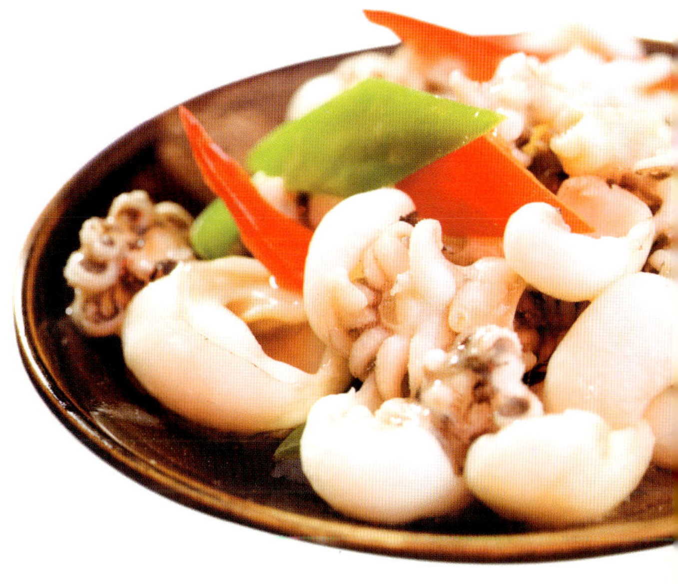

**原料** 墨鱼仔300克，青椒片、红椒片各25克，葱花、蒜片各5克，精盐1小匙，白糖1/2小匙，水淀粉2小匙，辣椒油1大匙，植物油2大匙。

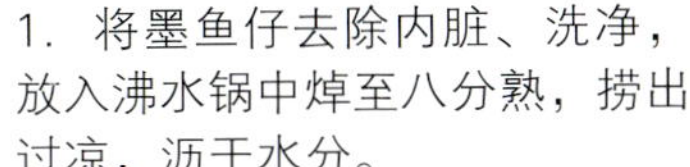

**做法** 1. 将墨鱼仔去除内脏、洗净，放入沸水锅中焯至八分熟，捞出过凉，沥干水分。

2. 锅中加植物油烧热，先下入葱花、蒜片炒香，再放入墨鱼仔、青椒片、红椒片略炒。

3. 加入精盐、白糖，大火翻炒至入味，再用水淀粉勾薄芡，淋上辣椒油炒匀，出锅装盘即可。

# 豆豉双椒

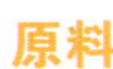

**原料** 豆豉1包，红辣椒250克，青辣椒500克，蒜、青蒜丁适量，酱油1/3杯，糖1小匙，植物油30克。

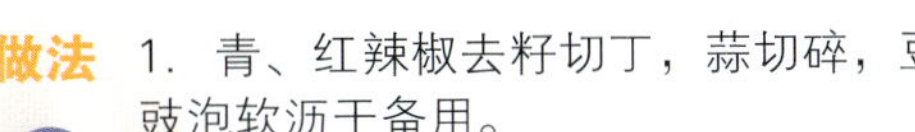

**做法** 1. 青、红辣椒去籽切丁，蒜切碎，豆豉泡软沥干备用。

2. 锅内放入少许植物油烧热，爆香蒜，加入豆豉同炒，再加入青、红辣椒丁炒1分钟，加入青蒜、酱油、糖炒匀入味，最后拌入青蒜丁即可。

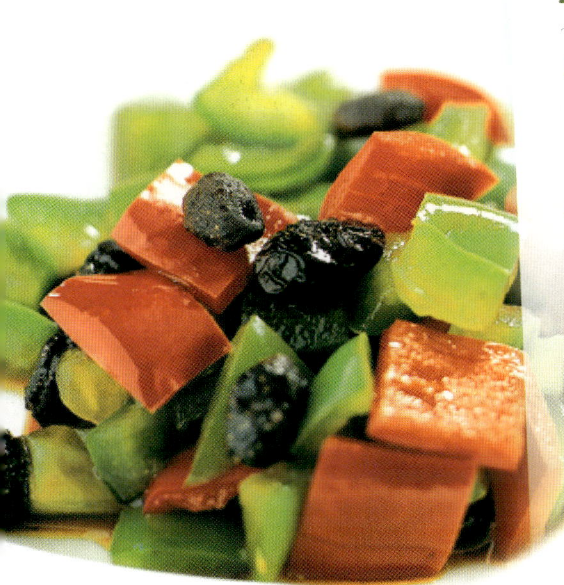

相宜 **带鱼&姜**

同食有益脾胃、养肝之功效。

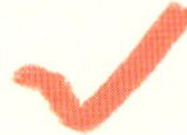

相宜 **带鱼&木瓜**

润肤、补气、健美。

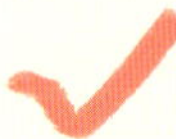

相宜 **带鱼&胡萝卜**

两者同食可提高记忆力。

相忌 **带鱼&南瓜**

同食容易引起腹泻。

相忌 **带鱼&葡萄**

易降低两种食物的营养价值。

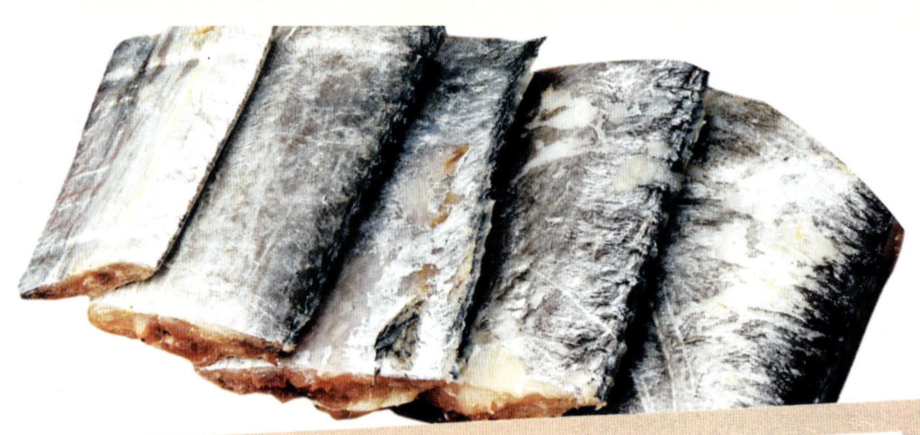

# {带鱼}

| 蛋白质 | 钾 | 钠 |
|---|---|---|
| 17.7克 | 280毫克 | 150毫克 |

带鱼含有丰富的蛋白质、脂肪酸、EPA（二十二碳五烯酸）、DHA（二十二碳六烯酸）等不饱和脂肪酸，有抑制高血压、心肌梗死、动脉硬化的作用。

## 老妈带鱼

**原料** 带鱼500克，葱末、姜末各15克，泡红辣椒50克，精盐、米醋各少许，番茄酱、红油、料酒各1大匙，植物油适量。

**做法** 1. 带鱼洗净，切成段，加入葱末、姜末、料酒、精盐、米醋腌约15分钟，再放入热油锅中炸至金黄色，捞出沥油。

2. 锅中加入红油、番茄酱、泡红辣椒炒至上色，再加入适量清水烧沸。

3. 放入炸过的带鱼焖至入味，再改用小火收浓汤汁，淋上香油，出锅装盘即可。

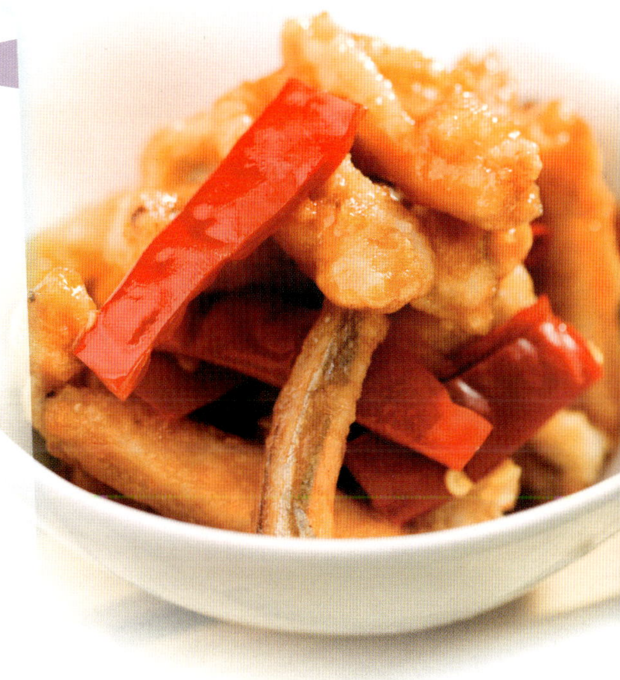

## 家常带鱼煲

**原料** 带鱼1条，白菜叶、水发粉丝各75克，葱花、姜末、蒜末各少许，精盐1大匙，白糖、酱油、香醋、香油各2小匙，豆瓣酱、料酒各1小匙，鲜汤、植物油各适量。

**做法** 1. 带鱼去内脏、洗净，切成小段，再用精盐、料酒、酱油略腌，下入热油中炸透，捞出沥油；白菜叶洗净、焯水，同粉丝一起放入砂锅。

2. 锅中加油烧热，下入葱花、姜末、蒜末、豆瓣酱炒香，放入料酒、鲜汤、精盐烧沸。

3. 加入带鱼段、白糖、酱油、香醋炖至熟，加入白菜叶和粉丝稍炖，淋上香油，出锅即可。

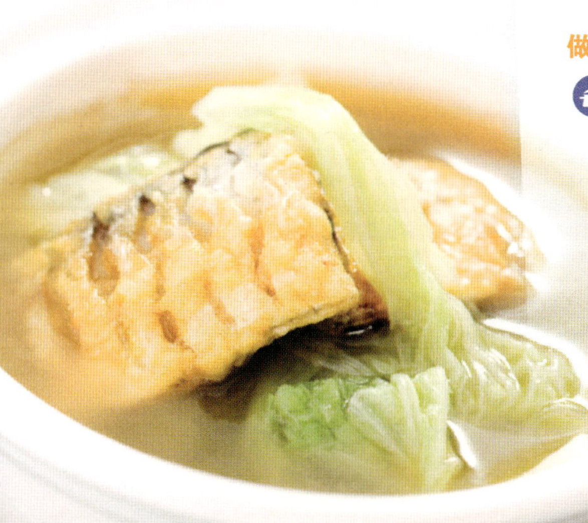

**相宜　黄花鱼&蒜薹**

润肺健脾、补气活血。

**相宜　黄花鱼&苹果**

同食有助于营养的全面补充。

**相宜　黄花鱼&葱**

治疗体虚神疲、脾虚下痢。

**相忌　黄花鱼&荞麦**

两者都不易消化，不宜同食。

**相忌　黄花鱼&猪肝**

导致人体血糖、血脂升高。

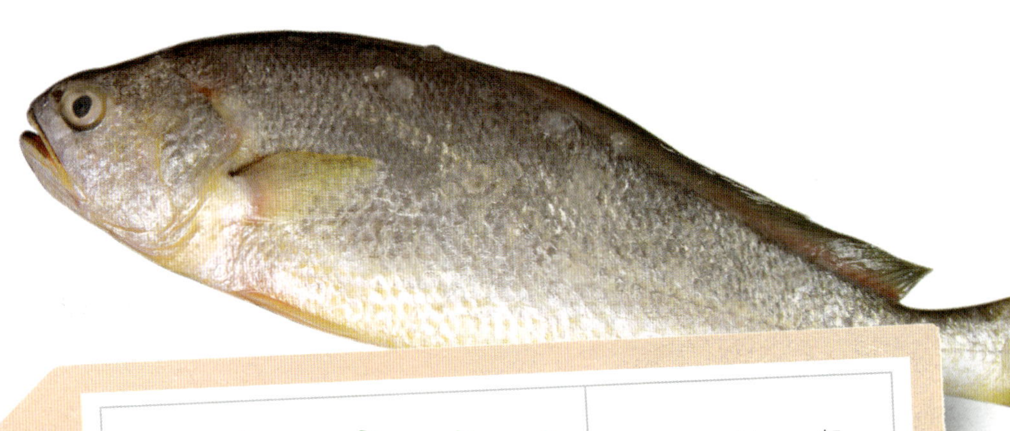

# {黄花鱼}

| 蛋白质 | 钙 | 钾 |
| --- | --- | --- |
| 17.7克 | 53毫克 | 260毫克 |

黄花鱼含有丰富的蛋白质、微量元素和维生素，对人体有很好的补益作用。

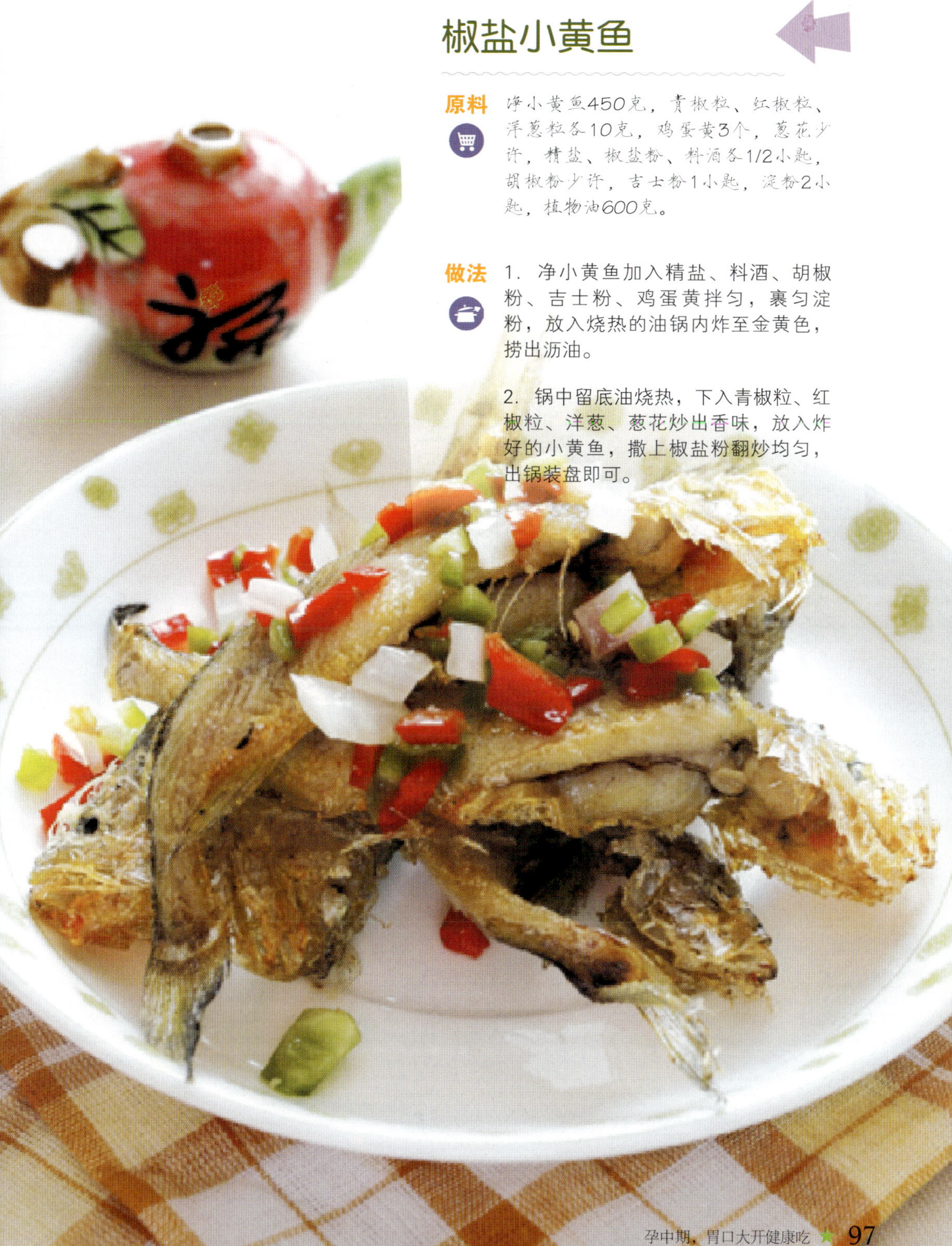

## 椒盐小黄鱼

**原料** 净小黄鱼450克，青椒粒、红椒粒、洋葱粒各10克，鸡蛋黄3个，葱花少许，精盐、椒盐粉、料酒各1/2小匙，胡椒粉少许，吉士粉1小匙，淀粉2小匙，植物油600克。

**做法** 1. 净小黄鱼加入精盐、料酒、胡椒粉、吉士粉、鸡蛋黄拌匀，裹匀淀粉，放入烧热的油锅内炸至金黄色，捞出沥油。

2. 锅中留底油烧热，下入青椒粒、红椒粒、洋葱、葱花炒出香味，放入炸好的小黄鱼，撒上椒盐粉翻炒均匀，出锅装盘即可。

**相宜　核桃&桂圆**

能够缓解神经衰弱、高血压。

**相宜　核桃&芹菜**

润发、明目、养血。

**相宜　核桃&哈密瓜**

可提高人体对蛋白质的吸收能力。

**相忌　核桃&黄豆**

可致腹胀、腹痛、消化不良。

**相忌　核桃&橘皮**

就性、味而言，皆不相合。

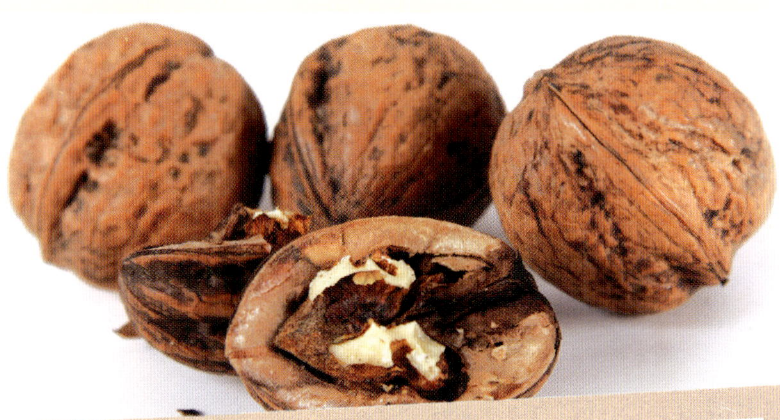

# {核桃}

| 脂肪 | 钙 | 维生素E |
| --- | --- | --- |
| 64.5克 | 132毫克 | 14.75毫克 |

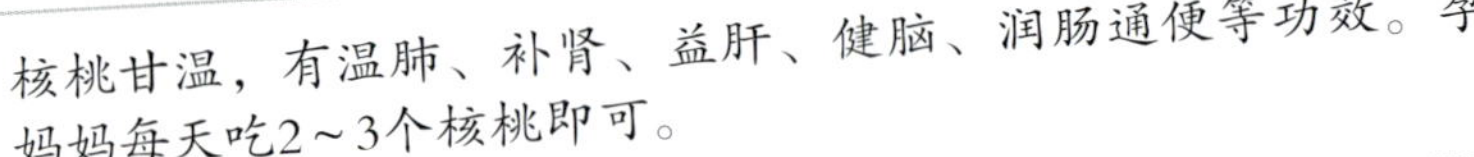

核桃甘温，有温肺、补肾、益肝、健脑、润肠通便等功效。孕妈妈每天吃2～3个核桃即可。

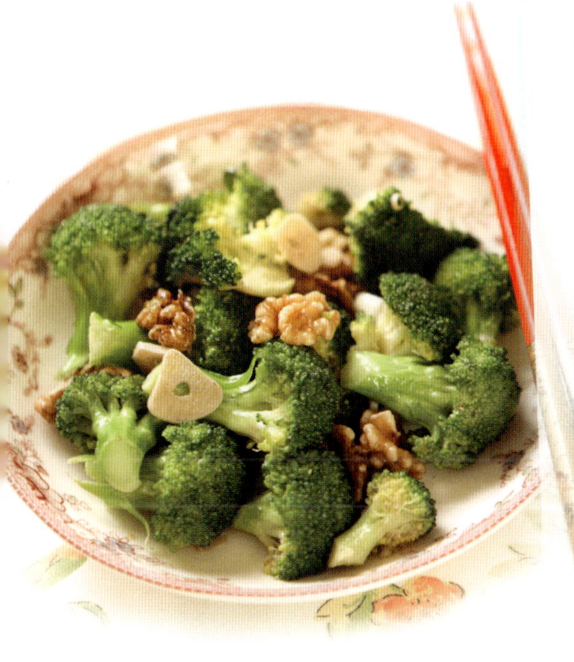

# 核桃仁炒西蓝花

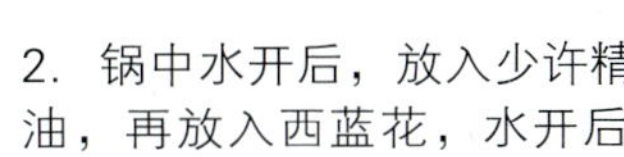

**原料** 西蓝花200克，核桃仁50克，植物油、蒜片、精盐各适量。

**做法** 1. 将西蓝花洗净后切成小朵；凉锅凉油放入核桃仁，慢慢炒熟，盛出备用。

2. 锅中水开后，放入少许精盐和植物油，再放入西蓝花，水开后再焯几秒钟，捞出西蓝花放入凉水中过凉。

3. 锅中放油，油六成热时，放入蒜片、西蓝花、核桃仁，翻炒两分钟，加精盐调味即可。

# 核桃芝麻花生粥

**原料** 核桃仁150克，芝麻50克，花生米100克，大米200克，蜂蜜适量。

**做法** 1. 将核桃仁、芝麻和花生米混合碾成小粒。

2. 将大米淘洗干净，放入锅中，加入适量水，用小火煮至粥八成熟。

3. 将碾好的核桃仁、芝麻和花生米，一起放入锅中熬煮至熟烂，最后加入蜂蜜即可。

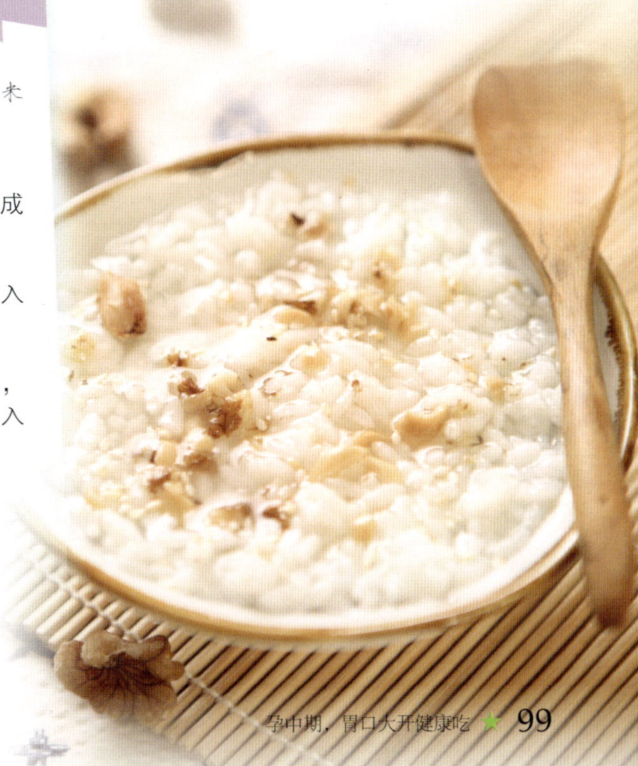

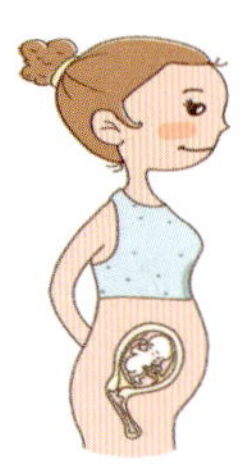

# 孕5月，优育提纲

## 你要这样做

怀孕到第五个月时，胎儿会以相当快的速度成长，血容量扩充，铁的需要量会成倍增加，所以孕妈妈要重点补充铁。

高龄孕妈妈要做羊水穿刺检查，以判断胎儿是否有染色体异常、精神管缺陷等疾病。

孕妈妈可以采取左侧卧，这样可以避免压迫到下肢静脉，并减少血液回流的阻力，还可以减少对心脏的压迫。

孕妈妈应该坚持有规律地数胎动了，胎儿也会回应孕妈妈的感受，这样会增进母子之间的感情交流。

如果乳房胀痛，孕妈妈可以每天轻柔地按摩，以促进乳腺的发育。

## 你不要这样做

此阶段早孕反应已经减轻，孕妈妈食欲大增，是体重开始增加的时候，在饮食上一定要有所节制，不能大吃大喝。

胎儿在腹中的时候，胎动并不是闲来无事在和孕妈妈做游戏，他可能是伸个懒腰或换个睡姿。此时对他的拍打很容易引起他的烦躁不安，这并不能起到胎教的作用。

孕妈妈怀孕后由于内热，喜欢吃冷饮，其实这对身体健康极为不利。多吃冷饮会刺激胎儿，使他在子宫内躁动不安，胎动会变得频繁。因此，孕妈妈不能因体热而贪吃冷食。

甜食也是导致肥胖的根源，所以孕妈妈不要一次吃过多的甜食。

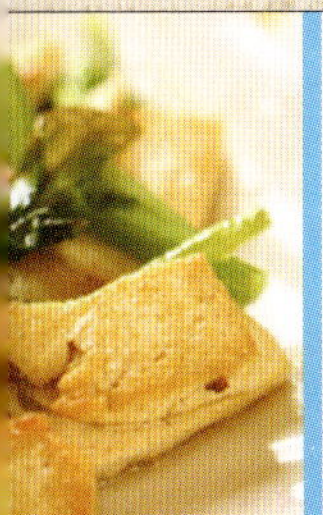

# 第五个月：进入进补的黄金时期

孕妈妈可以**吃得丰富一些了**。

## 看看胎儿的样子

此时的胎儿完全具备了人体应有的神经系统，神经之间已经互相连接，而且肌肉比较发达，所以胎儿可以随意活动。胎儿有时伸懒腰，有时用手抓东西，有时还能转动身体。该时期是胎儿的味觉、嗅觉、听觉、视觉和触觉等感觉器官发育的关键期。

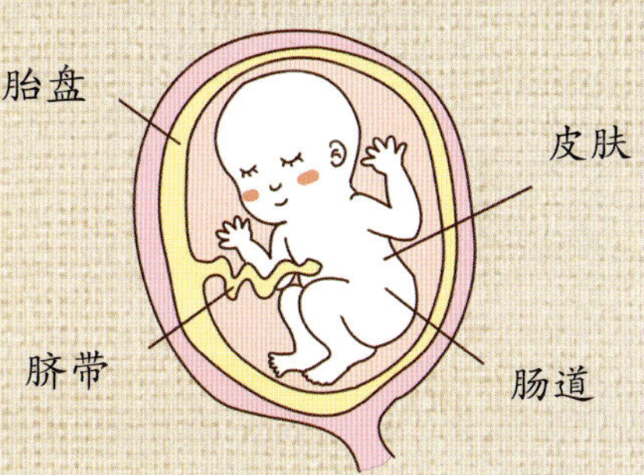


## 以下营养素要重视

### ■脂肪：构成脑组织极其重要的营养物质

脂类是构成胎儿大脑的重要成分，孕妈妈应多吃些富含脂类的食物，如鱼头、芝麻、核桃、栗子、香菇、紫菜、虾等。鱼肉中含有两种不饱和脂肪酸，对胎儿的大脑发育非常有益，而其在鱼油中的含量要高于鱼肉，鱼油相对集中于鱼头，因此孕妈妈可适量吃一些鱼头。

### ■维生素A：继续促进视力发育

维生素A可以帮助细胞分化，是眼睛、皮肤、牙齿、黏膜的发育不可缺少的营养元素，但是摄取过量也会导致唇腭裂、先天性心脏病等缺陷。富含维生素A的食物有胡萝卜、鱼肝油、猪肝等。

## 本时期营养需求

### 芹菜，调节失眠

有些孕妈妈为了免受失眠的困扰，会选择服用安眠药，但是大多数具有镇静、抗焦虑和催眠作用的药物，对胎儿或新生儿都会产生不利影响，所以这是绝对禁止的。

平时可以选择一些具有镇静、助眠作用的食物进行食疗，如芹菜可分离出一种碱性成分，对孕妈妈有镇静作用，有安神、除烦的功效。

如果睡眠质量差到忍无可忍的程度，孕期可以适当选用安神的中药。但一定要在医生的指导下服用，同时不可连续服用超过一个星期。

### 均衡饮食，九个"一"

| 营养功效 | 食物种类 |
| --- | --- |
| 1瓶200～250毫升的牛奶 | 可补充优质的蛋白质和钙质 |
| 1个鸡蛋 | 鸡蛋的蛋白质最易被人体吸收，且富含卵磷脂 |
| 1份粮食 | 250～400克，可给人体提供能量和B族维生素 |
| 1斤（500克蔬菜） | 其中绿色蔬菜250克，红黄蔬菜250克，可给人体提供维生素、矿物质和膳食纤维 |
| 1～2个水果 | 可给人体提供果糖、果胶、维生素、矿物质和纤维素 |
| 一份100克豆制品 | 可给人体提供优质的植物蛋白质 |
| 一份100克左右的肉制品 | 鸡、鸭、鱼、肉等都可以，可给人体提供优质的动物蛋白质 |
| 一份调味品 | 每天食用25克左右的豆油或植物油；糖尽量少放或不放；每天食盐的摄入量不超过7克 |
| 一份水 | 每天喝6～8杯水，即1 200～1 500毫升，可促进人体的新陈代谢 |

## 喝粥减轻胃酸不适

孕期胃酸不适，最好以清淡、易消化饮食为主，可以喝一些大米粥、小米粥来缓解，最重要的是少食多餐，不要一次吃太多，加重胃负担。

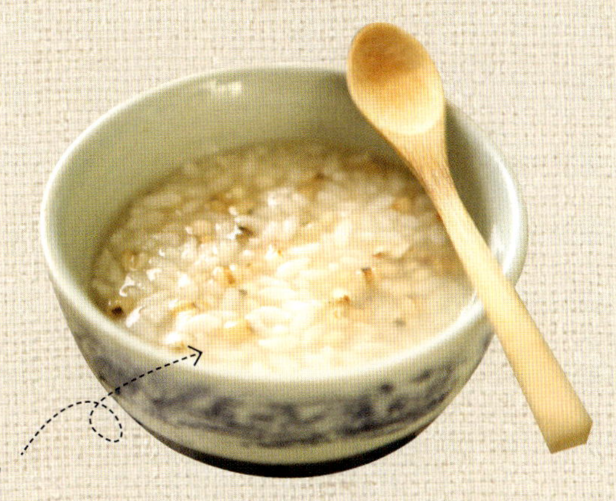


## 预防妊娠高血压综合征

1．首先控制体重以防过胖。怀孕前已经肥胖的女性，必须严格控制热量的摄取，但还要保证营养的充足。

2．要注意观察自觉症状，如果出现头晕、眼花、眩晕、恶心、呕吐、尿量和排尿次数减少、视物模糊等情况，应及时与医生联系。

3．饮食上必须多吃优质蛋白质、蔬菜、水果、鱼、乳制品；少吃过咸的食物、动物性脂肪、谷类、辛辣食物及有强烈刺激气味的调味品。

4．要保持心情愉快，经常做适量的活动。但不能做剧烈的、沉重的运动和工作。

5．孕妈妈如果感到身体有些疲累，应立即休息，以保证充足的睡眠。

## 一次不要吃太多

这个时期，胎儿的生长开始加快，需要的营养物质更多。加之早孕反应消失，孕妈妈可利用此阶段好好补充营养，保证食物的质与量，使营养均衡。

但需注意：再营养、再可口的食物也不能一次吃得过多、过饱，否则会增加孕妈妈胃肠道、肝脏及肾脏的负担，也给胎儿带来不良影响。

## 孕期小常识——贫血怎么办

### 贫血的自我检测

| | |
|---|---|
| 1 | 有头晕的情况，尤其是坐着突然站起来的时候，两眼发黑，或是眼冒金星 |
| 2 | 经常感觉疲劳，即使活动不多也会感觉浑身乏力 |
| 3 | 偶尔会感觉头晕 |
| 4 | 脸色苍白 |
| 5 | 指甲变薄，而且容易折断 |
| 6 | 呼吸困难 |
| 7 | 心悸、胸口疼痛 |

### 贫血调理

#### 定期检查

在孕期里应定期检查血红蛋白、红细胞计数，有贫血症状及时发现。

#### 饮食调理

多吃含铁丰富的食物，并保证维生素$B_{12}$、叶酸的摄入。在孕妈妈日常菜单中，多加入一些动物的肝、肉类、蛋类、豆类及豆制品、牛奶、绿叶蔬菜、水果等，补充铁元素。对于中度或重度贫血患者，光靠饮食调节是不够的。可在医生的指导下服用一些铁剂。

#### 服用维生素C

维生素C能够促进铁元素的吸收，多吃含维生素C的蔬菜、水果，或者补充维生素片也是必不可少的。

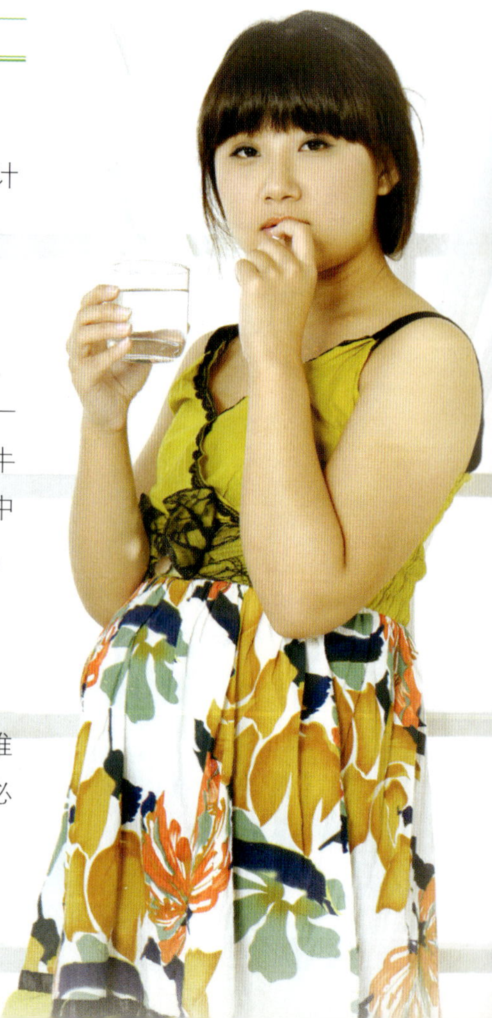

## 孕5月食谱推荐

| | 早餐 | 午餐 | 晚餐 |
|---|---|---|---|
| 第一周 | 花卷、豆浆、南瓜玉米汤、糖饼、韭菜盒子、鸡蛋、番茄鸡蛋面、菠菜鸡蛋汤 | 米饭、炒黄豆、蔬菜牛腩烩饭、肉末炒芹菜、虾皮鸡蛋炒菠菜、紫茄子炒青椒丝 | 米饭、椒盐小黄鱼、清炒黄瓜片、白萝卜炖排骨、木耳炒腐竹、核桃仁拌翠韭 |
| 第二周 | 小米粥、酸奶、苹果、肉丝汤面、如意豆沙卷、枣泥山药糕、珍珠面 | 二米饭、萝卜丝汤、肉片炒莲藕、三鲜炖山药、猪肝炒花椰菜、家常凉菜 | 米饭、小米粥、奶香玉米饼、美味鲜茄、鲜贝炒冻豆腐、小白菜粉丝汤、红烧带鱼 |
| 第三周 | 米饭、牛奶、三明治、玉米汤面、黑木耳芹菜粥、小米红枣粥、蛋炒饭 | 米饭、红烧鳕鱼、圆葱炒鸡蛋、清炒茼蒿、干炸里脊、烧蒸扣肉、炒菜心 | 二米饭、鸡蛋银鱼饼、核桃仁炒西蓝花、肉炒荷兰豆、三鲜饺子、木耳炒白菜 |
| 第四周 | 大米粥、大枣山药粥、酸奶、粗粮面包、蔬菜沙拉、香蕉、时蔬鸡蛋炒饭 | 米饭、馒头、金针菇拌黄瓜、酱香鸡翅、茄汁烹鸡腿、豆豉鲮鱼莜麦菜、香菇油菜 | 米饭、香芋黑米粥、鸡丝干拌面、南瓜玉米汤、番茄炒鸡蛋、胡萝卜烧鸡 |

**相宜** **鸡肉&西蓝花**
适用于治疗贫血、疲倦乏力者。

**相宜** **鸡肉&人参**
大补元气、止渴生津。

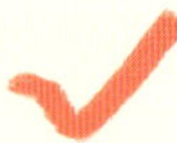

**相宜** **鸡肉&竹笋**
两者搭配可暖胃益气。

**相忌** **鸡肉&柠檬**
同食不利于人体消化。

**相忌** **鸡肉&芥末**
容易助热火、伤元气。

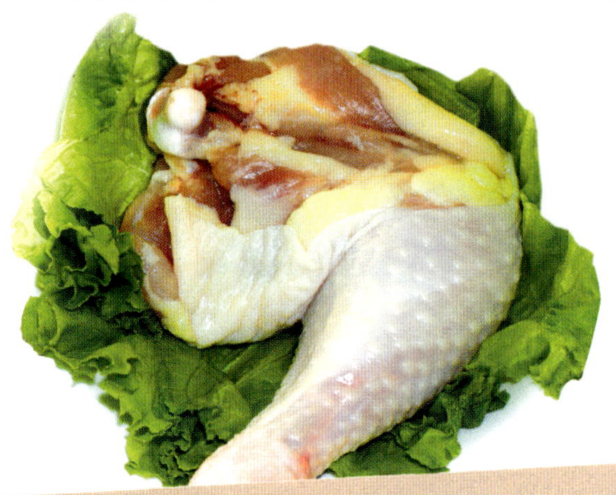

# {鸡肉}

| 蛋白质 | 钾 | 磷 |
| --- | --- | --- |
| 19.3克 | 251毫克 | 156毫克 |

鸡肉含有较多的不饱和脂肪酸，能够降低对人体健康不利的低密度脂蛋白胆固醇。

## 家味宫保鸡球

**原料** 鸡腿2只(约400克)，炸花生仁50克，青椒粒、红椒粒各30克，花椒10粒，葱末10克，姜末、蒜末各5克，精盐、酱油、料酒、香油各1小匙，白糖、米醋、淀粉各2小匙，水淀粉2大匙，植物油3大匙。

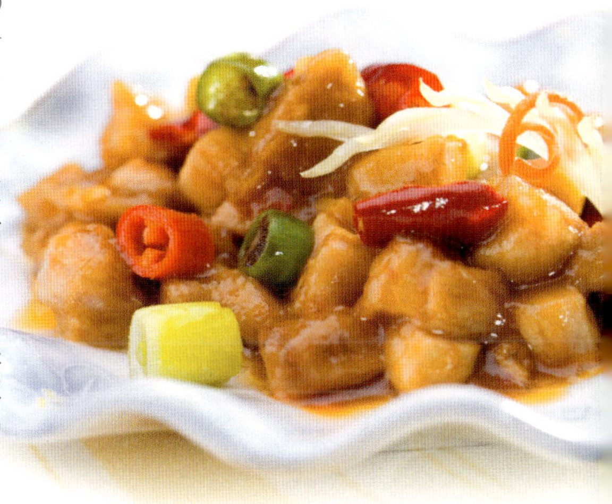

**做法** 1. 将鸡腿去骨，洗涤整理干净，切成两厘米见方的小丁，加入少许精盐、料酒、淀粉拌匀，腌渍5分钟。

2. 碗中加入葱末、姜末、蒜末、精盐、白糖、米醋、酱油、水淀粉和适量清水调成味汁；锅中加入植物油和香油烧热，下入花椒粒炸出香味，捞出花椒粒不用，然后下入鸡肉丁炒至变色，加入青椒粒、红椒粒炒匀。

3. 倒入调好的味汁，大火翻炒至入味，撒入炸花生仁炒匀，出锅装盘即可。

## 胡萝卜烧鸡

**原料** 母鸡1只（约1 000克），胡萝卜300克，精盐1/2小匙，料酒1匙，豆瓣酱3大匙，大葱15克，姜10克，玉米淀粉1大匙，植物油100克。

**做法** 1. 宰杀好的肉鸡剖开脊背，去掉内脏并洗净；连肉剁成3厘米大小的长方块；胡萝卜去皮切成滚刀块。

2. 锅烧热加油，放葱、姜稍煸，倒入鸡块煸炒至白色；加豆瓣酱、精盐和料酒再加清水，烧开。

3. 撇去浮沫移至小火上烧10分钟，加入胡萝卜再烧1分钟；勾芡汁即可装盘食用。

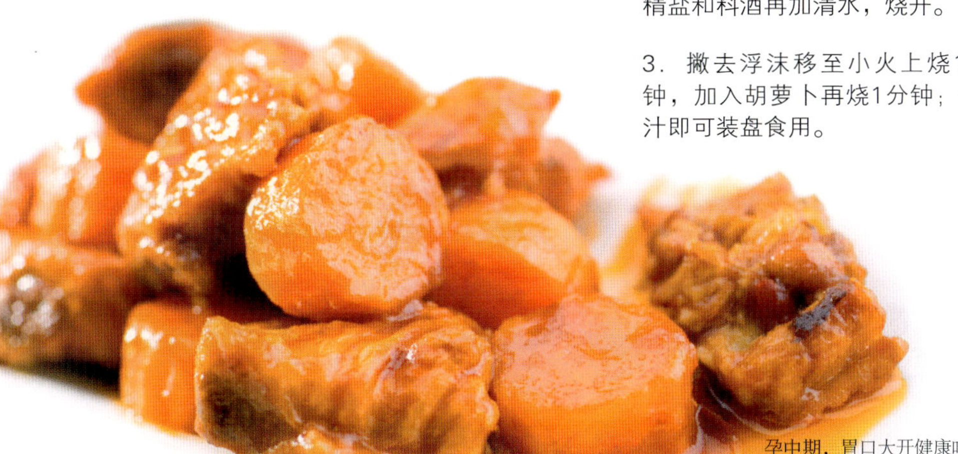

**相宜** **猪肉&莲藕**
具有滋阴血、健脾胃的功效。

**相宜** **猪肉&猕猴桃**
有健脾胃、易消化的作用。

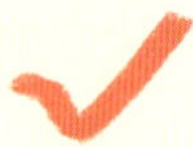

**相宜** **猪肉&蒜**
消除疲劳、提高注意力。

**相忌** **猪肉&桑葚**
两者同食会引起中毒。

**相忌** **猪肉&香菜**
同食有可能会使身体不适。

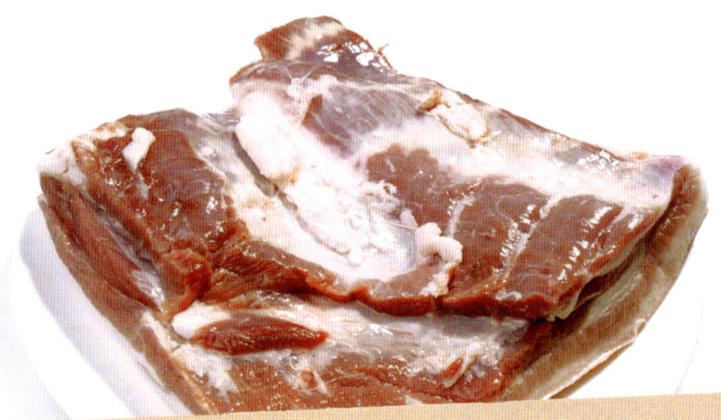

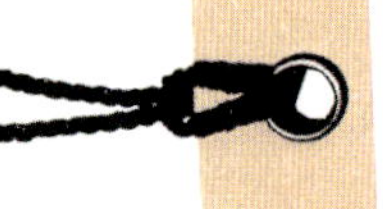

# {猪肉}

| 蛋白质 | 脂肪 | 钾 |
| --- | --- | --- |
| 20.2克 | 7.9毫克 | 317毫克 |

猪肉含有丰富的蛋白质及脂肪、碳水化合物、钙、磷、铁等营养成分，具有补虚强身、滋阴润燥、丰肌泽肤的作用。

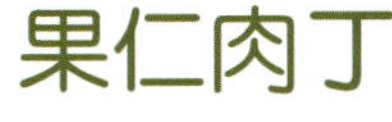

# 果仁肉丁

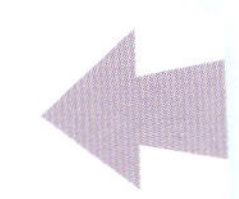

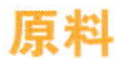

**原料** 猪瘦肉500克，黄瓜丁50克，熟花生仁30克，胡萝卜丁20克，鸡蛋1个，红干椒段10克，葱末、蒜末、姜末、精盐、白糖、香油、酱油、淀粉、水淀粉、植物油各适量。

**做法**

1. 猪肉洗净、切丁，加入酱油、精盐、鸡蛋液、水淀粉抓匀，再下入热油中略炸，捞出。

2. 取小碗，加入酱油、精盐、白糖、淀粉、清水调成味汁。

3. 锅中加底油烧热，先入葱、姜、蒜、红干椒炒香，再放入猪肉、胡萝卜、花生仁、黄瓜炒匀，然后倒入味汁炒至入味，淋上香油即可。

# 柠檬里脊片

**原料**

猪里脊肉250克，青椒片25克，香菜10克，大蒜泥1小匙，鸡蛋清30克，料酒2小匙，精盐1/2小匙，柠檬汁75克，白糖6小匙，白醋7小匙，干淀粉40克，水淀粉4小匙，植物油750克（耗75克）。

**做法**

1. 将猪里脊肉洗净，切成柳叶薄片，加精盐、绍酒、鸡蛋清、干淀粉拌匀呈糊浆状备用。

2. 将柠檬汁、精盐（2克）、白糖、白醋兑成调味汁。

3. 炒锅放旺火上，下植物油烧至五六成热时，将里脊片理齐逐片投入热油里炸至淡黄色，外皮略脆、里面保持软嫩时，放入青椒片同炸一下，立即倒出沥干油；锅里留油25克，下蒜泥煸香，加入柠檬汁，下水淀粉推匀，将里脊片、青椒回锅，淋上明油翻匀，盛出装盘里，盘边上放香菜，上桌即可。

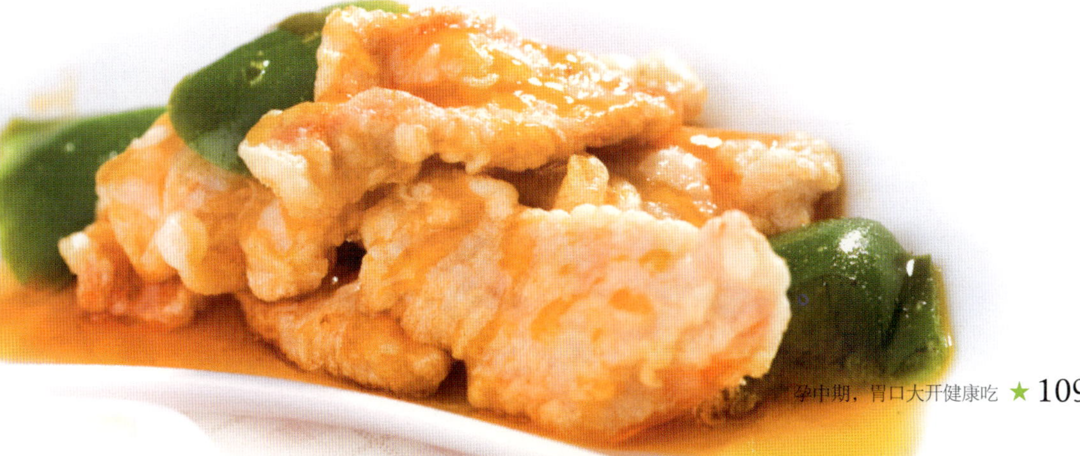

**相宜** **黄豆&香菜**

增强免疫力、强壮身体。

**相宜** **黄豆&白菜**

可以防止乳腺癌的发生。

**相宜** **黄豆&玉米**

可提高营养的利用率。

**相忌** **黄豆&酸奶**

会影响钙的消化吸收。

**相忌** **黄豆&菠菜**

不利于黄豆营养功效的发挥。

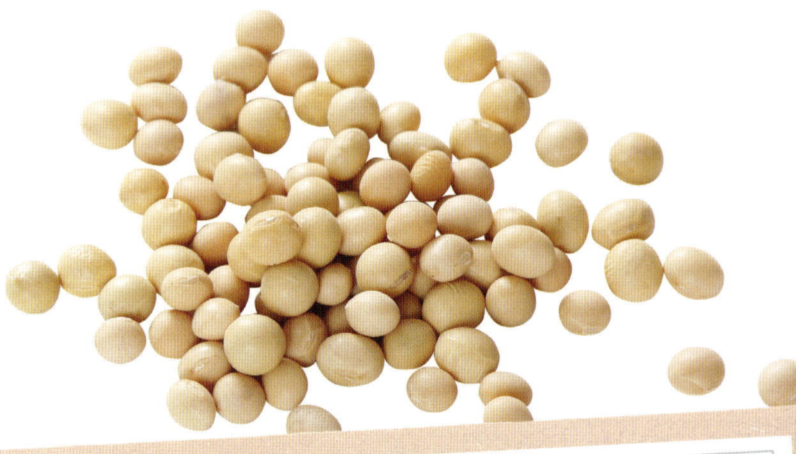

# {黄豆}

| 蛋白质 | 铁 | 维生素$B_2$ |
| --- | --- | --- |
| 36.3克 | 11毫克 | 0.025毫克 |

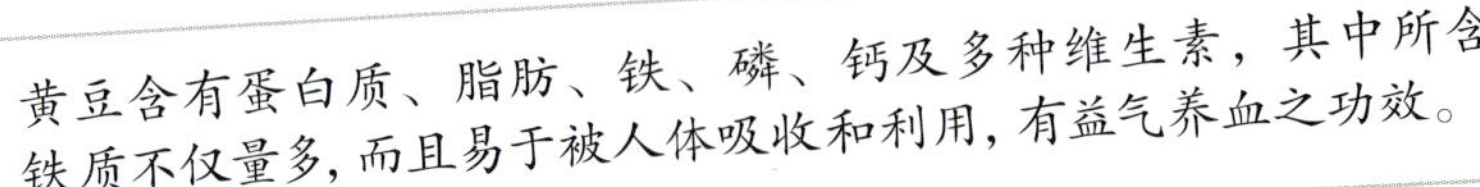

黄豆含有蛋白质、脂肪、铁、磷、钙及多种维生素，其中所含铁质不仅量多，而且易于被人体吸收和利用，有益气养血之功效。

## 黄豆莲藕炖牛肉

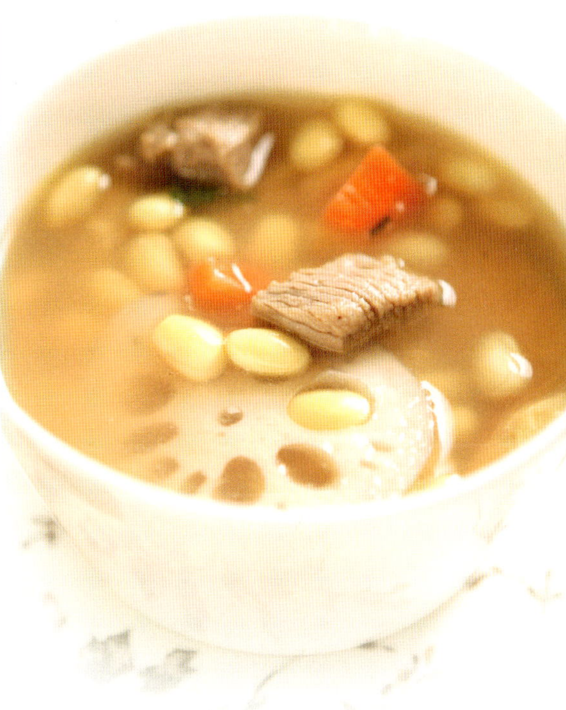

**原料** 牛肉400克，莲藕、胡萝卜各1根，黄豆50克，精盐适量。

**做法** 1. 将牛肉洗净，切成块，用沸水焯去血水，捞出控水；莲藕削去外皮，洗净，切成滚刀块；胡萝卜洗净，去皮，切成滚刀块；黄豆洗净，放入清水中泡至发胀。

2. 汤锅中加入清水烧沸，放入牛肉块、莲藕块、胡萝卜块、黄豆，大火煮沸后转小火炖1小时至牛肉熟烂，出锅前加精盐调味即可。

## 豆面糕

**原料** 黏黄米粉、豆沙馅儿各500克，黄豆100克，白芝麻、冰糖渣各25克，青梅10克，糖桂花5克，白糖150克。

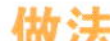

**做法** 1. 黏黄米粉放入容器内，加水和成面团，自然发酵后放入蒸锅内蒸熟，取出放入容器内，浇入开水100克，用木棍搅匀。

2. 黄豆洗净，放入锅内，用小火炒40分钟，至呈棕黄色时，取出碾面，过滤成细粉。

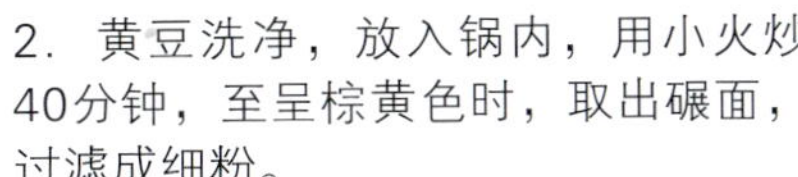

3. 芝麻放入锅内，用小火焙成金黄色，擀压成碎末；青梅切成碎末与白糖、冰糖渣、糖桂花放在一起拌匀成糖料。

4. 熟豆面撒在案板上，取熟黄米面团放在上面揉匀，擀成长圆形大片，抹上豆沙馅儿摊平，卷成直径为3.5厘米左右的长卷，再切成均匀的25段，摆入盘内即可；食用时撒上糖料即可。

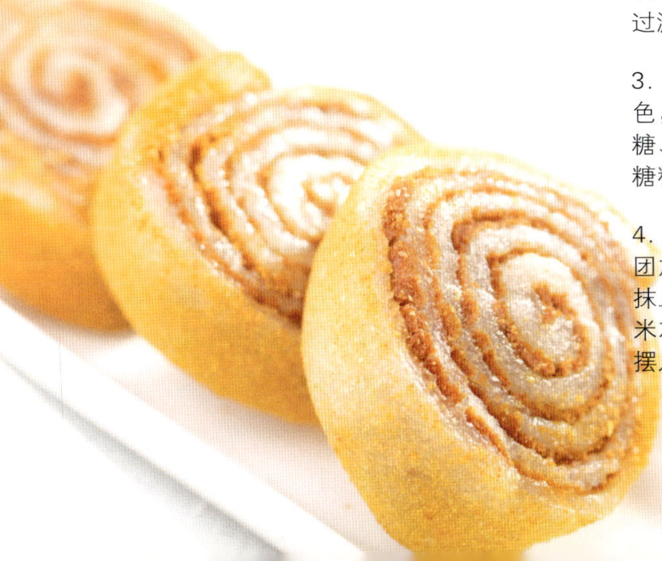

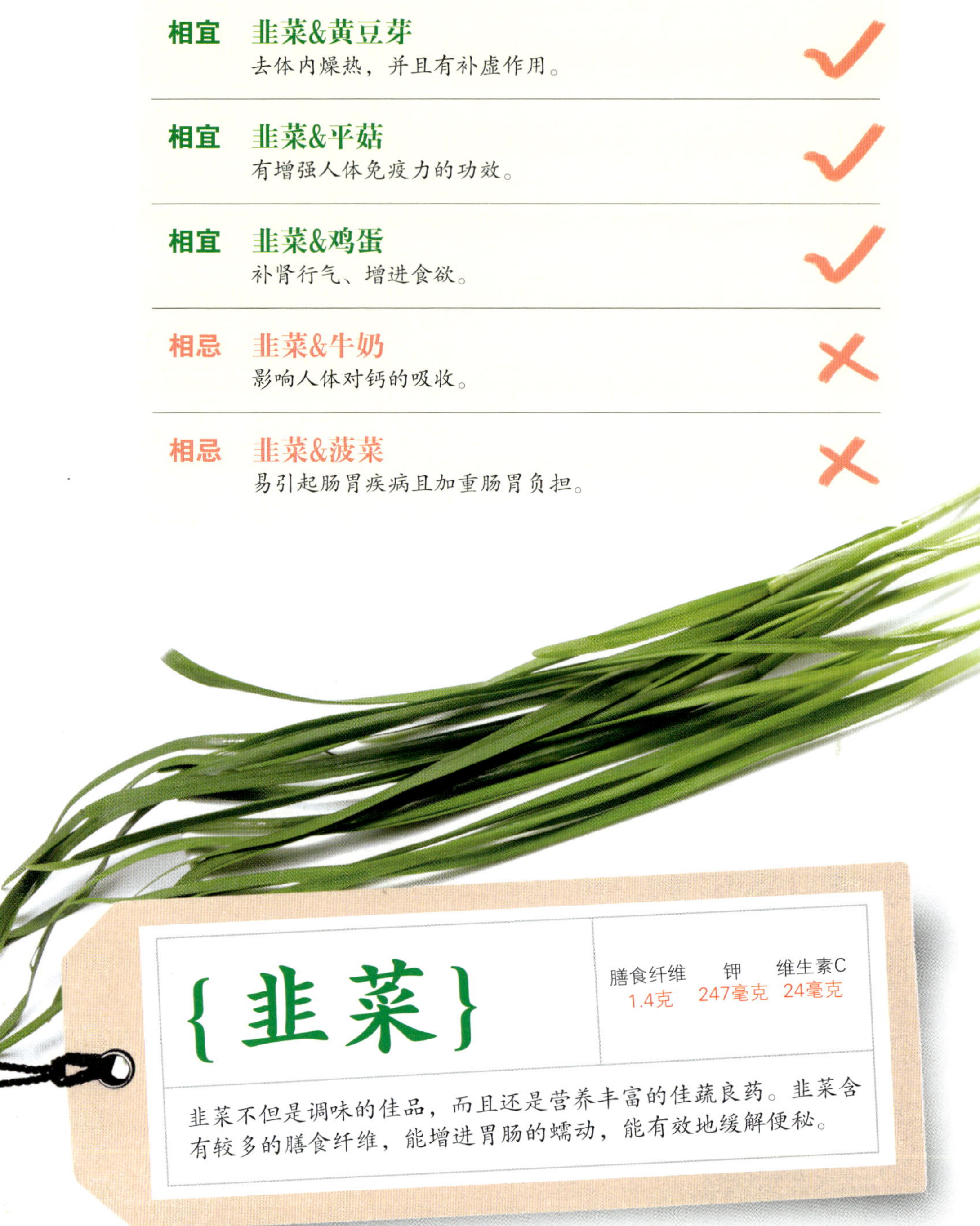

**相宜　韭菜&黄豆芽**

去体内燥热，并且有补虚作用。✓

**相宜　韭菜&平菇**

有增强人体免疫力的功效。✓

**相宜　韭菜&鸡蛋**

补肾行气、增进食欲。✓

**相忌　韭菜&牛奶**

影响人体对钙的吸收。✗

**相忌　韭菜&菠菜**

易引起肠胃疾病且加重肠胃负担。✗

# {韭菜}

| 膳食纤维 | 钾 | 维生素C |
| --- | --- | --- |
| 1.4克 | 247毫克 | 24毫克 |

韭菜不但是调味的佳品，而且还是营养丰富的佳蔬良药。韭菜含有较多的膳食纤维，能增进胃肠的蠕动，能有效地缓解便秘。

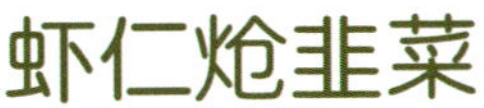

## 虾仁炝韭菜

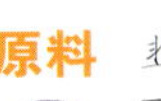

**原料** 韭菜300克，鲜虾仁100克。姜片5克，精盐1/2大匙，料酒各1/2小匙，白糖、水淀粉各1小匙，花椒油、香油各少许，植物油100克。

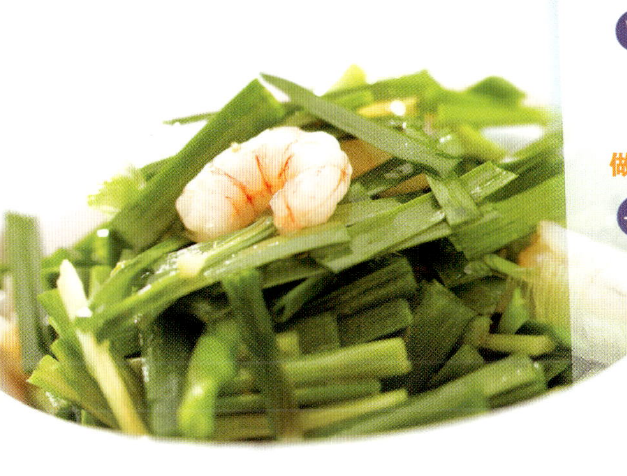

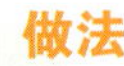

**做法** 1. 虾仁洗净，放入碗中，加入料酒、精盐、姜片拌匀，腌5分钟，拣出姜片，加入水淀粉拌匀上浆，下入热油锅中滑至熟透，捞出沥油。

2. 韭菜择洗干净，切成小段，放入沸水锅中焯烫一下，捞出凉凉，放入盘中。

3. 再放入虾仁，加入精盐、白糖拌匀，淋上花椒油、香油，即可上桌食用。

## 核桃仁拌翠韭

**原料** 韭菜300克，核桃仁100克，香油3/5小匙，精盐1小匙，植物油300克。

**做法** 1. 把核桃仁拣去杂质，洗净，放入碗中，加入温水浸泡10分钟左右，取出，剥去外衣，切成花生仁大小的丁；韭菜择洗干净。

2. 锅里放入植物油，烧至五成热[锅里微微冒出青烟（150℃左右）]，下入核桃仁丁，用小火炸约1分钟，至熟透、酥香捞出，沥去油，锅里的油倒出。

3. 锅里放入清水，加入精盐，下入韭菜，用大火烧开，焯约1分钟，至熟透捞出，沥去水，摊放在案板上，凉凉。

4. 把凉凉的韭菜切成3厘米长的段，放入大瓷碗中，加入精盐，淋上香油，放入核桃仁，拌匀即可。

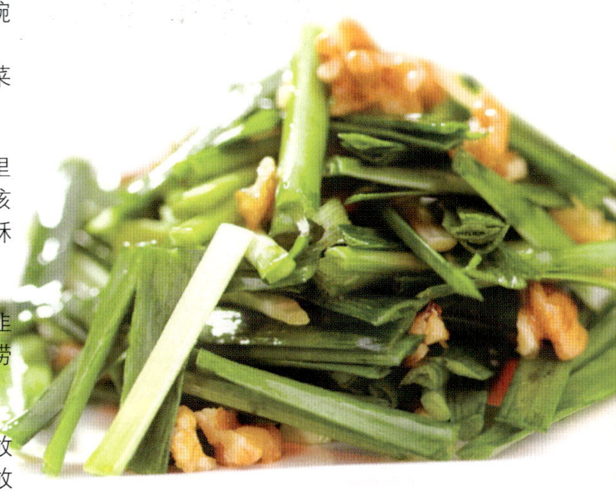

**相宜**　**茄子&猪肉**

维持血压，加强血管的弹性。

**相宜**　**茄子&黄豆**

预防高血压、动脉硬化等症。

**相宜**　**茄子&苦瓜**

清热消肿、延缓衰老。

**相忌**　**茄子&螃蟹**

两者同食会引起中毒。

**相忌**　**茄子&胡萝卜**

破坏维生素C，降低营养价值。

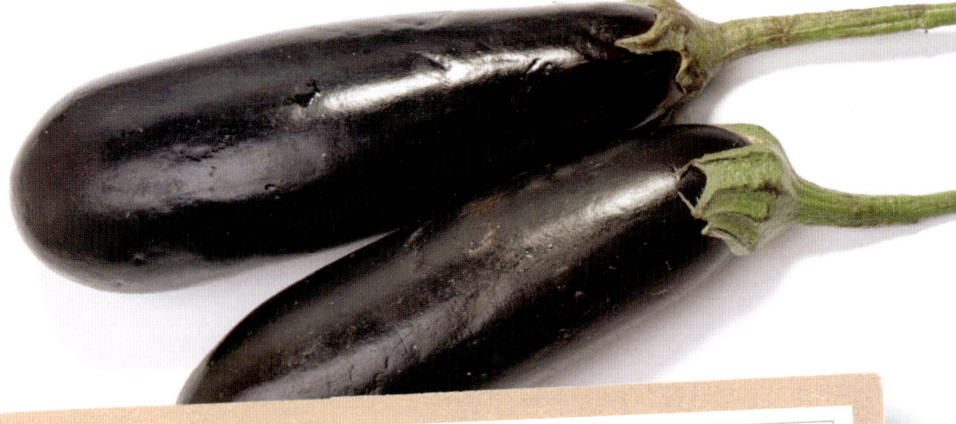

# {茄子}

| 膳食纤维 | 钾 | 钙 |
|---|---|---|
| 1.3克 | 142毫克 | 24毫克 |

茄子中的维生素P可软化毛细血管，防止小血管出血，对高血压、动脉硬化及维生素C缺乏症均有一定的防治作用。

# 三丁茄子泥

**原料** 紫茄子400克，猪瘦肉、水发香菇、青椒各30克，葱末、姜末、蒜末各5克，精盐、花椒油各2小匙，酱油1小匙，白糖、料酒、淀粉各少许，清汤适量，植物油4小匙。

**做法** 1. 茄子洗净，放入蒸锅内，盖上锅盖儿，用大火蒸10分钟，取出，放入盘中，拌成泥状；猪瘦肉、香菇、青椒分别洗净，切成丁。

2. 锅中加油烧热，下入葱末、姜末、蒜末炒香，再放入猪肉丁炒至变色，然后下入香菇丁，加入料酒、酱油及适量清汤烧至熟烂。

3. 再放入青椒丁，加入精盐、白糖调味，用水淀粉勾芡，淋上花椒油，浇在茄泥上，盘中拌匀即可。

4. 将蛋皮切成4厘米长同韭菜宽的丝，放在韭菜盘内，加糖、香油拌匀即可。

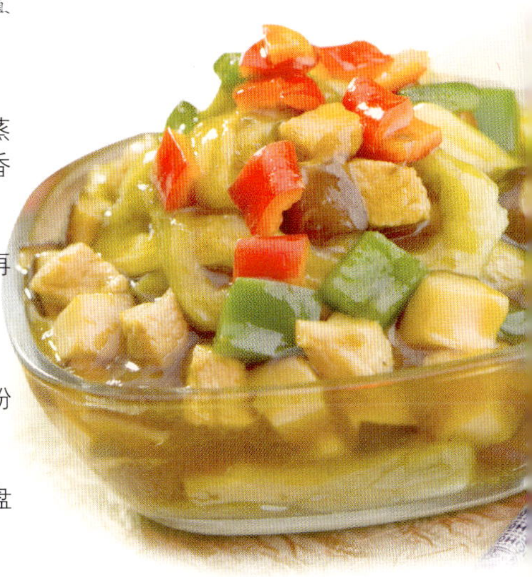

# 烧酿茄子

**原料** 茄子500克，肥瘦猪肉300克，鸡蛋1个，干淀粉20克，水淀粉25克，植物油300克，葱末1大匙，姜末2小匙，精盐、白糖、酱油各1小匙，料酒1大匙，鲜汤250克。

**做法** 1. 将茄子洗净，切去两头尖和蒂，再切节（约2.5厘米），掏去心瓤待用。

2. 猪肉洗净，剁成茸，用精盐2克，料酒5克，水淀粉10克、鸡蛋、葱末、姜末和匀，搅拌上劲；将肉馅儿填入茄子内，在两头蘸上干淀粉，放入盘内。

3. 锅置火上烧热，先用油涮遍全锅，再倒入油，油烧至六成热时放入茄子，炸至3分钟左右，倒在漏勺内；锅内收入汤，下料酒10克，精盐4克，和酱油、白糖、茄子（竖放），烧开撇去泡沫，上火煮烂，起出苦瓜，竖着盛入盘中。

4. 锅内汁加入水淀粉15克勾芡，淋上热油，浇在茄子上即可。

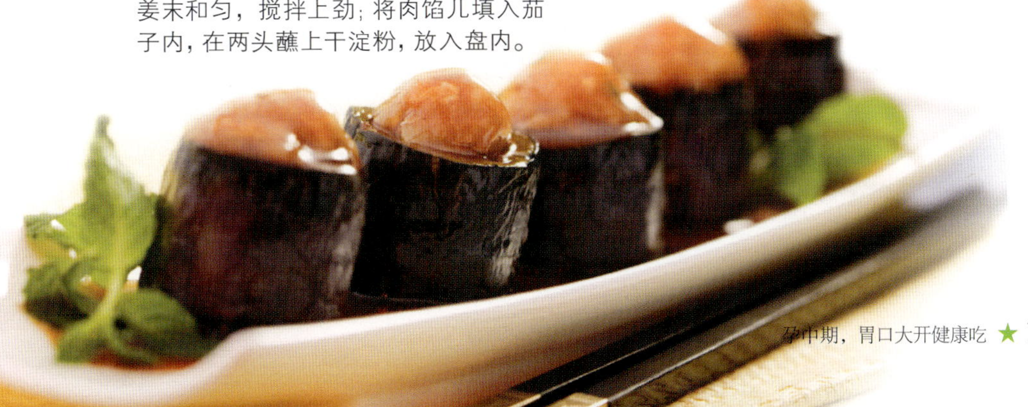

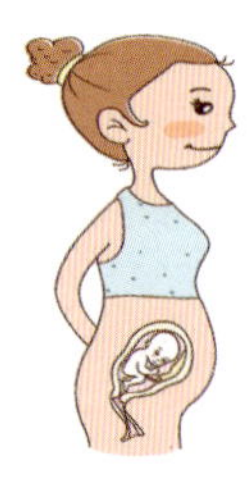

# 孕6月，优育提纲

## 你要这样做

通常鱼的背部蛋白质含量高，腹部的脂肪含量高。在烹调鱼类的时候，应尽量避免油炸，可以选择烤的方式。

因受激素的影响及怀孕的烦恼，不少孕妈妈不容易入睡或容易醒。可以在睡前做一些松弛运动、洗温水澡、听听轻柔的音乐等来改善。

这个月胎动变得频繁且有规律了，要继续严密监测胎动状况，以便出现异常情况时可以及时发现。

第二十四周要进行妊娠糖尿病筛查，患有妊娠糖尿病的孕妈妈多数没有任何症状，只有通过糖耐量测试才能检查出来。

## 你不要这样做

怀孕后期的孕妈妈一般体质偏热，此时如果滥服人参，有可能加重妊娠不适症状，出现兴奋激动、烦躁失眠、咽喉干痛、血压升高等不良反应，有流产和死胎的危险。因此，怀孕后期服用人参，弊多利少，必须慎重。

阳光中的紫外线有利于合成维生素D，但紫外线无法穿透普通的玻璃。坐在屋子里隔着玻璃晒太阳实际上只是得到了阳光的温度，却拒绝了阳光的营养。所以孕妈妈不要隔着玻璃晒太阳。

在这个阶段可能会发生早产，要尽量从饮食和运动上避免这种情况的发生。

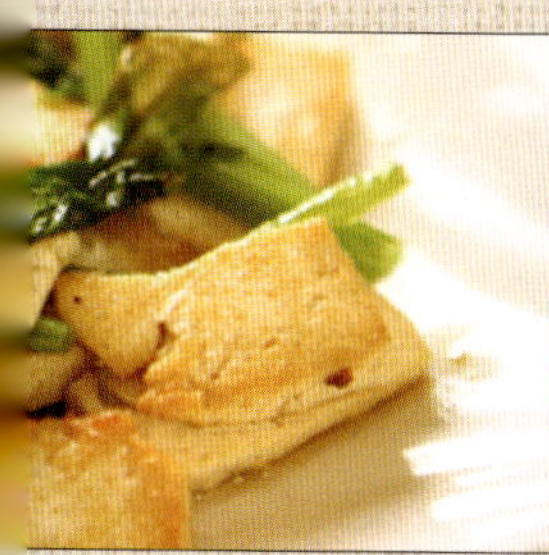

# 第六个月：开始注意预防贫血

要多吃一些**补铁的食物**。

## 看看胎儿的样子

如果胎儿现在就出生，成活的概率是0.2～0.25。此时的他仍然非常瘦，浑身覆盖着细细的胎毛。胎儿的体内开始生成白细胞以对抗感染。

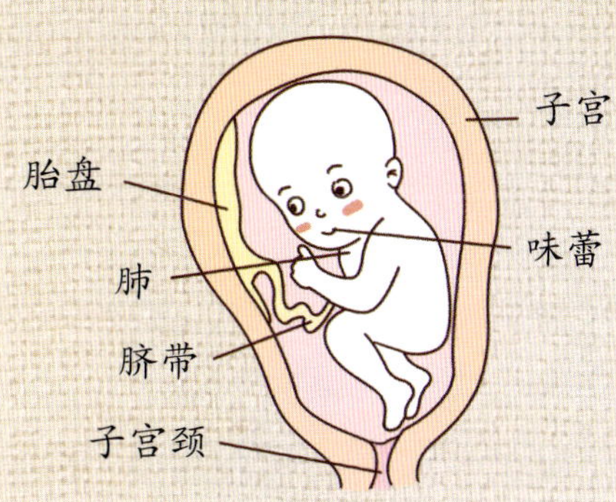


## 以下营养素要重视

### ■铁：帮助孕妈妈拒绝妊娠贫血

孕期容易缺铁，也容易产生缺铁性贫血，平时可以多吃一些富含铁质的食品，如猪肝、鸡肝、牛肝、鱼类、贝类、豆类等，而且人体对于这些食品的吸收率也很高。一般在孕中期的时候就要常规补充铁剂，现在市场上有很多孕期的铁剂，也可以就诊产科，让医生开药，孕期的用药最好是在医生的指导下服用。

### ■维生素C：防止牙龈出血

孕中期可以多补充一些富含维生素C的蔬菜和水果，有助于牙龈健康，防止牙龈出血，可以清除口腔中过多的黏膜分泌物。含维生素C丰富的水果和蔬菜有：猕猴桃、草莓、橙子、柠檬；番茄、辣椒、白菜、花椰菜等。

## 本时期营养需求

### ■铁元素补对才有效

#### 多吃富含铁的食物

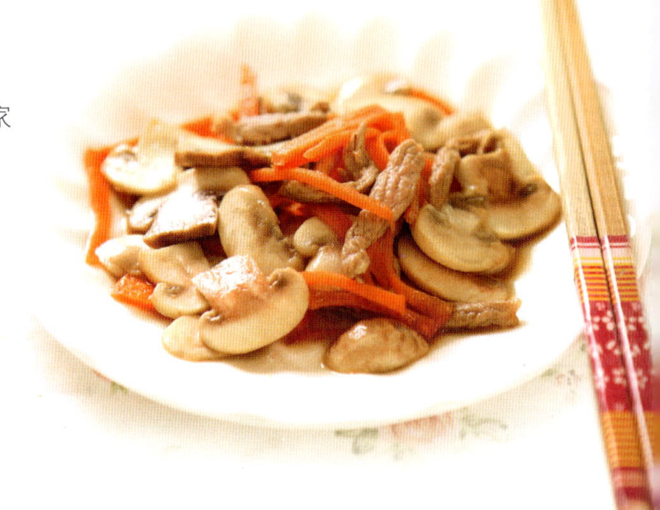

孕期要注意多吃瘦肉、家禽、动物肝及血(鸭血、猪血)、蛋类等富含铁的食物。豆制品含铁量也较多，肠道的吸收率也较高，要注意摄取。主食多吃面食，面食较大米含铁多，肠道吸收率也比大米好。

#### 多吃有助于铁吸收的食物

水果和蔬菜不仅能够补铁，所含的维生素C还可以促进铁在肠道的吸收。因此，在吃富铁食物的同时，最好一同多吃一些水果和蔬菜，也有很好的补铁作用。孕妈妈最好鸡蛋和肉同时食用，可以提高鸡蛋中铁的利用率。或者鸡蛋和番茄同时食用，番茄中的维生素C可以提高铁的吸收率。

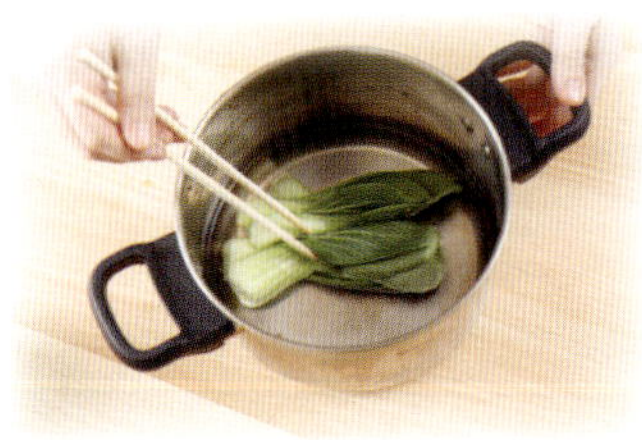

#### 多用铁炊具烹调饭菜

做菜时尽量使用铁锅、铁铲，这些传统的炊具在烹制食物时会产生一些小碎铁屑溶解于食物中，形成可溶性铁盐，容易让肠道吸收铁。

## 不要贪吃冷食

孕妈妈在怀孕期胃肠对冷热的刺激非常敏感，贪吃冷食容易引起嗓子痛哑、咳嗽、头疼、食欲缺乏、消化不良、腹泻，甚至引起胃部痉挛。胎儿在子宫内也会躁动不安，导致胎动频繁。因此，孕妈妈吃冷食一定要有节制。

## 工作餐尽量按时吃

由于职业的缘故，有些孕妈妈无法保证正常上、下班或按时吃工作餐等，生活很不规律。即使工作不定时，工作餐也应按时吃，不要贪图方便而吃泡面等一些没有营养的食物。规律的饮食对孕妈妈和胎儿的成长是非常必要的。

## 晚餐“三不宜”

| | |
|---|---|
| 不宜过迟 | 如果吃晚餐后不久就上床睡觉，不但会加重胃肠道的负担，还会导致难以入睡 |
| 不宜进食过多 | 晚餐暴食，很容易导致消化不良及胃疼等现象 |
| 不宜厚味 | 晚餐进食大量蛋、肉、鱼等，在饭后活动量减少及血液循环放慢的情况下，胰岛素能将血脂转化为脂肪，积存在皮下或血管壁上，容易导致心血管系统疾病 |

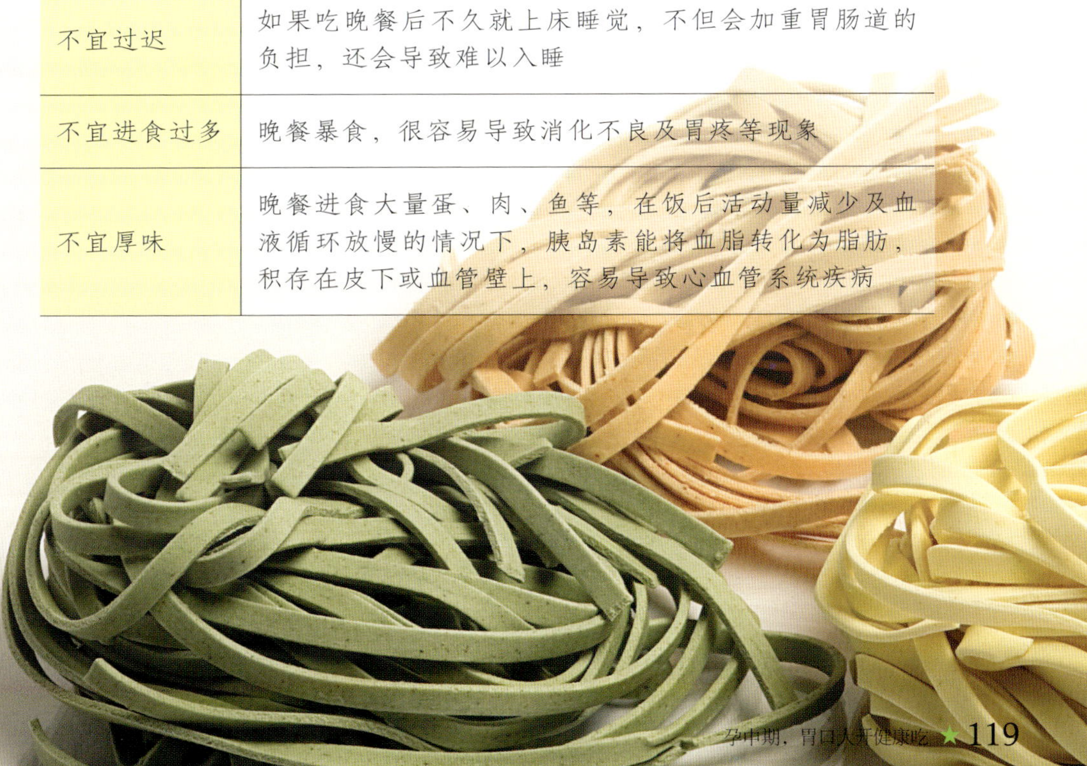

## 不是所有零食都适合吃

### 甜味剂

包括糖、黑砂糖、糖蜜、糖浆、阿斯巴甜等，糖分含量高，最易促胖，而且大量糖分的摄入还会影响孕妈妈牙齿的健康，孕妈妈糖分摄入过多，还会使孕妈妈的血糖升高。

### 方便面

有的孕妈妈因为工作比较繁忙，为了方便就经常吃方便面之类的方便食品。这样其实对孕妈妈和胎儿都极为不利。方便食品含有一些食品添加剂，营养也不全面，如果在孕早期长期缺乏脂肪酸会严重影响胎儿大脑的发育。

### 膨化食品

膨化食品如饼干、虾条等，主要是淀粉、糖类和膨化剂制成，蛋白质含量很少，多吃可致肥胖，而且没有任何营养。

### 饮料

研究表明，白开水是补充人体水分的最好物质，非常有利于人体吸收，而各种饮料含有较多的糖及其他添加剂。孕妈妈若经常喝饮料，不仅会影响消化和食欲，还会影响肾功能，给腹中的胎儿带来不良影响。因此，孕妈妈应多喝白开水。

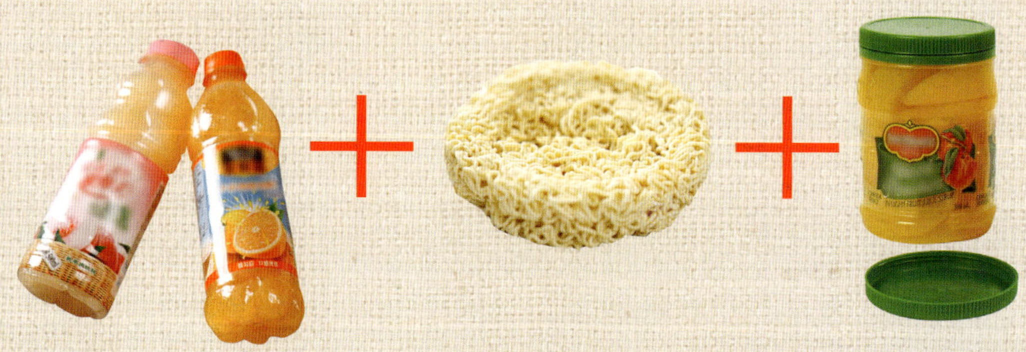

## 罐头

有些还在工作的孕妈妈图方便省事，经常购买一些罐头食用。可是，专家认为这样做会不利于身体健康。因为，罐头食品在制作过程中都加入一定量的添加剂，如人工合成色素、香精、防腐剂等。尽管这些添加剂对成人健康的影响不大，但孕妈妈吃得过多也会对胎儿不利。

**Tips**

罐头食品营养价值并不高，经过高温处理后，食物中的维生素和其他营养成分都已经受到一定程度的破坏。

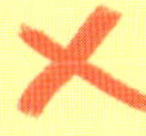

## 街头食品

包括烤羊肉串、酸辣粉、烤白薯等食品。烧烤、煎炸类食品含有致癌物质——苯并芘，这点大家都知道。对于孕妈妈来说，烧烤、煎炸类肉食，若没有彻底熟透，还存在弓形虫的威胁！街头小贩制作的低成本酸辣粉，更是含有明矾（学名硫酸铝钾的物质），其在水溶液中游离出大量易被人体吸收的铝离子，摄入过量的铝，能直接破坏神经细胞的遗传物质和DNA（脱氧核糖核酸）的功能，使脑细胞发生退化性病变。并可以通过胎盘侵入胎儿大脑，增加痴呆儿的发生率。

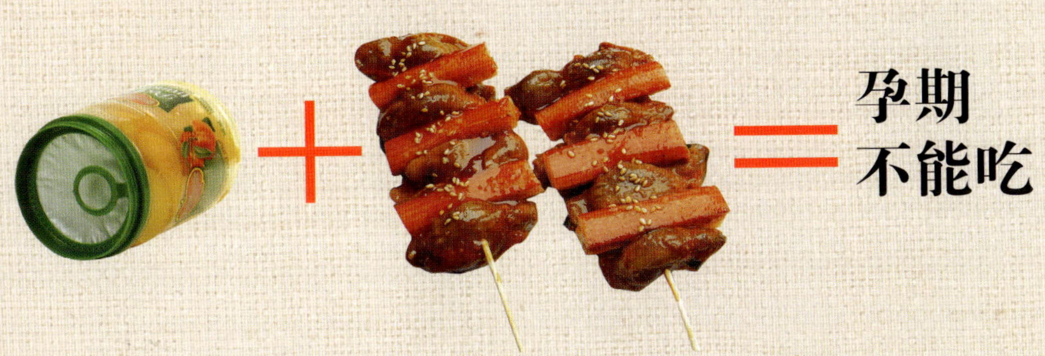

## 孕期小常识——孕期失眠怎么办

整个妊娠期间，孕妈妈都有失眠的可能，入睡困难，或者醒来后就无法再入睡。有些孕妈妈还会围绕着分娩或胎儿做噩梦。该怎么办呢？可以试用以下一些方法。

### 注意睡眠的姿势

为了保证睡眠的质量，还应该注意睡眠的姿势。什么样的姿势才算好的呢？其实只要自己觉得舒服就可以。按下列方法可能较好些。怀孕中期，最好采取左侧卧的睡姿，还可以在膝盖下垫一个小枕头或沙发靠垫，这样更容易入睡。

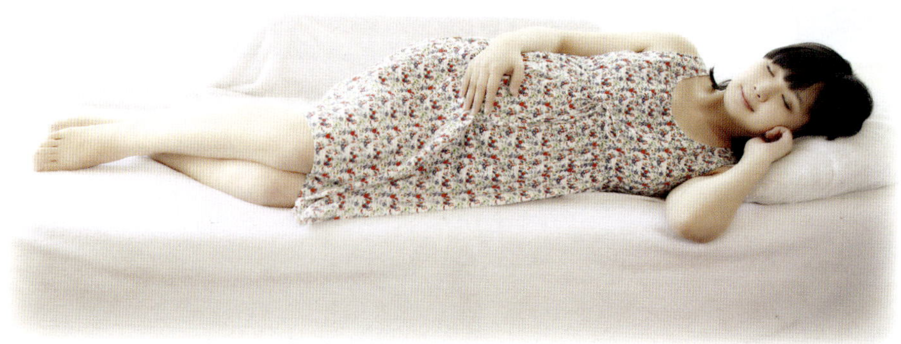

### 坚持晚饭后散步

孕妈妈应该保持一定的运动，但要选择运动量小的活动，比如可以轻松地散步，也是一种很好的休息形式，可以坚持晚饭后就近到公园、广场、体育场、宽阔的马路或乡间小路散步。最好夫妻同行，边散步边聊聊天，除能解除疲劳外，也是调节和保持孕妈妈良好精神状态的妙方。坚持散步对孕妈妈和胎儿的身心健康均有收益。

## 孕6月食谱推荐

| | 早餐 | 午餐 | 晚餐 |
|---|---|---|---|
| 第一周 | 小米粥、大米粥、豆浆、猪肉炒饼、葡萄干蒸糕、刀削面、玉米汤面、耗油生炒面 | 米饭、玉米、虾肉大云吞、番茄炒蛋、三丁茄子泥、青椒炒肉、紫菜蛋花汤、家常凉菜 | 米饭、燕麦芝麻粥、黄豆芽炒雪菜、香炸萝卜丸、莲藕拌蕨菜、豆沙玉米羹 |
| 第二周 | 大米粥、酸奶、馒头、鸡蛋、蜜汁花卷、枣泥山药糕、鲜肉馄饨、蔬菜沙拉、苹果 | 二米饭、地瓜、鸡蛋羹、软炸鲜蘑、炖豆角、香炒西蓝花、孜然肉片、炝拌土豆丝 | 米饭、胡萝卜炒肉、鱼香茭白、百合芦笋、树椒土豆丝、胡萝卜南瓜牛腩饭、土豆菠菜汤 |
| 第三周 | 米饭、牛奶、全麦面包、麻香馅儿饼、黑糯米甜麦粥、大米瘦肉粥、香蕉 | 米饭、黄瓜炒鸡蛋、爽口冬瓜条、青椒牛肉丝、南瓜炒虾米、生拌茄子、茭白炒猪肝 | 米饭、红豆饭、奶香玉米饼、花椰菜炒肉、豆皮炒韭菜、栗子红烧肉、果仁肉丁 |
| 第四周 | 米饭、红豆粥、蔬菜粥、炸酱面、素馅儿包子、山药葡萄粥、特色糖饼、葱油饼 | 米饭、蛋炒饭、南瓜炖豆角、莲藕排骨汤、鸡蛋炒荷兰豆、耗油生菜、豆酱卷心菜 | 米饭、奶香糯米饭、香芋黑米粥、玉米饼子、五色炒玉米、双椒墨鱼仔、鸡蛋银鱼饼 |

**相宜**　**芹菜&大枣**

滋润皮肤、抗衰老、养血益精。

**相宜**　**芹菜&牛肉**

营养、保健、瘦身。

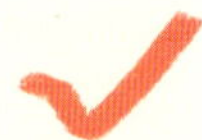

**相宜**　**芹菜&鱿鱼**

强壮心肺、降低胆固醇。

**相忌**　**芹菜&蛤蜊**

会破坏芹菜中的维生素$B_1$。

**相忌**　**芹菜&鸡肉**

同食伤元气，不利于营养吸收。

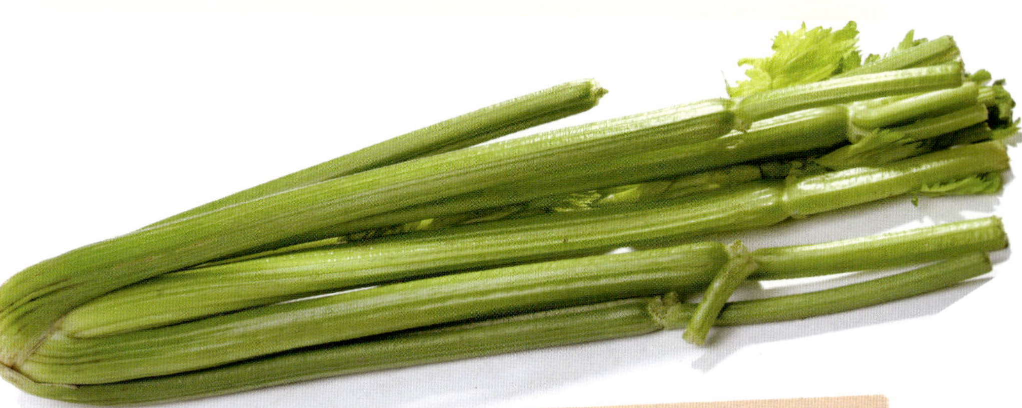

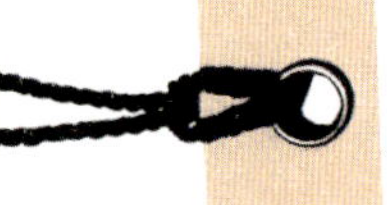

# {芹菜}

| 膳食纤维 | 钾 | 维生素C |
| --- | --- | --- |
| 1.4克 | 154毫克 | 12毫克 |

芹菜中含有甘露醇、挥发油等物质，是人体不可缺少的物质，有促进消化的作用，还可治疗高血压。

## 肉末炒芹菜

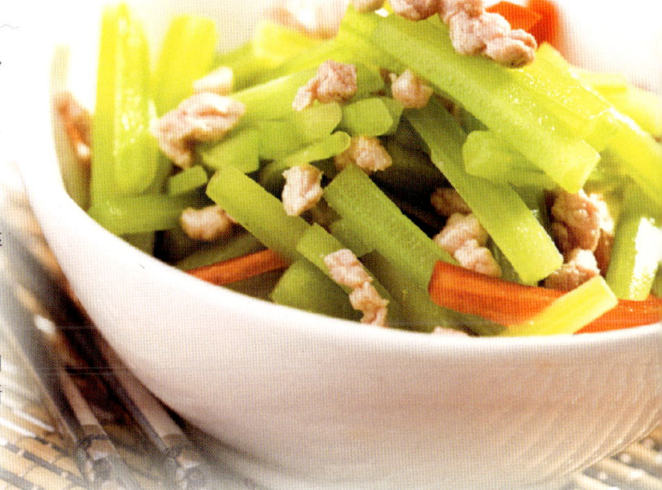

**原料** 芹菜250克，猪肥瘦肉150克，植物油15克，酱油10克，料酒1小匙，精盐1小匙，白糖1/2小匙，香油1小匙，葱末3克，姜末2克。

**做法** 1. 将芹菜洗净，控干水分，切成碎丁；猪肉洗净，剁成末。

2. 炒锅注油烧至五成热，放入猪肉末炒散，下葱、姜未炒出香味，加入芹菜、酱油、料酒炒匀，再加精盐、白糖、适量清水略炒，收干汤汁，淋上香油，出锅即可。

## 西芹百合炒腰果

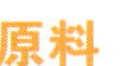

**原料** 水发百合150克，西芹100克，腰果30克，植物油15克，精盐1小匙，高汤1大匙，湿淀粉10克。

**做法** 1. 将茄子洗净，切去两头尖和蒂，再切节（约2.5厘米），掏去心瓤待用。

2. 将西芹、百合放入沸水中焯至断生，捞出沥干水分。

3. 炒锅注油烧热，放入西芹略炒，加入鲜汤烧开，再加入百合、精盐，用湿淀粉勾琉璃芡，翻炒均匀出盘放入腰果即可。

**相宜　菠菜&猪肝**

能促进营养吸收，防治贫血。

**相宜　菠菜&猪血**

养血、止血、润燥。

**相宜　菠菜&茄子**

能够加快血液循环、预防癌症。

**相忌　菠菜&牛奶**

两者同时食用会引起腹泻。

**相忌　菠菜&猪肉**

导致身体对铜的吸收率降低。

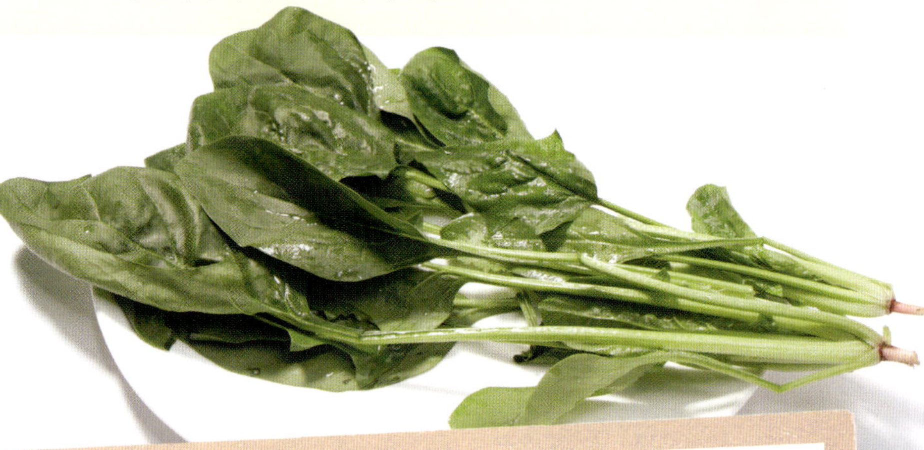

# {菠菜}

| 膳食纤维 | 铁 | 维生素$B_6$ |
| --- | --- | --- |
| 1.7克 | 1.8毫克 | 1.8毫克 |

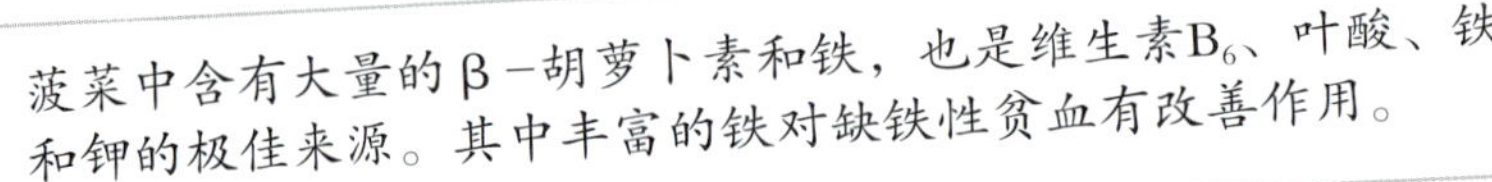

菠菜中含有大量的β-胡萝卜素和铁，也是维生素$B_6$、叶酸、铁和钾的极佳来源。其中丰富的铁对缺铁性贫血有改善作用。

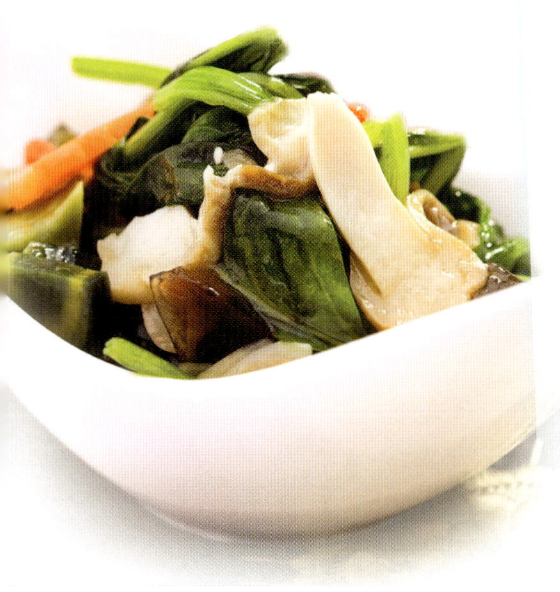

## 上汤浸菠菜

**原料** 菠菜300克，胡萝卜25克，草菇20克，枸杞子15克，松花蛋1/2个，姜片10克，精盐1小匙，香油1/2小匙，猪骨汤4大匙，植物油2大匙。

**做法** 1. 菠菜择洗干净，放入沸水中焯透，捞出沥干，装入碗中。

2. 胡萝卜洗净，切花；草菇洗净，切片，一起用沸水略焯，捞出沥干；松花蛋切成小块。

3. 锅中加入植物油烧至六成热，先下入姜片、松花蛋略煎一下。

4. 再添入猪骨汤，放入枸杞子、胡萝卜、草菇、精盐烧开，然后淋上香油，浇在菠菜上即可。

## 菠菜拌干豆腐

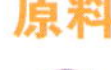

**原料** 菠菜250克，干豆腐125克，红干椒、葱丝各15克，花椒15粒，精盐、白糖、香醋各2小匙，植物油1小匙。

**做法** 1. 菠菜择洗干净，下入沸水锅中，焯烫两分钟，捞出沥水，切成段；干豆腐切成4厘米长、1厘米宽的条；红干椒洗净，切成段；花椒洗净。

2. 将菠菜段放入盘中，加入干豆腐条、葱丝、香醋、白糖、精盐拌匀。

3. 锅中加植物油烧热，下入花椒，用小火炸出椒香味，捞出花椒不用，离火后放入红干椒段煸炒至酥脆，浇在菠菜、干豆腐上即可。

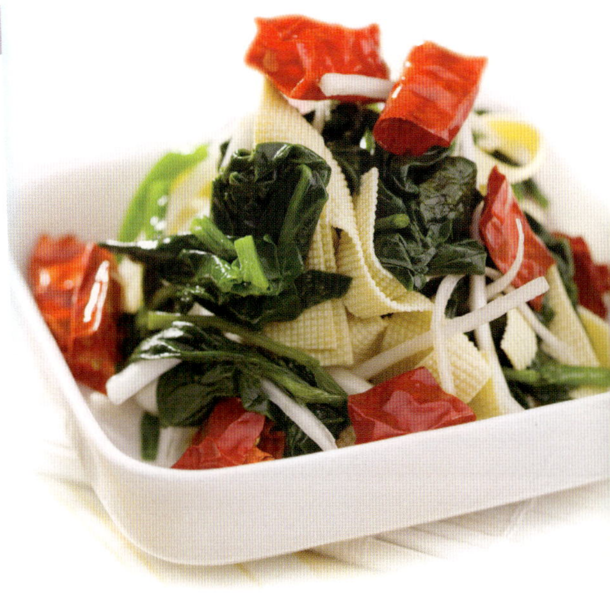

**相宜** **玉米&花椰菜**

健脾胃、补虚、助消化。

**相宜** **玉米&洋葱**

生津止渴、降血脂。

**相宜** **玉米&松子**

减缓脑功能退化等功效。

**相忌** **玉米&土豆**

容易使体重增加、血糖升高。

**相忌** **玉米&田螺&牡蛎**

阻碍人体对锌的吸收。

# {玉米}

| 膳食纤维 | 钾 | 磷 |
| --- | --- | --- |
| 8.0克 | 262毫克 | 244毫克 |

玉米籽粒含淀粉、蛋白质、脂肪，维生素含量也比较高。经常食用玉米，可降低血中胆固醇。

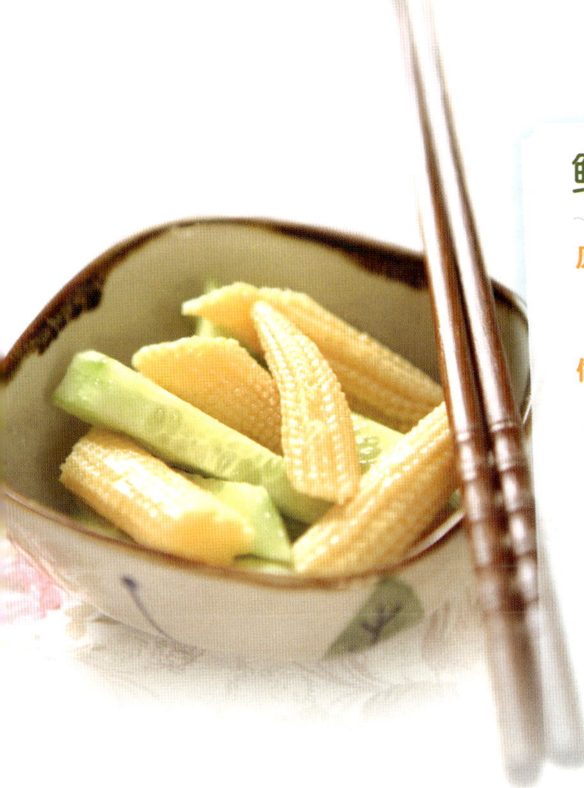

## 鲜奶玉米笋

**原料** 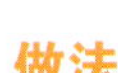 鲜奶100克，玉米笋5个，植物油、白糖、盐、水淀粉各适量。

**做法** 

1. 把每个玉米笋切半，放入热水锅内略烫捞出，控干水分。

2. 锅置火上，烧热加植物油，油热后放入面粉炒开，添少许汤，加入鲜牛奶、白糖、盐及烫好的玉米笋，用小火烧至入味后，用水淀粉勾芡，芡熟时淋上奶油，出锅装盘即可。

## 彩色蔬菜汤

**原料** 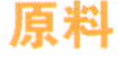 胡萝卜1根，豌豆、红腰豆、玉米粒各30克，百合50克，豇豆100克，洋葱半个，蒜末少许，精盐适量，番茄酱、植物油各2大匙。

**做法**

1. 胡萝卜洗净，切成丁；豇豆洗净，切成段；洋葱去皮，洗净，切小块；百合洗净，切小块。

2. 红腰豆洗净，用清水浸泡一晚，连泡豆子的水一起煮沸，转小火煮至豆子熟软，捞出控水。

3. 炒锅烧热，加植物油，六成热时下入洋葱块、蒜末、番茄酱、豇豆翻炒，再加入清水，放入豌豆、红腰豆、玉米粒、百合，加精盐调味，再煮10分钟即可。

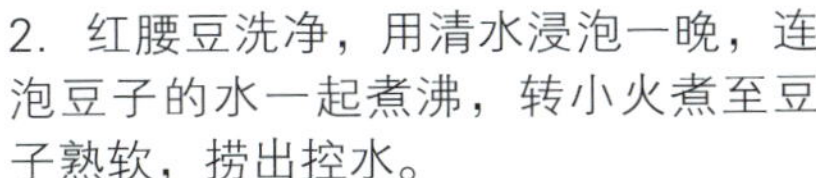

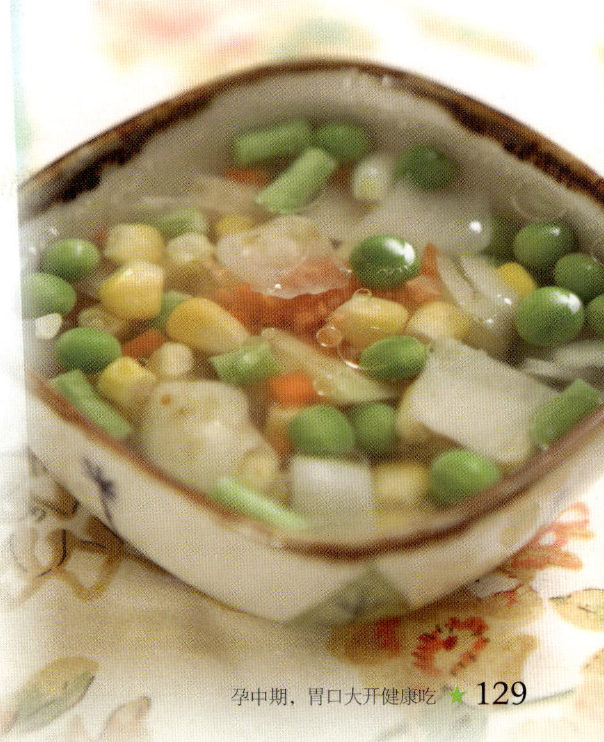

**相宜** **土豆&豆角**

可防止急性肠胃炎，呕吐腹泻。

**相宜** **土豆&牛肉**

同食可起到保护胃黏膜的作用。

**相宜** **土豆&牛奶**

补充营养，丰富营养素。

**相忌** **土豆&香蕉**

可能会引起面部生斑。

**相忌** **土豆&番茄**

同食导致食欲不佳，消化不良。

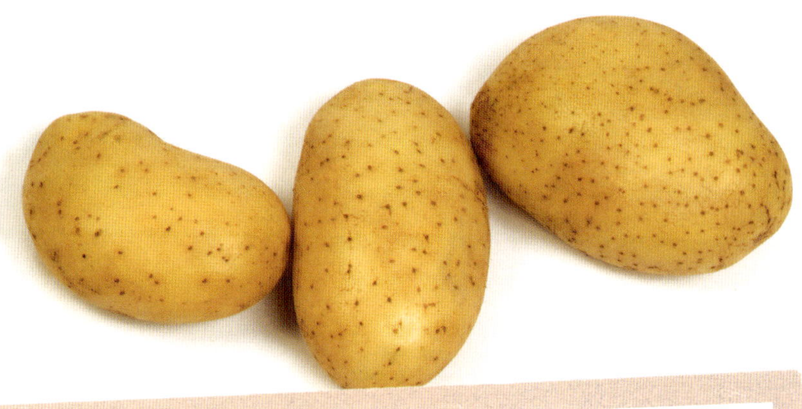

# {土豆}

| 膳食纤维 | 钾 | 磷 |
|---|---|---|
| 0.7克 | 342毫克 | 40毫克 |

土豆所含的膳食纤维，有促进胃肠蠕动和加速胆固醇在肠道内代谢的功效，具有通便和降低胆固醇的作用。

## 红焖小土豆

**原料** 小土豆500克，五花肉100克，青尖椒50克，精盐、酱油、糖、干辣椒粉各1/2小匙，八角5克，醪糟10克，植物油30克。

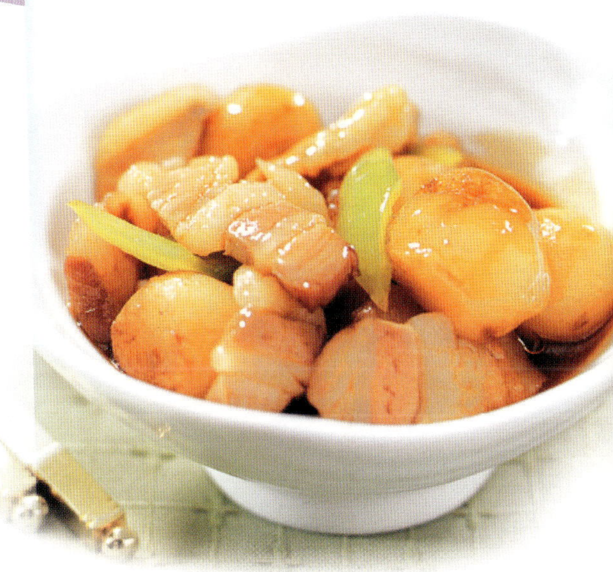

**做法**

1. 将五花肉切成厚片；小土豆洗净；葱、姜切段备用。

2. 将五花肉放入平锅，煎出油至香，放入八角、干辣椒粉、精盐、白糖、醪糟、清水、酱油煮开。

3. 煮开后将小土豆放入煮熟至汁干，用铲将小土豆弄扁，煎上色即可。

## 干煸土豆片

**原料** 土豆500克，香菜段50克，干红辣椒丝10克，蒜末5克，精盐、白糖、花椒油、香油各1/2小匙，植物油75克。

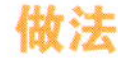

**做法**

1. 将土豆去皮、洗净，切成片备用。

2. 坐锅点火，加油烧至七成热，下入土豆片炸成金黄色，捞出沥油待用。

3. 锅中留少许底油烧热，先下入干红辣椒丝、蒜末炒出香味，再放入土豆片，加入精盐、白糖，用小火炒约两分钟，然后撒上香菜段，淋上花椒油、香油，出锅装盘即可。

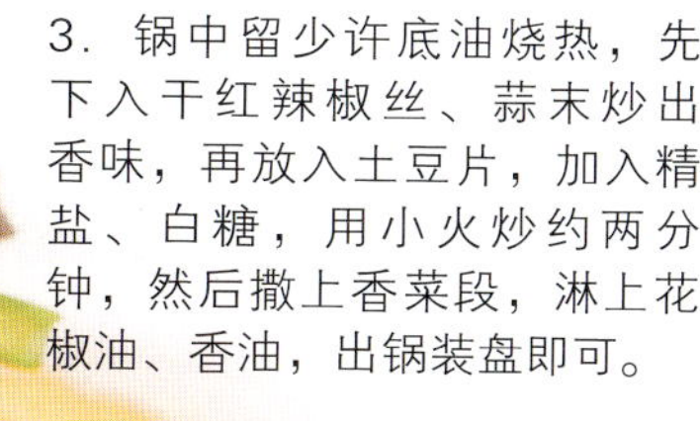

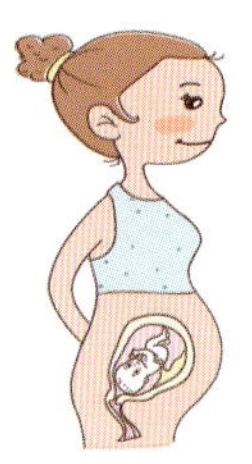

# 孕7月，优育提纲

## 你要这样做

本月胎儿的大脑发育进入第二个高峰期，要多吃一些健脑食物，为胎儿的大脑发育提供充足的能量。

胎儿的视觉神经功能已经开始发育，此时可以用科学的方法进行光照胎教。

睡觉时采用左侧卧位。在休息和睡觉的时候，采用左侧卧位有利于下腔静脉的血液循环，减轻静脉曲张的症状，并用枕头将腿部垫高。

从现在到分娩，最好多吃些豆类和谷类的食品，这不仅能满足孕妈妈身体的需要，同时还可以满足胎儿在此阶段对营养的需要。

及时补充维生素A、B族维生素和维生素E。

## 你不要这样做

杏仁具有一定的毒性，很有可能诱发胎儿畸形；核桃仁有可能引发流产，这两种坚果要谨慎食用。

坚果不宜多吃。坚果类油性较大，而孕妈妈的消化功能却相对有所减弱，如果过量食用坚果，很容易导致消化不良。每天食用坚果不宜超过50克。

长时间地看电视，可能会引起流产和早产，导致胎儿发育异常。另外，坐着看电视时间太长还会影响孕妈妈的下肢血液回流，加重下肢水肿，甚至出现下肢静脉曲张。因此每次最多看1～2个小时。

怀孕后期容易出现妊娠瘙痒症，这是肝内胆汁瘀积造成的。所以孕妈妈一定要注意保护肝脏，避免吃高盐分的食物。

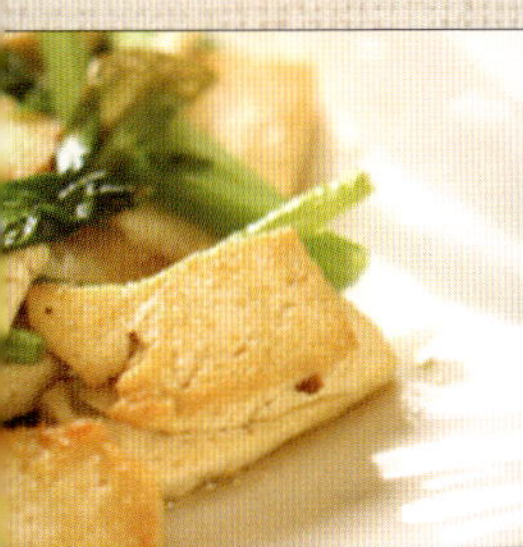

# 第七个月：营养最后冲刺阶段

要预防患**妊娠高血压综合征**。

## 看看胎儿的样子

胎儿正在以最快的速度生长和发育。胎儿现在的主要任务是增加体重。此时男孩儿的睾丸开始下降进入阴囊。女孩儿的阴唇仍很小，还不能覆盖阴蒂，在怀孕最后几周，两侧的阴唇将逐渐靠拢。

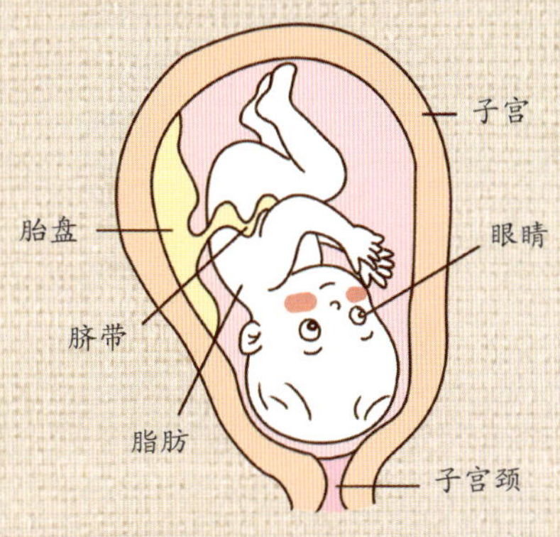


## 以下营养素要重视

### ■钙：再一次很重要

胎儿的皮肤和生殖器的发育处在重要阶段，孕妈妈体内钙的水平较低，有可能会出现抽筋的现象。可多吃点大豆、牛奶、玉米、胡萝卜、奶酪、鸡蛋、紫菜、虾皮等。尽量选择食补，在补钙的同时，还要多进行户外运动，多晒太阳，才能促进对钙的吸收。

### ■碳水化合物：提供热量并调节脂肪代谢

这个月，胎儿开始在肝脏和皮下储存糖原和脂肪，如果孕妈妈摄入的碳水化合物不足，就易造成蛋白质缺乏或酮症酸中毒。因此，要及时补充足够的碳水化合物，全谷类、薯类中均含有碳水化合物。

## DHA：大脑皮层重要组成物质

孕7月，胎儿的大脑和视网膜发育进入第二个高峰期，因此孕妈妈要注意补充DHA，再次强调含DHA的食物有金枪鱼、沙丁鱼、鳗鱼、虾、鸡蛋、牛奶、豆腐等，孕妈妈可以根据自己的喜好来选择。

# 本时期营养需求

## 留住鱼中的DHA

吃鱼时，不同的烹调方法会影响对鱼体内不饱和脂肪酸的利用率。想要100%地摄取DHA和EPA，首先烹调方法是生食，其次是蒸、炖、烤。在炸鱼的时候，尽量不要用玉米油及瓜子油，因为此类食用油中含有亚油酸，会妨碍对DHA和EPA的吸收。

鱼类的干制品通常是将鱼剖开在太阳下晒干，虽然长时间与空气和紫外线接触，但损失的DHA和EPA可以忽略不计。烤、炖的做法可保留DHA和EPA的含量80%。

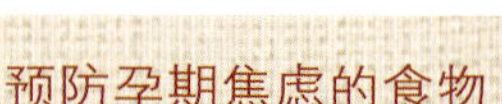

## 孕期焦虑宜吃的食物

食物是影响情绪的一大因素，选对食物的确能提神，安抚情绪，改善忧郁、焦虑，这也是为什么许多人在心情不好时借由食物使自己的情绪得到缓和和改善。孕妈妈不妨在孕期多摄取富含B族维生素、维生素C、镁、锌的食物及深海鱼等，通过饮食的调整来达到抗压及抗焦虑的功效。

**预防孕期焦虑的食物**

鱼油、深海鱼；鸡蛋、牛奶、优质肉类、酵母粉等；空心菜、菠菜、番茄；豌豆、红豆、坚果类、谷类等；香蕉、梨、葡萄柚、柑橘类、香瓜等。

## 妊娠斑也能吃下去

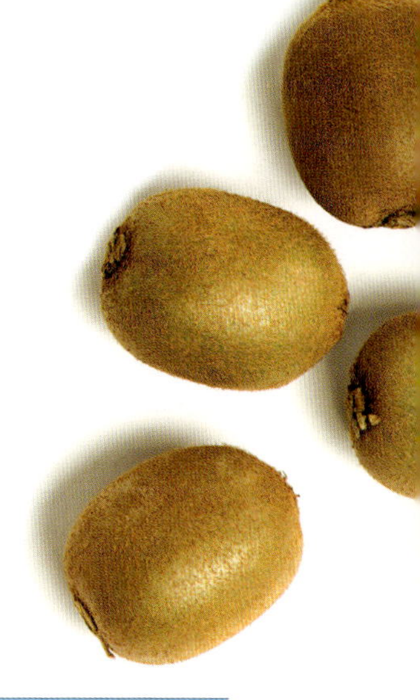

如果孕妈妈的饮食中缺少谷胱甘肽，皮肤里的酪氨酸酶的活性就会增强，就极有可能使得妊娠斑增加。孕妈妈要多吃具有抗斑的食物，如番茄、带皮的谷物、牛奶等。

孕妈妈常吃番茄，不仅能增强皮肤弹性，使脸色红润，还能减少甚至消除因激素变化而引起的面部妊娠斑。

| 排行 | 食物 | 功效 |
| --- | --- | --- |
| 1 | 猕猴桃 | 猕猴桃可以有效抑制皮肤内多巴醌的氧化作用，使皮肤中深色氧化型色素转化为还原型浅色素，干扰黑色素的形成，预防色素沉淀，保持皮肤白皙。并有助于消除皮肤上已有的斑点 |
| 2 | 番茄 | 它所含的丰富番茄红素、维生素C是抑制黑色素形成的最好武器。有实验证明，常吃番茄可以有效减少黑色素的形成 |
| 3 | 柠檬 | 柠檬也是抗斑美容的水果之一。柠檬中所含的枸橼酸能够有效地防止皮肤色素沉着。使用柠檬制成的沐浴剂洗澡能使皮肤滋润光滑 |
| 4 | 胡萝卜 | 每日喝1杯胡萝卜汁，且有神奇的祛斑作用。因为胡萝卜含有丰富的维生素A原。维生素A原在体内可转化为维生素A |
| 5 | 黄瓜 | 黄瓜中含有丰富的维生素C，能够起到消褪色素的作用，同时含有丰富的钾盐和一定数量的胡萝卜素、维生素C、维生素$B_1$、维生素$B_2$、糖类等营养成分 |

### Tips

番茄美容小偏方

1. 将番茄捣烂取汁液，加少量蜂蜜和黄豆粉调匀，涂于面部和手臂，15分钟后洗净。
2. 常喝番茄汁或者用番茄汁洗脸，可使面容光泽红润。

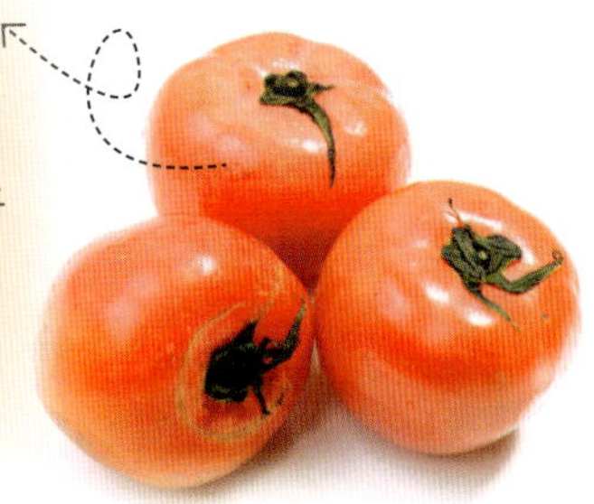

## 孕期小常识——预防静脉曲张

怀孕后子宫为了担负起孕育新生命的重任，需要大量的血液供应，这样就会使盆腔静脉和骼内静脉血液回流增加，导致静脉内的压力增大，随着胎儿的不断生长，子宫在骨盆内也要相应增大，容易压迫静脉，血液回流受阻，使下肢薄壁静脉异常扩张。同时机体内产生的雌激素水平升高，从而导致阴部静脉部松弛，这也是造成妊娠期孕妈妈外阴部静脉曲张的重要原因之一。

| | |
|---|---|
| 1 | 不要提重物。重物会加重身体对下肢的压力，不利于症状的缓解 |
| 2 | 不要穿紧身的衣服。腰带、鞋子都不可过紧，而且最好穿低跟鞋 |
| 3 | 不要长时间站或坐。经常活动双腿，促进血液循环 |
| 4 | 睡觉时采用左侧卧位。在休息和睡觉的时候，采用左侧卧位有利于下腔静脉的血液循环，减轻静脉曲张的症状，并用枕头将腿部垫高 |
| 5 | 避免高温。高温易使血管扩张，加重病情 |
| 6 | 控制体重。如果超重，会增加身体的负担，使静脉曲张更加严重 |

**Tips**

静脉曲张在短期内通常对孕妈妈和胎儿是无害的。但是会使孕妈妈觉得发痒、疼痛、麻木和疲倦，而且可能也不美观。当孕妈妈发生外阴静脉曲张时要及时治疗，并且禁止性生活和骑自行车。

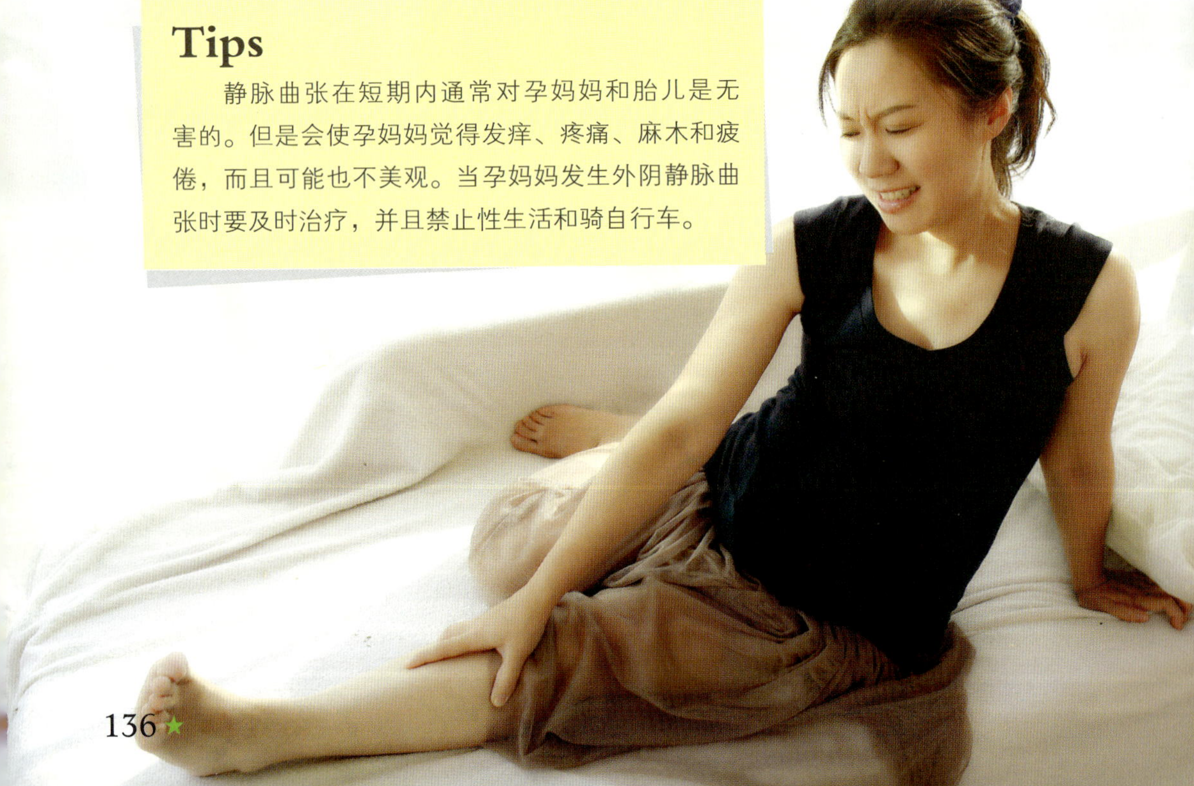

## 孕7月食谱推荐

| | 早餐 | 午餐 | 晚餐 |
|---|---|---|---|
| 第一周 | 大米粥、豆浆、酸奶、香煎鸡蛋饼、素三鲜汤面、南瓜百合粥、大枣山药粥、玉米瘦肉粥 | 米饭、地瓜、鸡蛋、肉末焖菠菜、清炒黄瓜片、海米扒油菜、骨头白菜煲 | 米饭、素四宝烩饭、牡蛎鲜虾萝卜丝、韭菜炒肉皮、青椒炒蛋、生拌茄子、胡萝卜炒木耳 |
| 第二周 | 小米粥、花卷、酸奶、鸡蛋、什锦鸡蛋面、黄花蛋粥、桂花糖藕粥、黑芝麻糊 | 二米饭、什锦鸡肉饭、白萝卜炖排骨、红焖小土豆、茭白炒猪肝、干煸土豆片 | 米饭、海参虾仁炒饭、冬瓜八宝汤、素炒鲜芦笋、三鲜锅烙、水果沙拉、海带排骨汤 |
| 第三周 | 米饭、牛奶、全麦面包、鸡蛋、蔬菜沙拉、虾仁菠菜粥、大枣银耳粥、黄金汤饺 | 米饭、花卷、彩椒牛肉炒饭、肉片炒莲藕、粉皮黄瓜、糖醋甘蓝、土豆烧牛肉、葱香笋叶 | 米饭、红豆饭、孜然肉片、清蒸鲈鱼、家常凉菜、苦瓜炒鸡蛋、酱焖茭白、莴笋海鲜汤 |
| 第四周 | 米饭、红豆粥、酸奶、鸡蛋、番茄面、素馅儿包子、笋肉馄饨、奶香玉米饼、如意卷 | 米饭、素三鲜饺子、炸酱面、芦笋炒里脊、红烧鳕鱼、家常凉菜、干煸四季豆 | 米饭、馒头、胡萝卜牛肉水饺、土豆菠菜汤、豆酱卷心菜、蒜香西蓝花、炝拌金针蘑、红烧鲫鱼 |

**相宜　鲤鱼&黑豆**

利水、活血、益肾。

**相宜　鲤鱼&白菜**

两者同食有养颜护肤的功效。

**相宜　鲤鱼&香菇**

两者同食能提供全面的营养。

**相忌　鲤鱼&鸡蛋**

易产生异味，影响食欲。

**相忌　鲤鱼&鸡肉**

两者功能相悖，不宜同食。

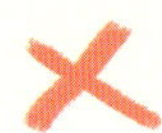

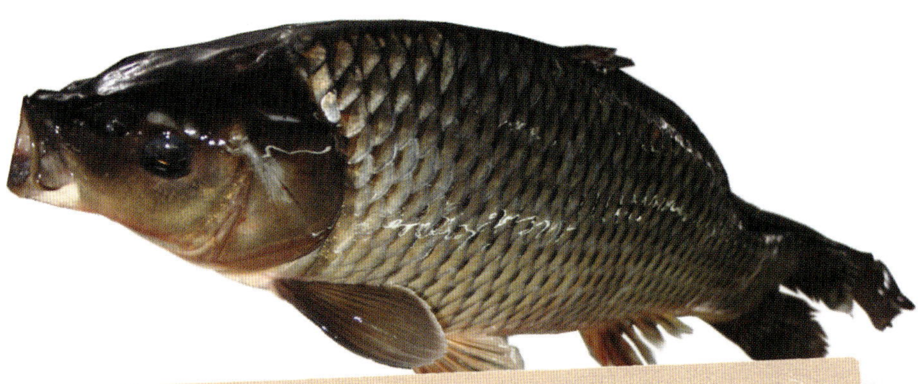

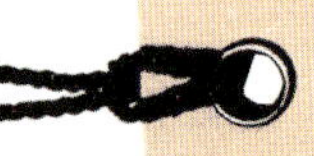

# {鲤鱼}

| 蛋白质 | 钾 | 磷 |
|---|---|---|
| 17.6克 | 334毫克 | 204毫克 |

鲤鱼是淡水鱼中总产量最高的一种，富含蛋白质、钙、磷、铁、维生素A、B族维生素和维生素C等营养成分。

## 糖醋酥鱼片

**原料** 净鲤鱼肉400克，面包糠适量，鸡蛋2个，葱花、姜末、蒜末各15克，精盐1小匙，胡椒粉、酱油各少许，米醋、料酒、香油各2小匙，白糖、水淀粉各3大匙，鲜汤、植物油各适量。

**做法** 1. 精盐、酱油、米醋、料酒、胡椒粉、白糖、水淀粉、香油、鲜汤调匀成味汁。

2. 净鲤鱼肉切成小片，加入料酒、精盐拌匀，再磕入鸡蛋，加入水淀粉搅拌均匀。

3. 锅中加入植物油烧至五成热，把鱼片裹匀面包糠，放入油锅内炸至表皮酥香，捞出鱼片，沥干油分，码盘。

4. 锅中留底油，复置火上烧热，放入葱花、姜末、蒜末炒香，烹入味汁炒至浓稠，出锅浇淋在鱼片上即可。

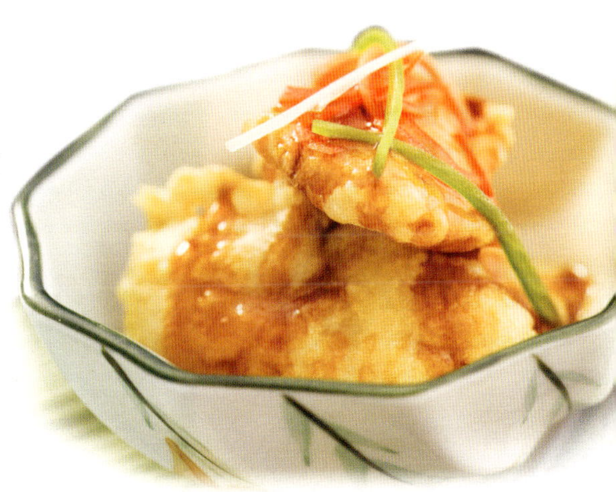

## 红烧鱼尾

**原料** 鲤鱼鱼尾1条，青蒜1头，蒜2瓣，黑胡椒1/4小匙，番茄酱1小匙，糖、酱油各1大匙，植物油30克。

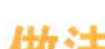

**做法** 1. 青蒜切丝，蒜切末，鱼尾洗净备用。

2. 锅中倒入植物油烧热，爆香蒜末，放入调味料煮开，加入鱼尾以中火烧至汤汁收干，盛入盘中，撒上青蒜丝即可。

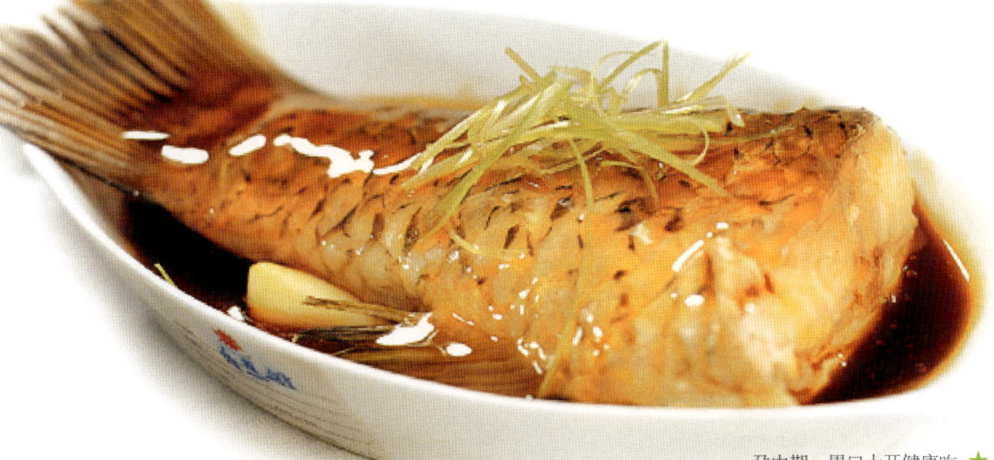

**相宜**　**海参&羊肉**

强身健体、补充精力。

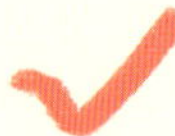

**相宜**　**海参&鸡肉**

补肾润燥、益气养血。

**相宜**　**海参&平菇**

补肾益精、养血润燥。

**相忌**　**海参&山楂**

同食会引发腹疼、恶心等症状。

**相忌**　**海参&番茄**

影响蛋白质的消化和吸收。

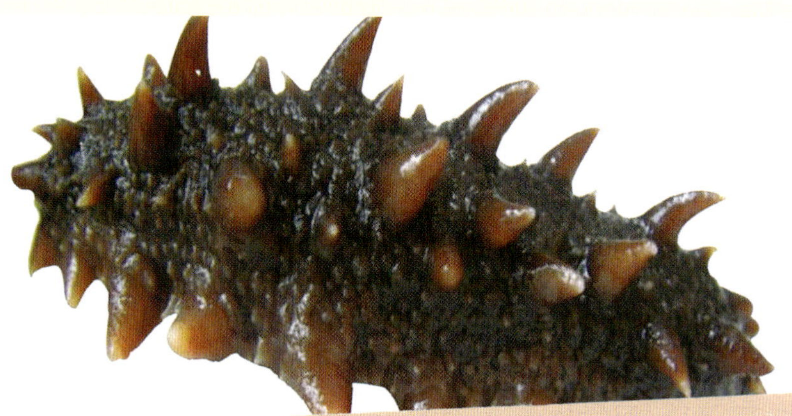

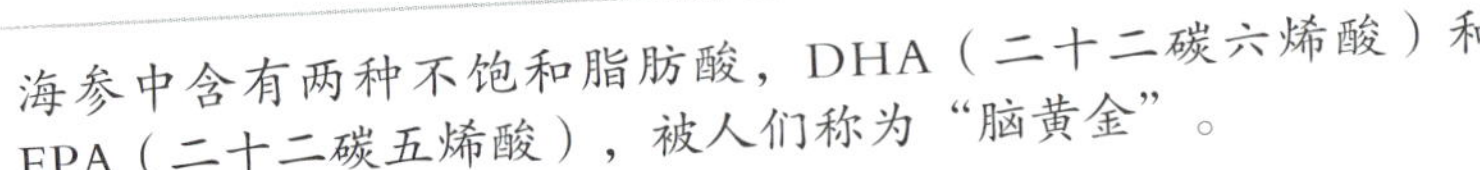

# {海参}

| 蛋白质 | 钙 | 铁 |
| --- | --- | --- |
| 16.5克 | 285毫克 | 13.2毫克 |

海参中含有两种不饱和脂肪酸，DHA（二十二碳六烯酸）和EPA（二十二碳五烯酸），被人们称为“脑黄金”。

## 红焖海参

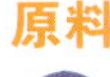

**原料** 水发海参750克，姜块15克，香菜根、葱段各25克，生蒜1头，甘草片5克，精盐、红豉油各1小匙，料酒、酱油、水淀粉各1大匙，香油2小匙，植物油3大匙，老汤适量。

**做法** 1. 水发海参收拾干净，放入冷水锅内，加入姜块、葱段、精盐、料酒煮几分钟，捞出沥水。

2. 锅中加植物油烧热，加入香菜根、生蒜、酱油、红豉油、甘草片和老汤煮25分钟，捞出杂质成酱汁。

3. 加入海参块，转小火焖1小时，再加入精盐调匀，用水淀粉勾芡，淋上香油，出锅装盘即可。

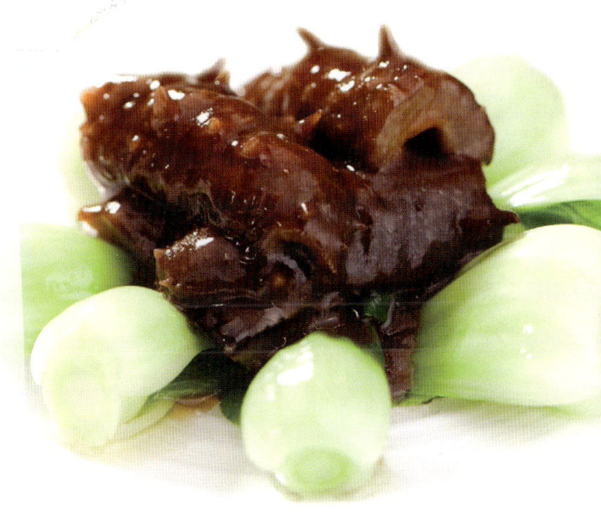

## 三鲜烩海参

**原料** 水发海参2条，虾仁250克，蜜豆100克，熟火腿蓉1大匙，姜2片。蚝油1大匙，酱油1小匙，淀粉1小匙，水3大匙，料酒2小匙，清鸡汤1杯，植物油30克。

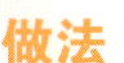

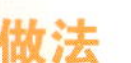

**做法** 1. 海参去掉肠脏，洗净，汆烫切块；虾仁挑肠，洗净汆烫；蜜豆撕去老筋，洗净。

2. 热油两大匙，下姜片炒香，倒入海参，下调料酒、清鸡汤焖10分钟，加入虾仁、蜜豆、火腿蓉烩3分钟，下蚝油、酱油、淀粉、水煮滚拌匀即可。

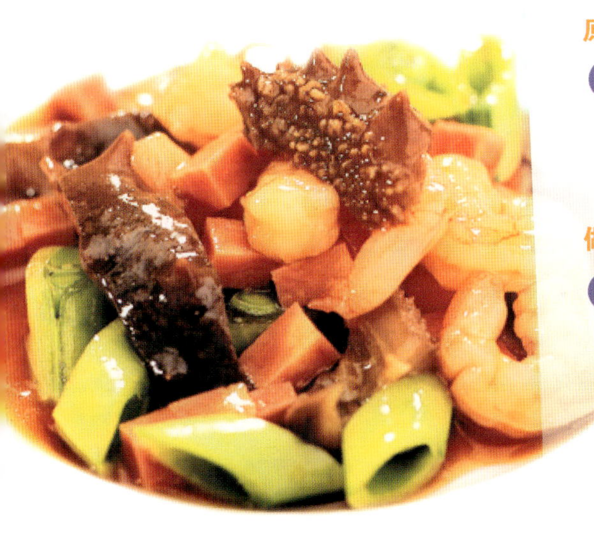

**相宜** **莴笋&豆腐皮**

理气、强壮筋骨、通便。

**相宜** **莴笋&香菇**

利尿通便、降脂降压。

**相宜** **莴笋&蒜苗**

同食可以防治高血压。

**相忌** **莴笋&蜂蜜**

同食损害肠胃功能，易致腹泻。

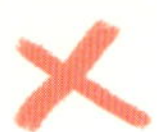

**相忌** **莴笋&山楂**

同食会降低营养价值。

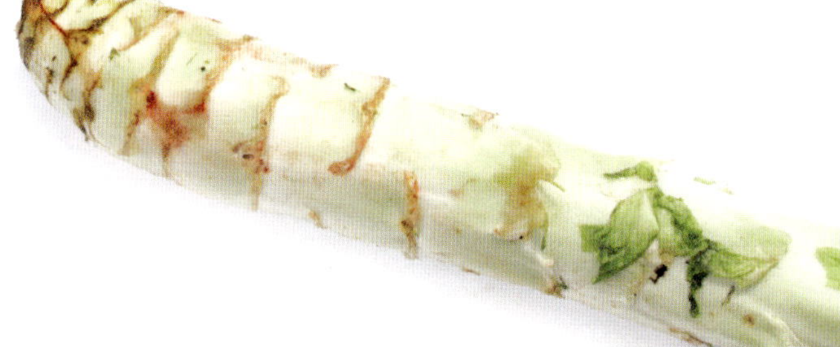

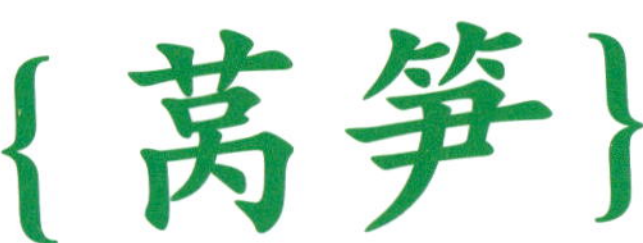


| 膳食纤维 | 铁 | 钙 |
| --- | --- | --- |
| 0.6克 | 5.5毫克 | 190毫克 |

莴笋中含有一定量的微量元素——钙、铁，特别是莴笋中的铁元素，很容易被人体吸收，食用新鲜莴笋，可以防治缺铁性贫血。

## 莴笋海鲜汤

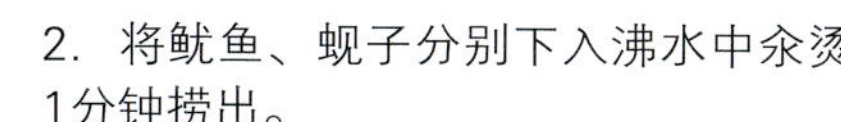

**原料** 莴笋1棵，鲜虾6只，水发鱿鱼100克，蚬子80克，精盐适量，料酒1大匙，葱、姜末各少许，高汤适量。

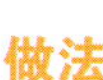

**做法** 1. 莴笋去老皮，切菱形块；水发鱿鱼洗净，剞花刀；其他原料洗净待用。

2. 将鱿鱼、蚬子分别下入沸水中氽烫1分钟捞出。

3. 锅中加入植物油烧热，下入葱末、姜末略炒，加8杯高汤煮沸，再下入莴笋、鲜虾、鱿鱼、蚬子及精盐、料酒煮10分钟，待汤汁入味，出锅即可。

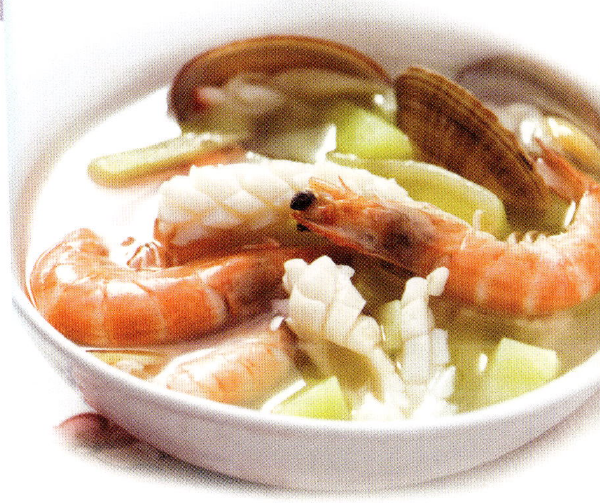

## 葱香笋叶

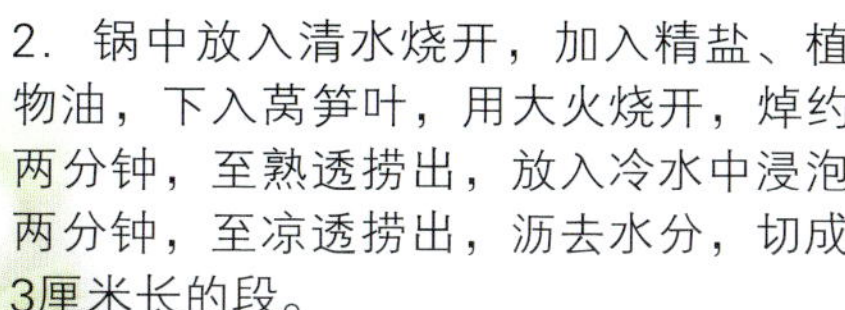

**原料** 嫩莴笋叶400克，葱白50克，红辣椒20克，精盐2小匙，植物油1小匙，白糖1/2小匙。

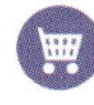

**做法** 1. 把莴笋叶洗净，沥去水；葱白先横切成3厘米长的段，再顺切成细丝；红辣椒去蒂及籽，洗净，切成细丝。

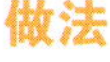

2. 锅中放入清水烧开，加入精盐、植物油，下入莴笋叶，用大火烧开，焯约两分钟，至熟透捞出，放入冷水中浸泡两分钟，至凉透捞出，沥去水分，切成3厘米长的段。

3. 把莴笋叶放入大瓷碗中，加入红椒丝、精盐、白糖，拌匀即可，再把葱丝放在莴笋叶上；锅里放入植物油烧热，出锅浇在葱丝上，装盘上桌即可。

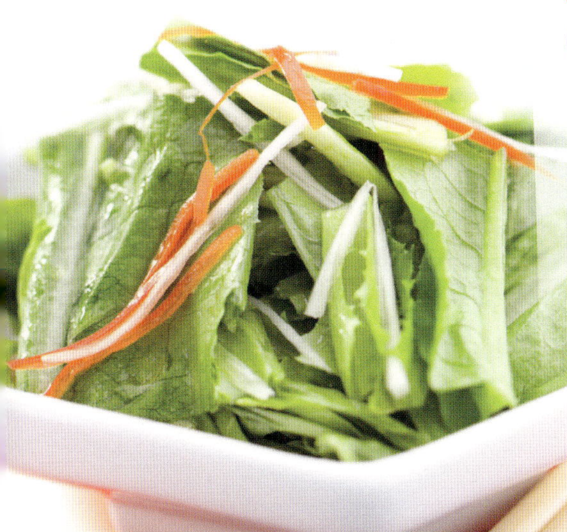

**相宜** **鲫鱼&黑木耳**

两者搭配，适合肥胖者和老人。

**相宜** **鲫鱼&花生**

有利于人体对营养的吸收和利用。

**相宜** **鲫鱼&豆腐**

营养均衡、滋补强生。

**相忌** **鲫鱼&葡萄**

产生的物质会刺激肠胃。

**相忌** **鲫鱼&冬瓜**

同食会降低两者的营养价值。

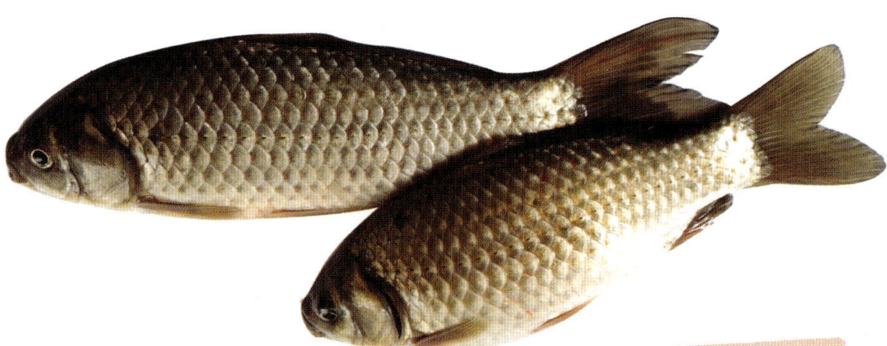

# {鲫鱼}

| 蛋白质 | 钙 | 钾 |
| --- | --- | --- |
| 17.1克 | 79毫克 | 290毫克 |

鲫鱼味甘性平而温，具有益气健脾、利尿消肿、开胃调气、清热解毒、通乳汁等功效。

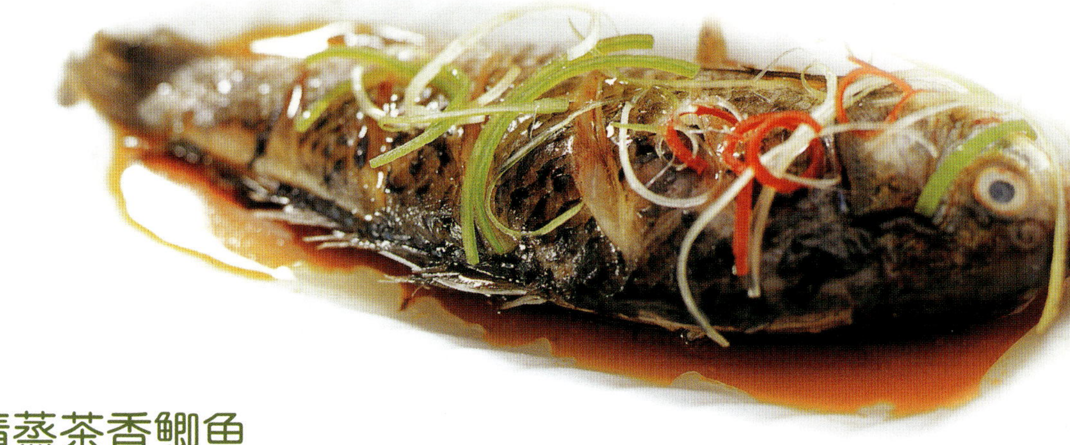

## 清蒸茶香鲫鱼

**原料** 鲫鱼1条，绿茶适量，青、红椒丝少许。葱丝、姜丝各10克，精盐、白糖各1小匙，酱油1大匙，植物油2大匙。

**做法** 1. 将鲫鱼宰杀，去鳞、去鳃，除去内脏，洗净；绿茶用沸水泡开，捞出沥干，放入鱼腹中。

2. 锅中加入清水烧沸，用漏勺托着鲫鱼入锅焯一下，放入盘中，撒上少许精盐、姜丝、葱丝，淋上少许植物油，上屉蒸8分钟至熟，取出。

3. 净锅置火上，加入植物油烧至八成热，下入青、红椒丝炒香，加入白糖、酱油、少许绿茶汁烧沸，浇在鲫鱼上即可。

## 红烧鲫鱼

**原料** 鲫鱼250克，猪肉末(肥瘦)50克，姜末、大蒜末（白皮）、酱油各10克，大葱、白砂糖、料酒各5克，豆瓣酱15克，醋10克，植物油40克。

**做法** 1. 将鲫鱼去鳞、腮及内脏，洗净后立即将鱼抹干。

2. 在鱼身两面划几刀，刀口深达鱼骨；油锅放入植物油加热，油将沸时放入鲫鱼，待两面炸至金黄时取出鱼。

3. 原锅中放入猪肉末炒散后，加入豆瓣酱、姜、蒜末，炒几下，将鱼重新放入，加入料酒、酱油、白糖，并加一些清水，用微火烧炖，直至汁将尽时，盛入盘内；将葱、醋搅匀，浇在鱼身上即可。

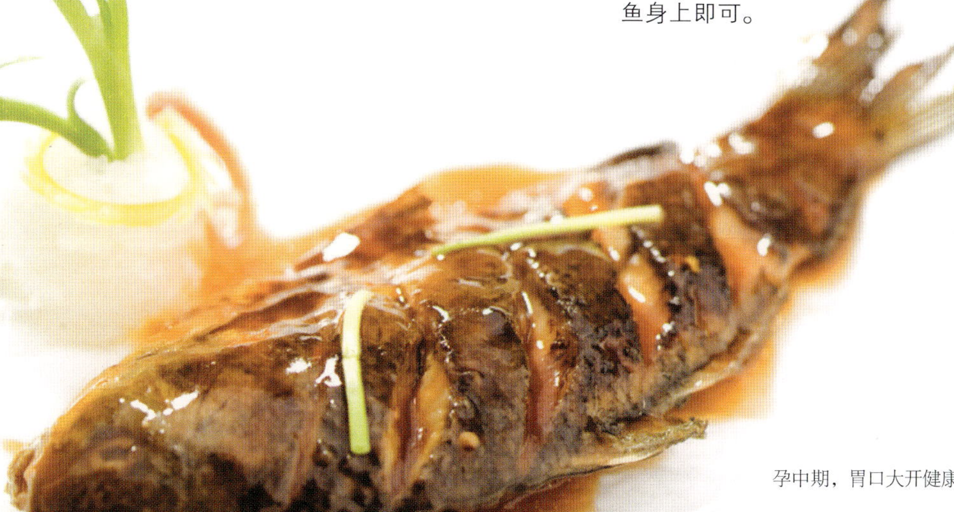

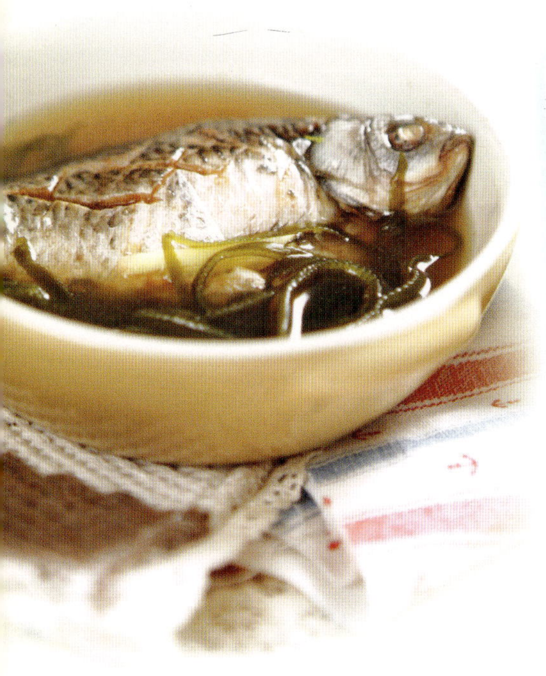

## 海带炖酥鱼

**原料** 小鲫鱼200克、干海带80克，料酒、盐、酱油、醋、白糖、葱段、姜片各适量。

**做法** 1. 将小鲫鱼去除内脏洗净；干海带泡发后切宽条，上锅蒸20分钟后备用。

2. 将鱼摆在小锅内，在上面码上一层海带，放上料酒、盐、酱油、醋、白糖、葱段、姜片。

3. 加水没过菜面，大火煮开后，小火焖至汤稠即可。

## 鲫鱼炖蛋

**原料** 鲫鱼2尾（约500克），鸡蛋1个，精盐1小匙，植物油3小匙，姜丝5克。

**做法** 1. 将鲫鱼去鳞、鳃、内脏，用清水洗干净，在鱼身两侧片上几道斜刀花。

2. 煲置火上，放入适量清水，大火烧开，下鲫鱼及精盐适量，烧1分钟左右，连汤盛入碗内，待用。

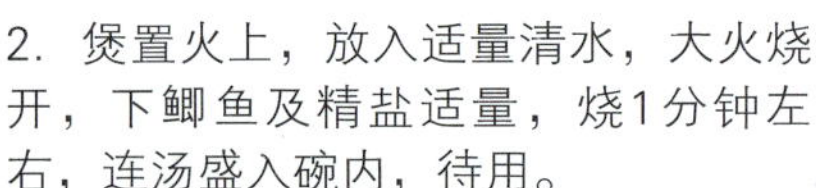

3. 鸡蛋磕入碗内，加清水、精盐搅打均匀，上笼蒸至凝固取出，随即将鲫鱼放上，浇入煮鱼原汤，撒上姜丝，淋上植物油，再放蒸笼里，上火蒸5～10分钟，即可食用。

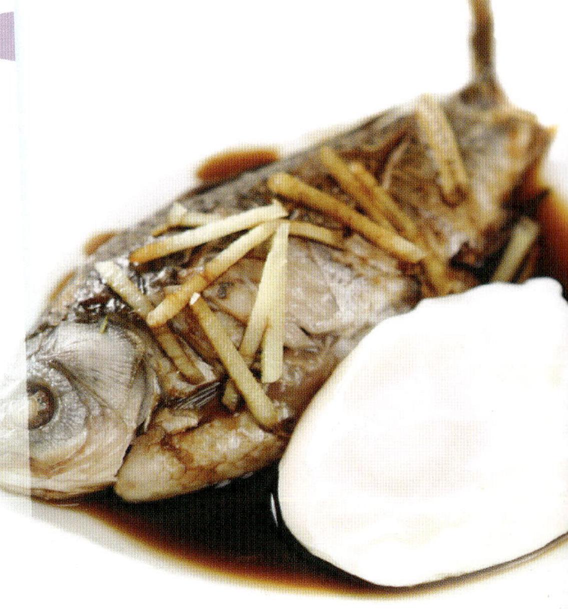

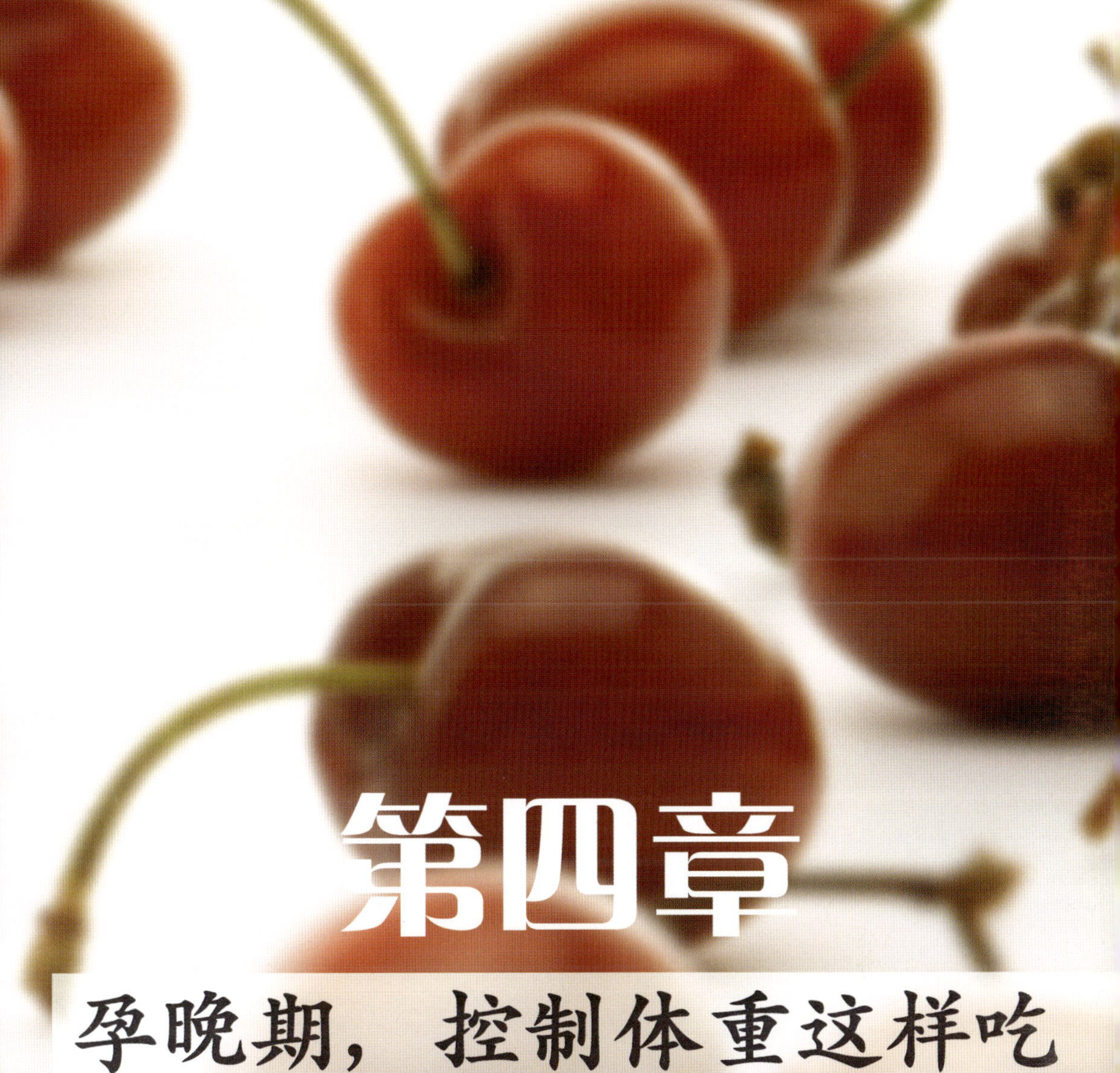

# 第四章

## 孕晚期，控制体重这样吃

不适感再次来袭，
不要太担心，合理饮食，孕妈加油！

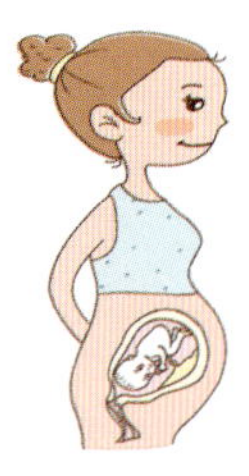

# 孕8月，优育提纲

## 你要这样做

- 这时候胎儿的听觉系统发育完成，可以多给胎儿放一些音乐，刺激听觉神经的发育。
- 孕晚期白带会越来越多，护理不恰当就可能引起外阴炎和阴道炎，导致胎儿在出生经过阴道时被感染。因此，日常生活中要注意保持外阴清洁卫生。
- 此期是胎儿大脑细胞增殖的高峰，孕妈妈需要提供充足的必需脂肪酸，以满足大脑发育所需，多吃海产品可利于DHA（二十二碳六烯酸）的供给。
- 从现在开始，每两周进行一次定期检查，及时和医生沟通身体状况。

## 你不要这样做

- 为了预防妊娠高血压综合征，要减少盐和水分以及糖分的摄取量，为此要适当改变烹调方法和饮食习惯。
- 高浓度、高糖分的食物、刺激性食物、酸性水果都会加重胃灼热感，因此要谨慎食用。
- 孕晚期，胎头逐渐下降，落入盆腔中，向前压迫膀胱，使膀胱变窄，贮尿量减少，从而出现尿频现象。任何情况下都不要憋尿，有了尿意及时排尿，否则容易造成尿潴留。
- 突然增加或减少粗粮的进食量，会引起肠道反应。增加粗粮的进食量时，应循序渐进，不可操之过急。

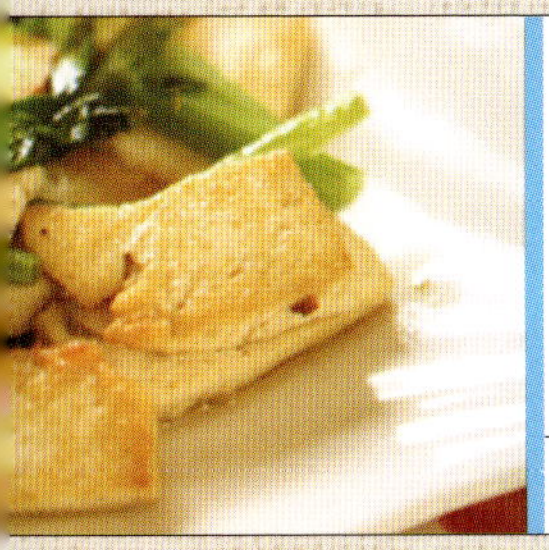

# 第八个月：预防消化不良

少食多餐可以改善**孕妈妈胃部不适**。

## 看看胎儿的样子

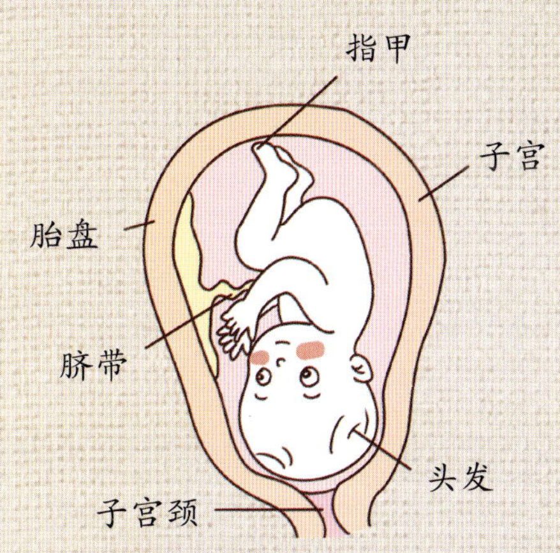


现在胎儿的五种感觉全部开始工作，他能炫耀一项新本领了——将头从一边转向另一边。胎儿的内脏器官正在发育成熟，脚指甲全部长出，头发仍在生长。虽然他继续坚持练习睁眼、闭眼，但每天仍有90%～95%的时间在睡眠中度过。

## 以下营养素要重视

### 锌：助胎儿顺利出生

在孕晚期，锌能维持胎儿的健康发育，并帮助孕妈妈顺利分娩。而胎儿对锌的需求量在孕晚期达到最高。因此，孕妈妈需要多吃一些富含锌元素的食物，如瘦肉、紫菜、牡蛎、鱼类、黄豆、核桃等，尤其是牡蛎，其含锌量非常丰富。

### 膳食纤维：预防和缓解便秘

孕后期，逐渐增大的胎儿给孕妈妈带来负担，孕妈妈很容易发生便秘。为了缓解便秘带来的痛苦，孕妈妈应该注意摄取足够量的膳食纤维，以促进肠道蠕动。孕妈妈还应该适当地进行户外运动，并养成每日定时排便的习惯。

## 本时期营养需求

### ■胃里有团火，怎么吃

#### 胃灼热发生在孕晚期

约有50%以上的孕妈妈会在怀孕期间发生胃部灼热的症状。一般而言，下食道括约肌压力下降及子宫变大，会促成胃内的压力增大，导致酸性的胃内容物逆流，因而引起胃灼热的症状。通常胃灼热发生于怀孕中晚期，大部分的孕妈妈在生产后即可恢复正常。

#### 缓解胃灼热的方法

| | |
|---|---|
| 1 | 少食多餐，使胃部不要过度膨胀，即可减少胃酸的逆流 |
| 2 | 睡前两小时不要进食，饭后半小时至1小时内避免卧床 |
| 3 | 睡觉时尽量以枕头垫高头部15厘米，以防止发生逆流 |
| 4 | 在医生的指导下服用药物中和胃酸 |
| 5 | 体重若过重，应减少自身体重的增加，并避免食用高糖分的食物或饮料 |
| 6 | 油腻食物会引起消化不良；酸性食物或醋会使胃灼热加剧，孕妈妈皆应尽量避免食用 |
| 7 | 咖啡会使食道括约肌松弛，并加剧胃酸的回流，亦应避免 |
| 8 | 过热食物及辛辣食物，都会对胃部产生刺激，所以均宜避免 |
| 9 | 多吃含β-胡萝卜素的蔬菜，及富含维生素C的水果，如胡萝卜、甘蓝、红椒、青椒、猕猴桃 |

## 调节饮食减轻水肿

1. **进食足量的蛋白质。**水肿的孕妈妈，尤其是因为营养不良引起水肿的孕妈妈，每天要保证进食一定量的禽、肉、鱼、虾、蛋、奶等动物性食物和豆类食物。

2. **吃足量的蔬菜和水果。**蔬菜和水果中含有人体必需的多种维生素和微量元素，能提高人体的抵抗力，加速新陈代谢，具有解毒利尿等功效。

3. **不吃过咸的食物。**水肿的孕妈妈宜吃清淡的食物，要尽量控制盐分的摄入，每天摄取量在6克以下，以防止水肿加重。

4. **不吃烟熏或难消化、易胀气的食物。**如牛肉干、猪肉脯、鱿鱼丝、油炸的糯米糕、红薯、洋葱、土豆等，以免引起腹胀，加重水肿。

| 食物类别 | 食物名称 |
| --- | --- |
| 富含蛋白质的食物 | 畜、禽、肉、鱼、虾、蛋、奶、豆类食物等 |
| 富含钾的食物 | 香蕉、梨等新鲜水果 |
| 富含维生素C的食物 | 柠檬、蔬菜、草莓等水果和各种黄绿叶蔬菜 |
| 富含维生素$B_1$的食物 | 猪肉、花生等 |
| 利尿消肿的食物 | 红豆、冬瓜等 |

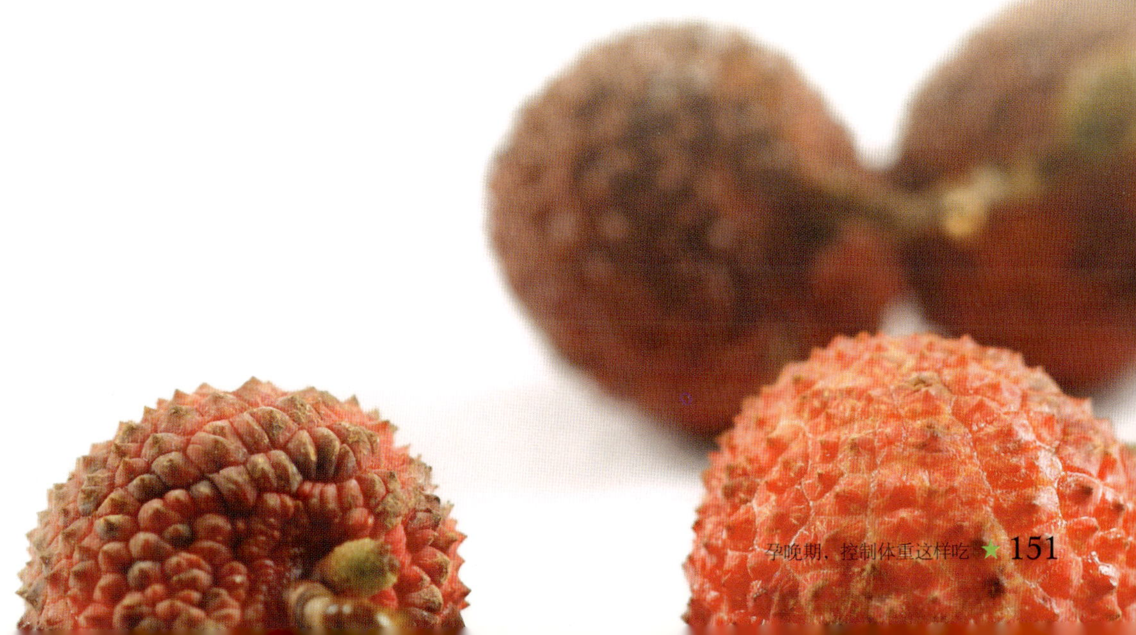

## ■适量吃的海洋性食物

我是营养丰富又好吃的海洋性食物。

人的一生都需要不饱和脂肪酸，怀孕期间尤其如此。不饱和脂肪酸中的Ω-3和DHA（二十二碳六烯酸）有助于胎儿眼睛、大脑、血液和神经系统的发育，整个孕期都需要这些元素，尤其是怀孕的最后3个月，胎儿大脑迅速发育的时候，要多吃鱼类、坚果类食物。

孕期还可以每周吃1～2次海带，海带富含碘、钙、磷、硒等多种矿物质，其中钙含量较高。海带不仅是孕妈妈最理想的补碘食物，还是促进胎儿大脑发育的好食物。

累了吧？吃我帮你赶走疲劳。

## ■吃香蕉可缓解疲劳

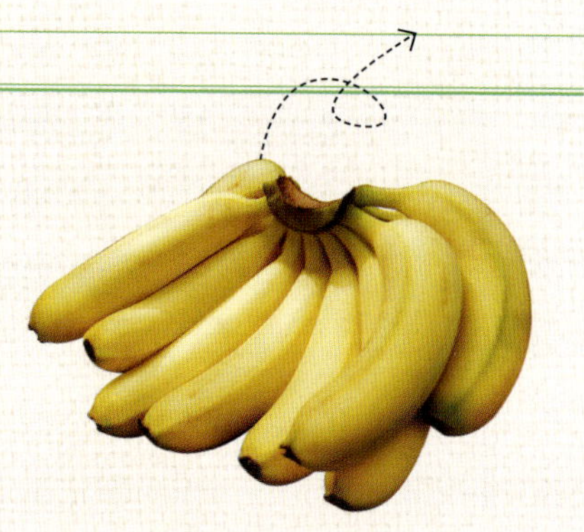

香蕉可以快速提供能量，帮助孕妈妈击退孕晚期随时出现的疲劳。可以把香蕉切成片，放进麦片粥里。也可以和牛奶、全麦面包搭配，作为早餐食物。

## ■饭后1小时再吃猕猴桃

猕猴桃营养丰富，但其性寒，脾胃虚寒者应谨慎食用。经常腹泻和尿频者更应禁食。空腹时食用伤害性较大，所以要在饭后1小时食用比较好。特别需要注意的是，有先兆早产现象的孕妈妈最好不要再吃猕猴桃了。

## 缓解便秘的良方

| | 孕期便秘适合多吃含纤维多的食物 |
|---|---|
| 1 | 如各种制作较粗糙的粮食。如糙米、大麦、玉米 |
| 2 | 多饮水。晨起空腹喝1杯淡盐水，对防治便秘非常有效 |
| 3 | 多吃些富含维生素$B_1$的食物。如粗粮、豆类、瘦肉等，可以促进胃肠蠕动 |
| 4 | 多吃产气食物。适当食用莴笋、萝卜、豆类等，刺激肠道蠕动，利于排便 |
| 5 | 选择含水分多的食物。如鲜牛奶，自己制作的鲜果汁等 |

## 患有妊娠高血压综合征的孕妈妈饮食要注意

### 控制饮食总热量

孕晚期热量供应过多，体重增长过快，增加了妊娠高血压综合征的发病率。因此，孕妈妈要注意体重增长，整个孕期以不超过12千克为宜。减少糖果、糕点、甜品、油炸食品、动物脂肪等高热量食物的摄入量。

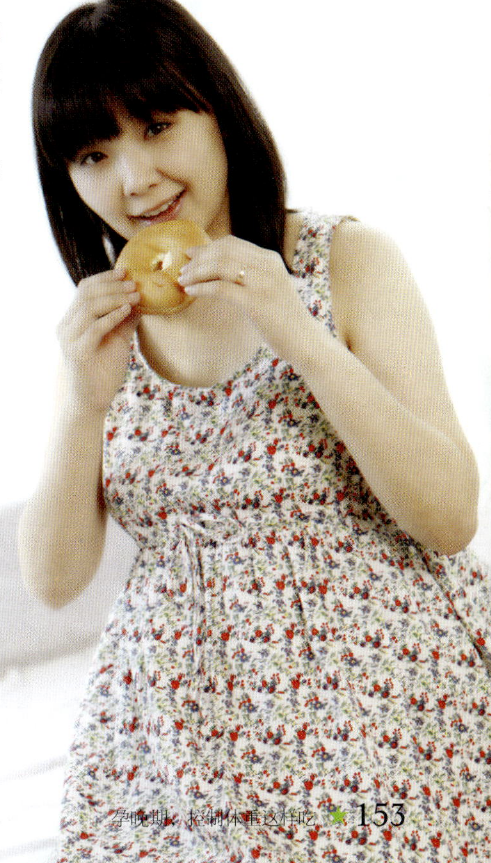

### 减少盐的摄入量

过多摄入钠可引起水钠潴留而致血压升高，使孕妈妈患妊娠高血压综合征的风险增高，因此需要限制食盐的摄入，每日摄盐量应控制在2～4克。同时还要避免食用含盐量高的食物，如调味剂、腌制食品、熏干制品等。如果孕妈妈习惯了较咸的口感，可以食用部分含钾盐代替钠盐，这样能够在一定程度上改善少盐烹调的口味。

## 孕期小常识——为母乳喂养做准备

### ■注意清洁

首先必须注意乳房、乳头的清洁，每天用毛巾蘸温水擦洗乳头及乳晕。

### ■选择适合的乳罩

除了要注意清洁之外，孕妈妈还要注意选择适合的胸罩。授乳胸罩有各种样式——有无支撑钢丝、平实无华、罩杯由边缘或中央打开，或可直接拉向一边的。多试试，一定要选择宽松且强韧、透气性好的棉质胸罩，以舒适和便利为第一原则。胸罩太紧会导致乳腺阻塞、乳房肿胀和乳头疼痛引起的不适。

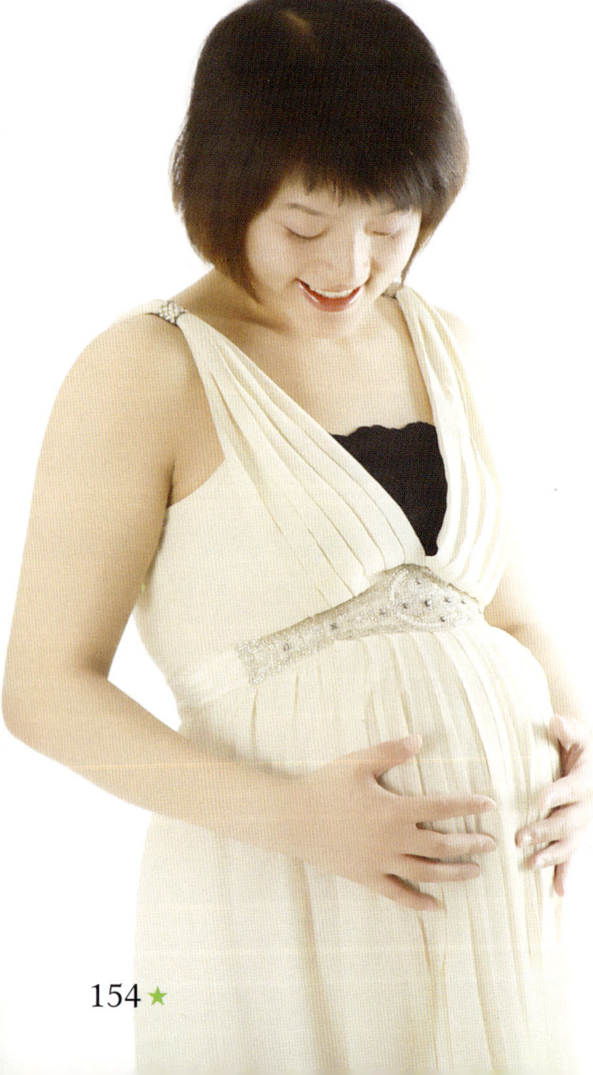

### ■乳头内陷的矫正法

如果有乳头内陷，可擦洗后用手指牵拉，严重乳头内陷者，可以借助乳头吸引器和矫正胸罩来矫正。使用的时候要注意，一旦发生下腹疼痛则应立即停止。曾经流产过的人尽量避免使用这种方法刺激乳头。

### ■乳房按摩

按摩也是乳房护理的重要方法之一。其实，从孕中期开始，乳腺组织就迅速增长，按摩乳房可以松解大肌筋膜和乳房基底膜的黏着状态，使乳房内部组织疏松，促进局部血液循环，有利于乳腺小叶和乳腺导管的生长和发育，增加产后的泌乳功能，并可以有效防止产后排乳不畅。

## 孕8月食谱推荐

| | 早餐 | 午餐 | 晚餐 |
|---|---|---|---|
| 第一周 | 小米粥、红豆粥、花卷、牛奶、砂锅鸡粥、虾仁菠菜粥、肉丝香菇面、素馅儿包子 | 米饭、花卷、双耳炒瓜片、香辣肉丝、红焖肘子、滑蛋牛肉、糖醋鲤鱼、芹菜拌花生 | 米饭、黑米饭、家常石锅拌饭、鸡丝干拌面、兰州抻面、白萝卜炖排骨、肉片炒莲藕、烧酿茄子 |
| 第二周 | 大米粥、馒头、酸奶、蔬菜沙拉、笋肉馄饨、牛肉馅儿饼、南瓜百合粥、素馅儿包子 | 米饭、小豆饭、馒头、木耳炒鸡蛋、猪血糕、炒白菜三丝、香煎带鱼、炝拌土豆丝 | 米饭、素馅儿包子、红焖排骨面、胡萝卜牛肉水饺、鲜奶玉米笋、蒜蓉茼蒿、菜心炒牛肉 |
| 第三周 | 米饭、小米粥、黑米粥、花卷、牛奶、黑芝麻糊、南瓜饼、玉米汤面、家常炸酱面 | 米饭、花卷、什锦鸡肉饭、滑蛋虾仁烩饭、地三鲜、萝卜丝汤、蒜泥腰片、拌海带丝 | 米饭、红豆饭、猫耳面、肉炒黄豆、肉末番茄炒豆腐、粉丝鸡蛋汤、干炸里脊、糖醋酥鱼片 |
| 第四周 | 米饭、酸奶、三明治、鸡蛋、蔬菜沙拉、金很黑米粥、刀削面、牛肉炒面、香酿枣糕 | 米饭、南瓜馒头、滑牛肉炒米粉、红烧排骨、紫菜蛋花汤、孜然鱿鱼、香炸萝卜丸、红焖海参、耗油生菜 | 米饭、小米粥、馒头、文蛤海鲜面、滑溜豆腐、栗子红烧肉、金银蛋烧排骨、海带炖酥鱼 |

**相宜** **白菜&猪肉**

具有滋阴润燥的功效。

**相宜** **白菜&牛肉**

具有健脾开胃的功效。

**相宜** **白菜&虾仁**

可预防牙龈出血、解热除燥。

**相忌** **白菜&甘草**

引起不适，加重机体负担。

**相忌** **白菜&黄瓜**

降低食物的营养功效。

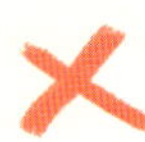

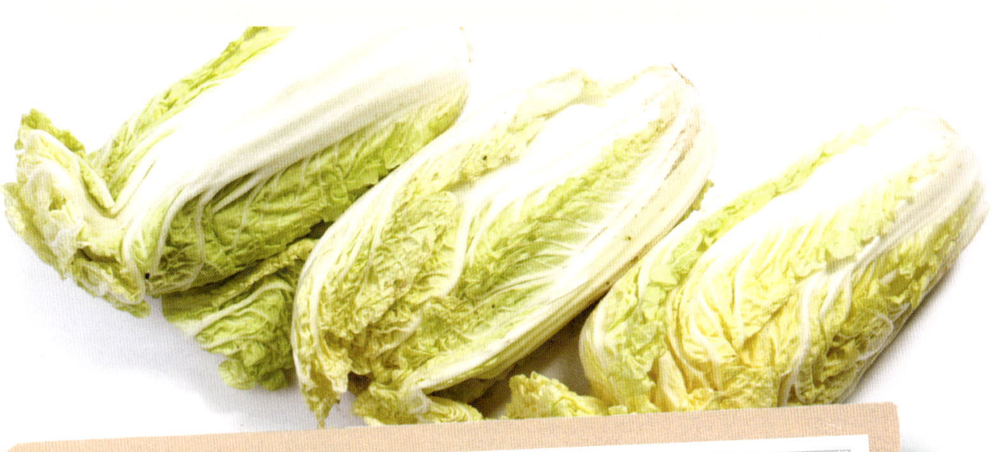

# {白菜}

| 膳食纤维 | 钙 | 维生素C |
| --- | --- | --- |
| 0.8克 | 50毫克 | 31毫克 |

白菜中含有丰富的维生素，可以起到很好的护肤和养颜作用，此外白菜中的纤维素能起到润肠、促进排毒的作用。

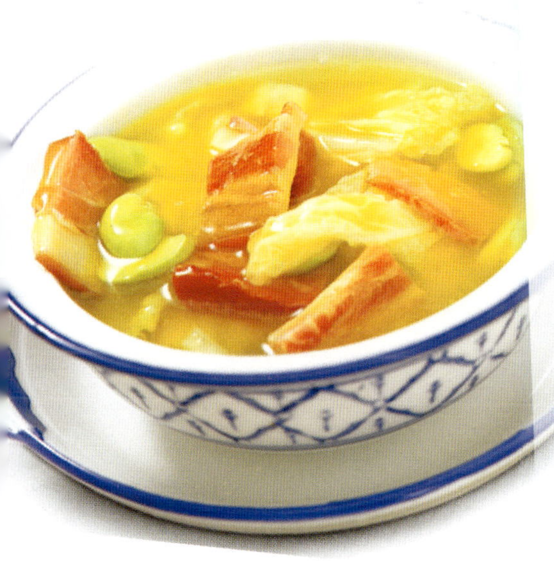

## 培根白菜汤

**原料** 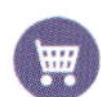

卤水豆腐1块，蛋黄80克，香菇2朵，姜丝、香葱花各少许，精盐适量，胡椒粉1/3小匙，高汤适量。

**做法** 

1. 将卤水豆腐切块待用。
2. 香菇洗净，去蒂，切丁。
3. 蛋黄切粒备用。
4. 锅中加植物油烧热，下入姜丝、蛋黄粒炒散，加入6杯高汤；再放入豆腐、香菇置旺火上煮沸，放入葱花、精盐、胡椒粉调味即可。

## 明虾白菜蘑菇汤

**原料** 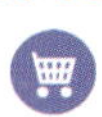

明虾200克，白菜中层帮300克，蟹味菇、白玉菇各50克，金针菇80克，香菜、姜片、香油少许，精盐适量，酱油、料酒各1大匙，蘑菇高汤8杯，植物油2大匙。

**做法** 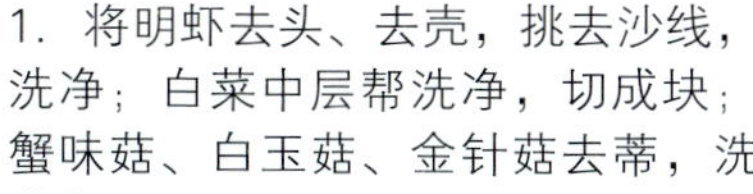

1. 将明虾去头、去壳，挑去沙线，洗净；白菜中层帮洗净，切成块；蟹味菇、白玉菇、金针菇去蒂，洗净备用。
2. 锅中加植物油烧热，下姜片、白菜略炒，再烹入料酒，倒入蘑菇高汤烧沸，然后放入其他原料、调料煮沸，再转中火煮5分钟，撒上香菜，淋上香油即可。

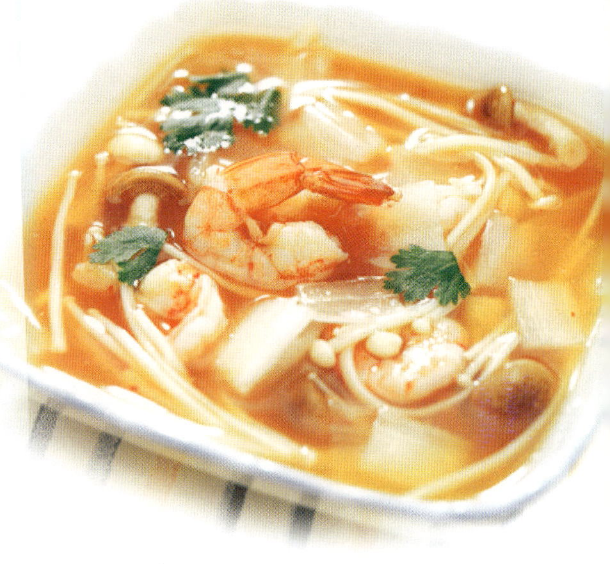

**相宜　白萝卜&牛肉**

补脾胃、益气血、强筋骨。

**相宜　白萝卜&豆腐**

同食会促进人体消化吸收。

**相宜　白萝卜&粳米**

止咳化痰、止消渴、消肿胀。

**相忌　白萝卜&胡萝卜**

两者同食维生素C易被分解破坏。

**相忌　白萝卜&莲藕**

两者同食寒性较大。

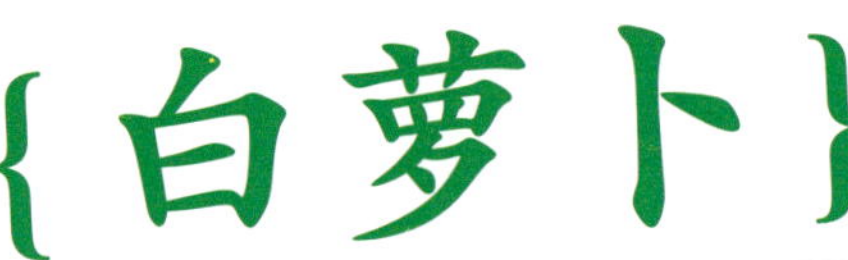


| 膳食纤维 | 钾 | 钠 |
|---|---|---|
| 1克 | 173毫克 | 61.8毫克 |

白萝卜每100克中含有70毫克的维生素C，含量是柠檬汁的两倍，抗氧化及抑制细胞老化的效果也很明显。

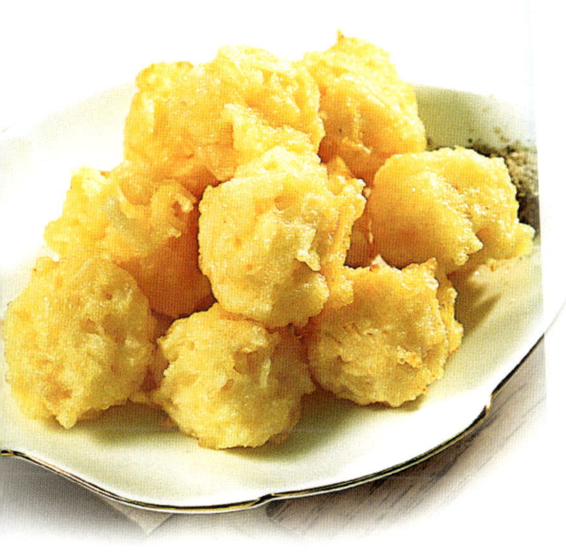

## 香炸萝卜丸

**原料** 白萝卜300克，鸡蛋1个，葱末10克，姜末5克，精盐1小匙，酱油、花椒盐各1大匙，胡椒粉少许，水淀粉2大匙，植物油1 000克(约耗75克)。

**做法** 1. 白萝卜洗净、去皮，先用礤板擦成细丝，再用刀剁碎。

2. 然后加入酱油、精盐、胡椒粉、鸡蛋液、葱末、姜末、水淀粉搅匀成馅儿。

3. 将萝卜馅儿挤成丸子，下入六成热油中炸至浅黄色、熟透，捞出装盘，撒上花椒盐上桌即可。

## 带鱼萝卜煲

**原料** 带鱼1条，白萝卜100克，鸡蛋2个，葱段、姜片、香菜段各6克，料酒2小匙，干淀粉3大匙，鲜汤2杯，精盐、料酒、胡椒粉各1大匙，香油1小匙，植物油750克，大料1枚。

**做法** 1. 将带鱼剁去头、尾，剖腹去内脏，洗净表面银鳞和腹内血污，剁成3.5厘米长的段，放小盆内，加入精盐、料酒和葱姜汁拌匀，腌约10分钟，再用干净毛巾揩干表面汁水；鸡蛋磕入碗内，加少许精盐，打散，待用；萝卜洗净，去皮，切块。

2. 炒锅上中火，注入植物油烧至四成热时，将带鱼段拍上一层干淀粉，抖掉余粉，再拖上鸡蛋液，下油锅中炸至皮硬定型呈金黄色，捞出沥油。

3. 锅留适量底油重置火上，下大料炸煳捞出，再下葱段、姜片炸香，加鲜汤、白菜叶、带鱼块、料酒、精盐和胡椒粉，沸后用小火炖约12分钟至熟透，盛汤盆内，淋上香油，撒上香菜段即可。

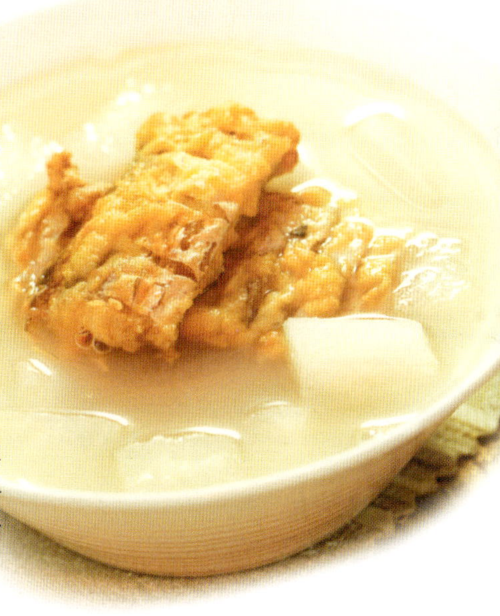

**相宜　牛肉&葱**

补脾胃、滋补健身。

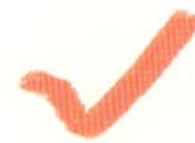

**相宜　牛肉&土豆**

可有效预防食欲缺乏、便秘等症。

**相宜　牛肉&花椰菜**

帮助吸收维生素$B_{12}$。

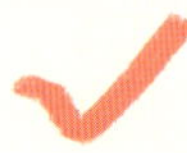

**相忌　牛肉&姜**

过量同食易引发口腔疾病。

**相忌　牛肉&莲藕**

两者同食寒性较大。

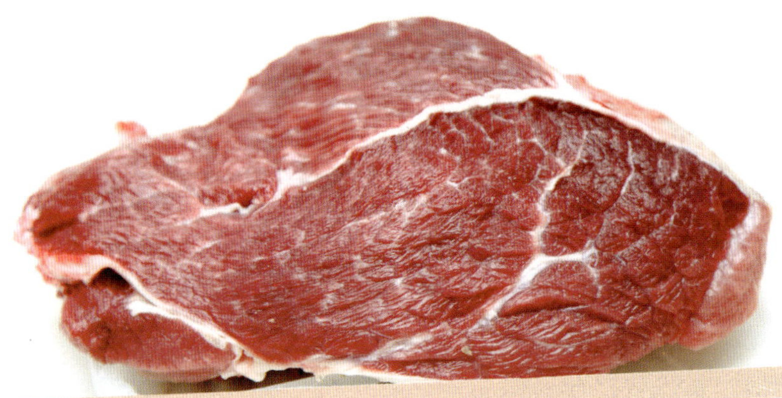

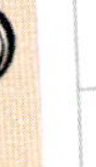

# {牛肉}

| 蛋白质 | 钾 | 钙 |
|---|---|---|
| 19.9克 | 216毫克 | 23毫克 |

牛肉含有丰富的蛋白质，对生长和发育及手术后、病后调养的人在补充失血、修复组织等方面特别适宜。

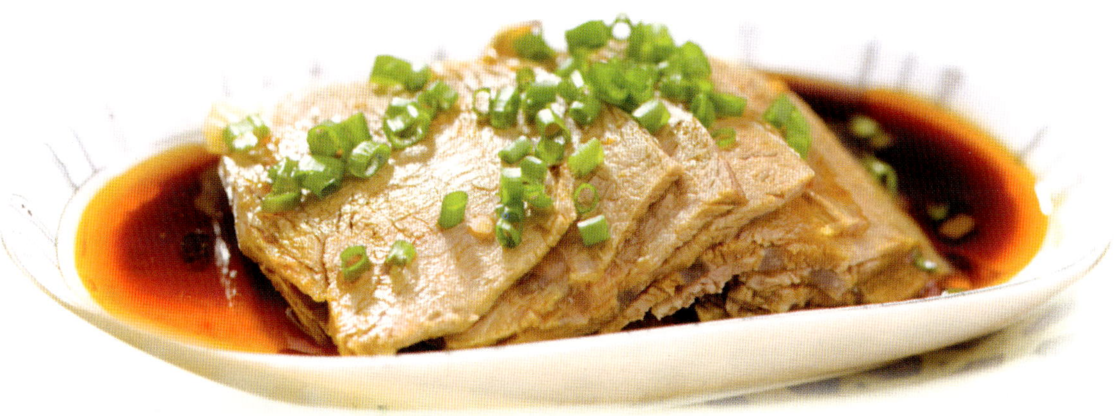

## 凉拌牛肉

**原料** 牛肉1 500克酱油、甜面酱各2小匙，香油1/2小匙，生抽1小匙，红油1小匙，葱花10克，葱50克，姜30克。

**做法** 1. 将葱、姜洗净，葱打结，姜切大片备用。

2. 将牛肉洗净，切成大块，放入沸水锅内煮开，撇去净沫，加葱、姜、酱油改用小火焖3小时左右至熟捞出凉凉，横着肉纹切成薄片装盘。

3. 将生抽、香油、甜面酱、红油搅拌均匀淋在牛肉上，撒上葱花即可。

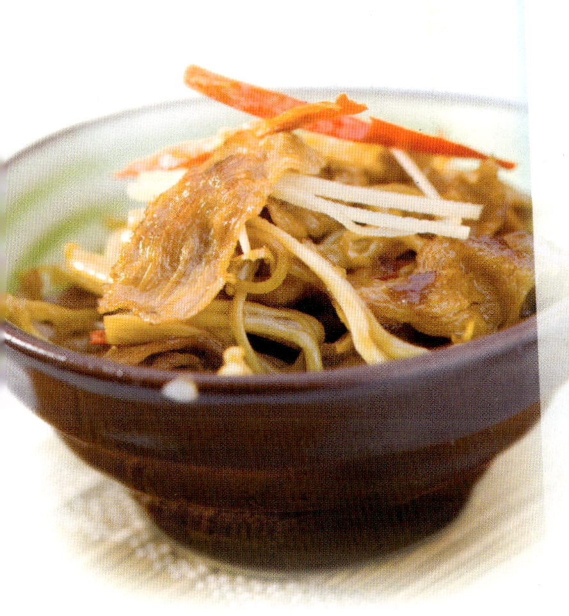

## 金针菇爆肥牛

**原料** 金针菇200克，肥牛肉片150克，姜丝10克，精盐1/2小匙，料酒、黄油、植物油各1大匙。

**做法** 1. 将金针菇去根，洗净，分成小朵，再放入沸水锅中焯烫一下，捞出沥干；肥牛肉片洗净，放入沸水锅中略焯一下，捞出冲净。

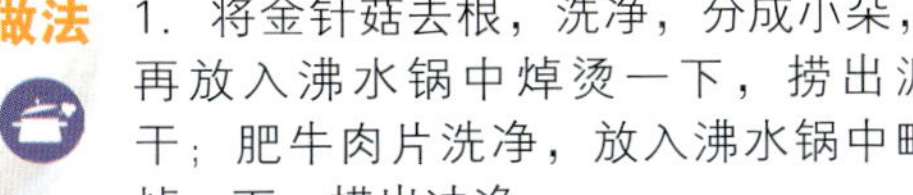

2. 炒锅置火上，加入植物油和黄油烧热，先下入姜丝炒出香味。

3. 再放入金针菇、肥牛肉片略炒，然后烹入料酒，加入精盐炒匀，出锅装盘即可。

**相宜**　**红豆&鸡肉**

祛风解毒、温中益气。

**相宜**　**红豆&牛奶**

让皮肤白皙、光滑细腻。

**相宜**　**红豆&大米**

平衡血糖，维持皮肤健康。

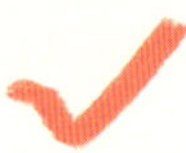

**相忌**　**红豆&精盐**

同食会影响红豆的营养吸收。

**相忌**　**红豆&羊肝**

容易引起身体不适。

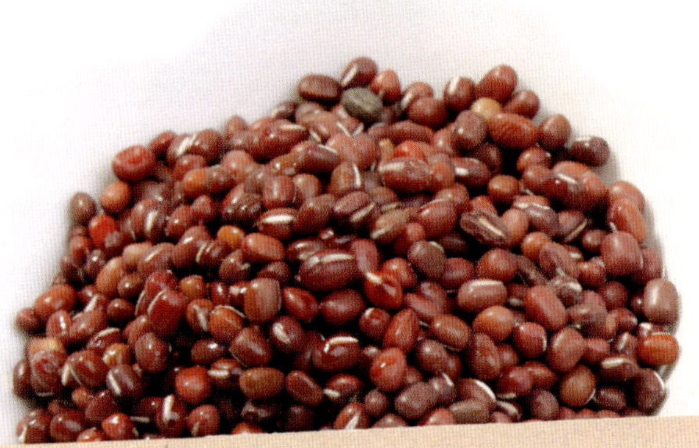

# {红豆}

| 粗纤维 | 钙 | 铁 |
| --- | --- | --- |
| 2克 | 76毫克 | 45毫克 |

红豆含有多种维生素和丰富的钙、磷、铁等元素，红豆有行水清热、消肿等功效。

## 红豆沙包

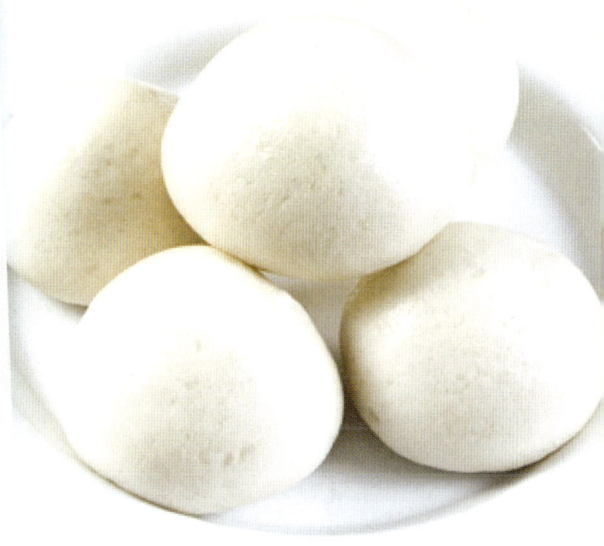

**原料** 面粉1 000克，红豆沙馅儿心600克，鲜酵母少许，糖板油丁100克。

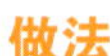

**做法** 1. 将鲜酵母加入温水中调成糊状，再倒入面粉中，加入适量温水拌和揉透，静置两小时。

2. 将面团搓成条，揪成小剂，再擀成中间厚、边缘薄的圆形面皮。

3. 然后加入红豆沙馅儿心，再放入一小块糖板油丁，合拢收口，制成红豆沙包生坯。

4. 将红豆沙包生坯放入笼中静置20分钟，再用旺火沸水蒸15分钟至熟，取出食用即可。

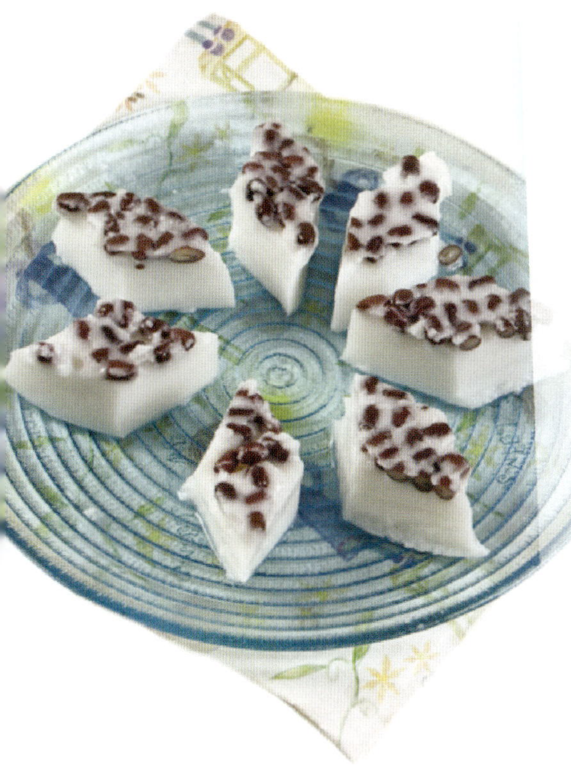

## 椰香红豆糕

**原料** 冰块500克，鲜奶200克，红豆150克，鱼胶粉50克，白糖300克，椰浆、三花淡奶各200克。

**做法** 1. 蒸锅中放入红豆，用武火蒸两小时；鱼胶粉放入碗内，倒入适量冰水，使鱼胶粉吸足水分；待吸足水分且膨胀后，用小匙搅匀，过滤成鱼胶汁。

2. 锅中加入清水500克和白糖熬煮至溶化，过滤去掉杂质；凉凉后倒入大碗内，加入鱼胶汁调匀，再用打蛋器搅拌均匀。

3. 加冰块拌至融化，放入蒸好的红豆、椰浆、三花淡奶搅匀，再加入鲜奶拌匀，倒入模具中，入冰箱冷藏至凝固；切成菱形小块即可食用。

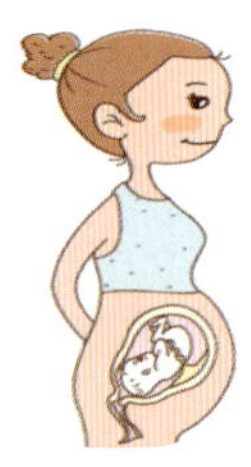

# 孕9月，优育提纲

## 你要这样做

- 孕9月开始是胎儿骨骼发育的重要时期，因此孕妈妈要加强营养，多吃动物性蛋白，补充充足的钙、铁、磷等微量元素。
- 定期做好产前检查，如果检查显示羊水过少，应在孕37～40周前计划分娩，以降低生产的危险。
- 胎动开始减少了，孕妈妈要向医生学习如何测胎心和胎动。
- 羊水随时都有破裂的可能，所以要先了解一下早期破水的迹象。
- 乳房按摩不可少，为生产后顺利实现母乳喂养做准备。

## 你不要这样做

- 孕妈妈在这几周中身体会越来越感到沉重，因此要注意小心活动，避免长期站立，避免做家务活。
- 葡萄干好吃但是也不能多吃，尤其患有妊娠糖尿病的孕妈妈千万不能吃葡萄干。
- 大枣也不能吃得太多，否则很容易使孕妈妈胀气，可以做成红枣粥。
- 核桃中的脂肪含量非常高，吃得过多必然会因热量摄入过多造成身体发胖，进而影响孕妈妈正常的血糖、血脂和血压。
- 孕晚期便秘情况再严重也绝对禁用泻药。

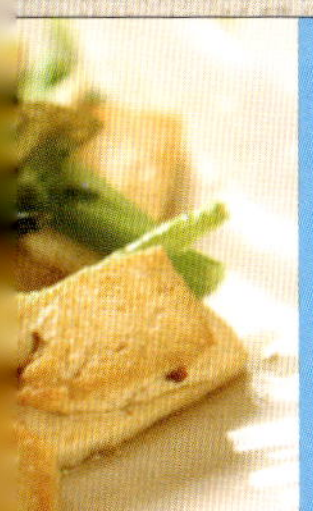

# 第九个月：少食多餐，控制食量

孕妈妈要适当控制体重，**以免胎儿过大。**

## 看看胎儿的样子

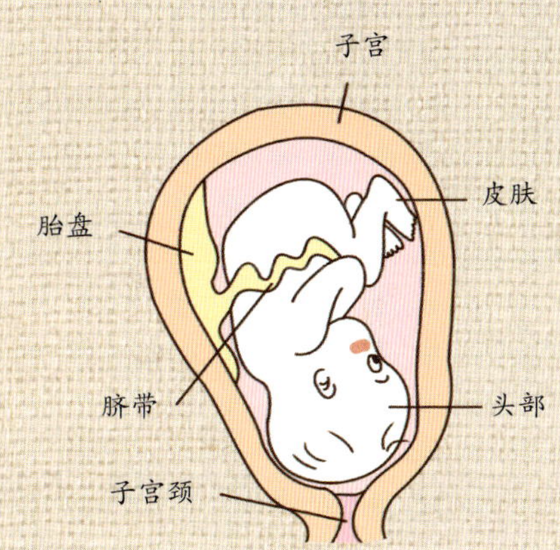


子宫的空间越来越小，现在孕妈妈肯定注意到了胎儿的运动发生了变化。因为受到限制，他四处扭动的次数减少，但运动通常更有力、更明显。

## 以下营养素要重视

### ■锌：继续补充

锌对分娩的影响主要是可增强子宫有关酶的活性，促进子宫肌收缩，把胎儿驱出子宫腔。当缺锌时，子宫肌收缩力弱，无法自行驱出胎儿，因而需要借助产钳、吸引器等外力，才能娩出胎儿，严重缺锌则需剖宫产。所以，这个月要持续通过饮食补充锌元素（具体食物见149页）。

### ■维生素K：预防出血

孕晚期缺乏维生素K可导致早产、死胎，或造成新生儿或满月前后出现颅内出血。因此，要多食用富含维生素K的食物，如鱼肝油、花椰菜、白菜、菠菜、莴笋、干酪、肝脏、谷类等。

## 本时期营养需求

### 淡水鱼促进乳汁分泌

孕妈妈在此时可以多吃一些淡水鱼，淡水鱼有促进乳汁分泌的作用，可以为宝宝准备好营养充足的初乳。常食用的淡水鱼有鲤鱼、鲫鱼、桂鱼、鲶鱼等。

### 为分娩储备能量

恭喜你，已经进入最后1个月的倒计时阶段了！同时提醒你不要由于对新生命的即将来临过于激动而忽略了营养。进入冲刺阶段，你的胃部不适之感会有所减轻，食欲随之增加，因而各种营养的摄取应该不成问题。

孕晚期除保证畜禽肉、鱼肉、蛋、奶等动物性食物摄入外，可多增加一些豆类蛋白质，如豆腐、豆浆，这两种食物包含了大豆的全部营养成分，孕晚期孕妈妈应多食用。

### 预防感冒小偏方

| | |
|---|---|
| 1 | 感冒初起喉头痒痛时，立即用浓盐水每隔10分钟漱口及咽喉1次，10余次即可见效 |
| 2 | 萝卜白菜汤：用白菜心250克，白萝卜60克，加水煎好后放红糖10～20克，吃菜饮汤 |
| 3 | 菜根汤：白菜根3片，洗净切片，加大葱根7个，煎汤加白糖趁热服 |
| 4 | 姜蒜茶：大蒜、生姜各15克，切片加水一碗，煎至半碗，饮时加红糖10～20克 |
| 5 | 姜糖饮：生姜片15克，3厘米长的葱白3段，加水50克煮沸，加红糖 |

## 预防早产，生活细节要注意

进入孕晚期，早产随时都可能发生，如果孕妈妈出现下腹部反复变软变硬、阴道出血以及早期破水等早产征兆，应马上卧床休息并及时就医。

| 注意事项 | 具体方法 |
| --- | --- |
| 避免性生活 | 保持愉快的心情，孕晚期禁止性生活 |
| 全面摄取营养 | 多喝牛奶、吃动物肝脏等，必要时补充铁、钙等制剂，防止铁、铜等微量元素缺乏而引起早产 |
| 避免剧烈活动 | 少做弯腰等会增加腹部压力的动作 |
| 防止便秘 | 喝蜂蜜水，吃膳食纤维丰富的新鲜蔬菜、水果等，以免排便困难诱发早产 |

**Tips**

一旦发现有早产征兆，先放松心情，卧床观察与休息，补充水分，或打电话到医院询问。若有落红及破水现象，应立刻就医。

## 减少盐的摄取量

继续控制食盐的摄取量，以减轻水肿的不适。由于孕妈妈的胃部容纳食物的空间不多，所以不要一次性地大量饮水，以免影响进食。

## 补气养血很重要

这个时期的孕妈妈需要补气、养血、滋阴，所以营养一定要跟得上。如果营养不足孕妈妈往往会出现贫血、水肿、高血压等并发症；如出现腰酸、小腹坠胀、宫缩频繁，可服桂圆鸡蛋羹；若发生水肿、高血压，应吃些红豆粥、冬瓜汤、鲤鱼汤等少盐、利尿的食物。若血蛋白低，可多吃些蛋黄、猪肝、红豆、油酥、菠菜等含铁量高的食物。

我的含铁量很高，是很好的补血粮食。

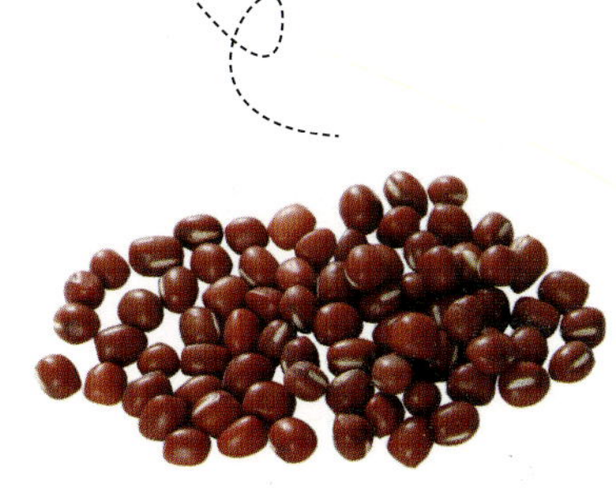

## 孕期小常识
## ——胎儿入盆是怎么回事

### 入盆是怎么回事

当妊娠进入后期时，孕妈妈子宫中的胎儿已经在为出生做准备了。胎儿会在羊水和胎膜的包围中，以头朝下、臀朝上、全身蜷缩的姿势等待时机。在分娩之前，胎儿要使其头部通过母体的骨盆入口进入骨盆腔，从而其身体的位置得到巩固。这就是“入盆”。

那么，胎儿入盆后多久才能分娩呢？一般初产妇入盆后2～3周就可能会分娩，而非初产妇胎儿入盆会晚一些，入盆后随即开始分娩。

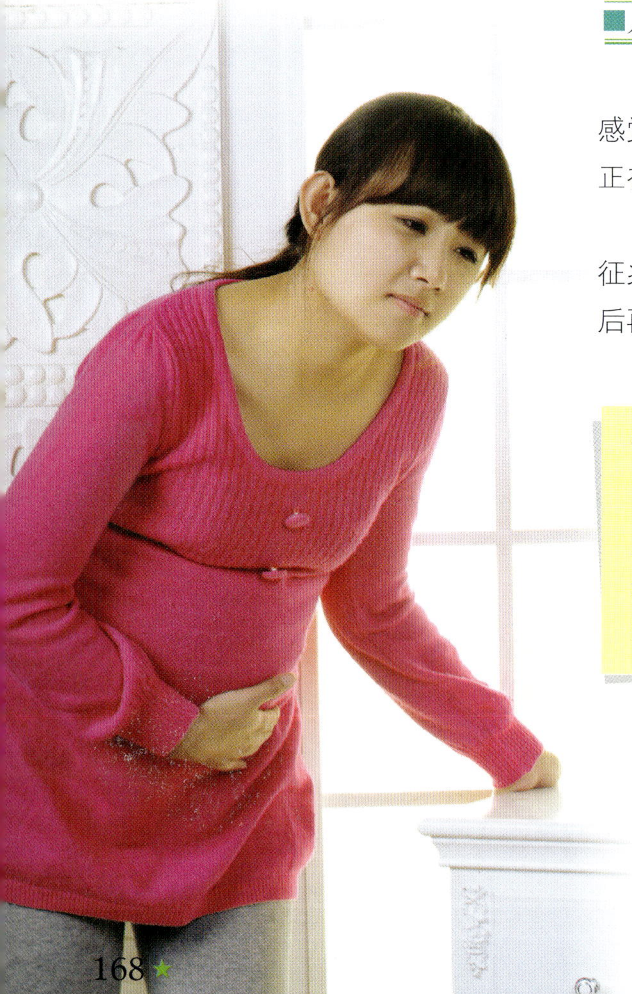

### 入盆是什么感觉

当胎儿入盆的时候，很多孕妈妈都会感觉腹部阵阵发紧和有坠痛感，感觉胎儿正在下降，就以为是入盆了。

其实，这种感觉并不是真正临产前的征兆，但孕妈妈不必紧张，可以继续观察后再去医院。

**Tips**

有些胎儿入盆1周就生了，有些胎儿入盆1个月才生，也有些胎儿还没入盆就生了。孕妈妈只需耐心等待，听医生的安排。

## 孕9月食谱推荐

| | 早餐 | 午餐 | 晚餐 |
|---|---|---|---|
| 第一周 | 小米粥、栗子粥、金笋牛肉粥、虾肉云吞、鸡蛋、面包、牛奶、紫菜蛋花汤 | 米饭、红豆饭、地瓜、酱油炒饭、蒜蓉油麦菜、萝卜丝饼、栗子鸡、火腿青菜炒饭 | 米饭、红豆饭、时蔬饭团、豆芽炒韭菜、海带排骨汤、家常凉菜、培根白菜汤、苦瓜煎蛋 |
| 第二周 | 大米粥、八宝粥、红豆沙包、鸡蛋羹、豆浆、糖饼、海带肉丝面、拌海带丝、鸡蛋饼 | 米饭、二米饭、玉米、椰香红豆糕、咖喱牛肉饭、扬州什锦炒饭、木耳炒肉、柿子鸡蛋汤 | 米饭、小米粥、地瓜饭、香煎肉饼、台式卤肉饭、凉拌牛肉、虾仁炒蛋、紫菜蛋花汤 |
| 第三周 | 米饭、酸奶、小米蜂糕、花卷、麻花、山药肉粥、冬瓜饼、三鲜馄饨、葱花饼、炝拌土豆丝 | 米饭、蜜汁八宝饭、鸡蛋羹、清蒸鱼、红烧狮子头、麻辣豆腐、炖豆角、红豆汤 | 米饭、红豆粥、三鲜水饺、茄子烧鲍鱼、酱茄子、猪肉炖豆角、鱼肉胡萝卜汤、滑蛋牛肉 |
| 第四周 | 米饭、红豆粥、酸奶、豆包、麻香馅儿饼、三鲜水饺、苹果、蔬菜沙拉、芹花椰菜生米 | 米饭、蛋炒饭、黑芝麻盖饭、海南鸡饭、醋溜白菜、韭菜炒虾仁、孜然肉片、糖醋肉段 | 米饭、羊排手抓饭、栗子饼、牛肉馅儿饼、胡萝卜土豆骨头汤、番茄炒蛋、栗子烧鸡、香炸萝卜丸 |

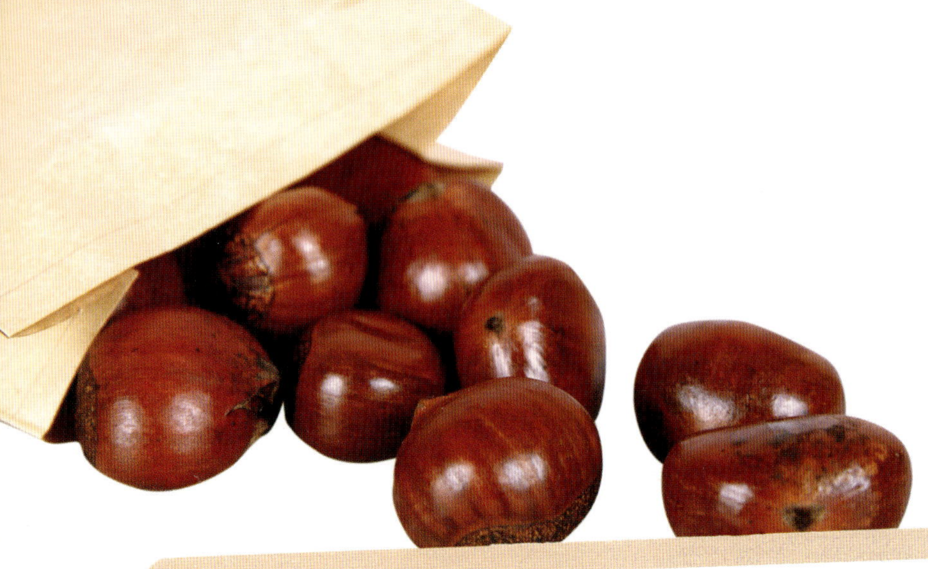

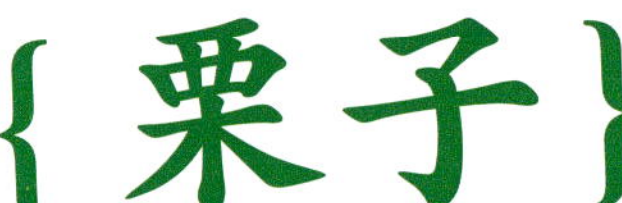


| 碳水化合物 | 锌 | 维生素C |
| --- | --- | --- |
| 39.6克 | 5.6毫克 | 23.2毫克 |

栗子含有大量的淀粉，而且含有蛋白质、脂肪、钙、磷、铁、钾等微量元素、B族维生素和胡萝卜素等多种营养素。

**相宜　栗子&白菜**

能够有效地消除黑眼圈和黑斑。

**相宜　栗子&鸡肉**

养胃健脾、补肾强筋。

**相宜　栗子&大枣**

适宜于肾虚、小便频多者食用。

**相忌　栗子&羊肉**

两者同食可能引起呕吐。

**相忌　栗子&牛肉**

两者同食降低营养价值，不易消化。

## 清凉栗子糕

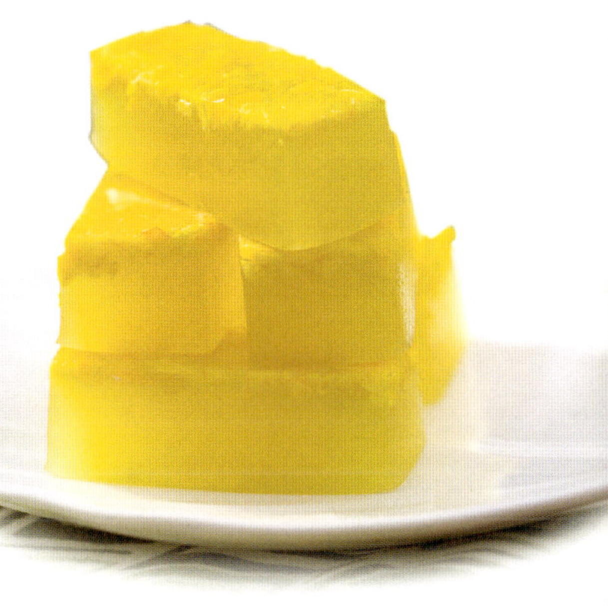

**原料** 栗子500克，白糖250克，琼脂25克，麻油50克，香精少许，精盐1小匙，胡椒粉2小匙，葱油适量。

**做法** 1. 栗子放入开水锅中，煮至熟透捞出，剥去壳皮，用刀平压成泥。

2. 琼脂浸泡4小时，加清水1千克，上蒸笼蒸化，加白糖，再蒸5分钟取出，同栗子泥一起加香精搅匀，放在抹有麻油的四个小平盘内，置冰箱冷藏，冻至稍硬时取出，切成5厘米长、2厘米宽的块即可。

## 栗子饼

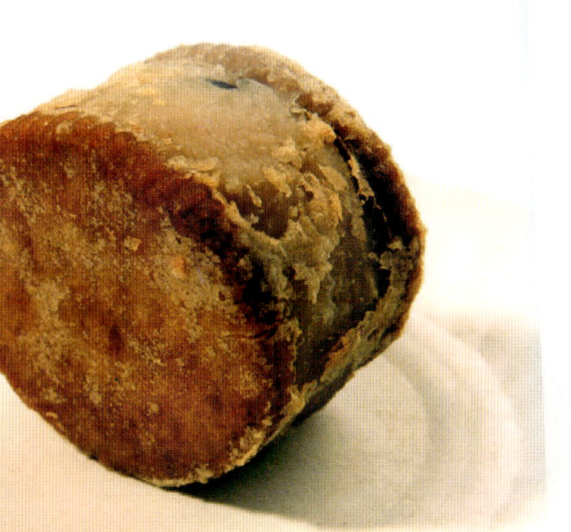

**原料** 面粉、栗子各500克，白糖150克，鸡蛋2个，植物油100克，苏打粉1大匙。

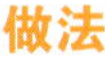

**做法** 1. 先把面粉加入糖、植物油、鸡蛋、苏打粉和成面团制成小圆饼干备用。

2. 把栗子煮熟后，再加白糖制成栗子馅儿。

3. 把备好的小饼干上抹5毫米厚的栗子馅儿夹在中间，沾上蛋液，放入油锅内炸熟后捞出沥油即可。

**相宜** **大枣&桂圆**

补血、养血、安神。

**相宜** **大枣&黑木耳**

辅助治疗更年期综合征。

**相宜** **大枣&蚕蛹**

两者同食有健脾补虚的作用。

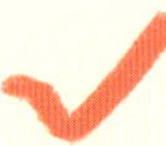

**相忌** **大枣&蒜**

两者不宜同食，否则会消化不良。

**相忌** **大枣&螃蟹**

两者同食易患寒热病，对身体健康不利。

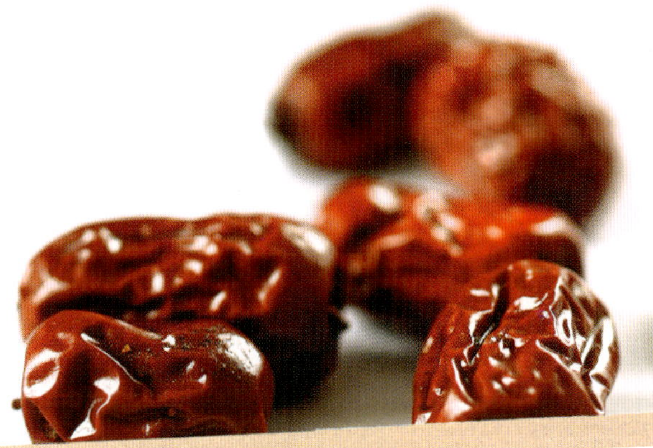

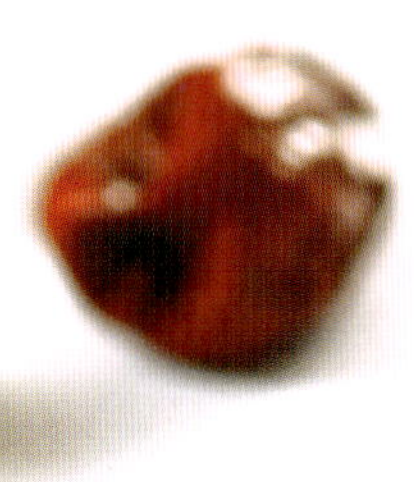

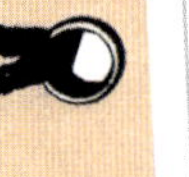

# {大枣}

| 维生素C | 维生素E | 胡萝卜素 |
| --- | --- | --- |
| 243毫克 | 0.78毫克 | 240微克 |

大枣含有对人体有益的14种氨基酸，尤其是维生素C的含量丰富，是柑橘含量的20倍，是苹果、梨、桃含量的100倍左右。

## 大枣山药粥

**原料** 大米150克，大枣10枚，山药10克，精盐1/2小匙，冰糖100克。

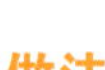

**做法** 1. 大米淘净，放入清水中稍泡片刻，捞出沥水；锅中加入少许清水和冰糖用小火煮至溶化，过滤成冰糖汁。

2. 红枣洗净，沥去水分，剔去果核，切成小块；山药去皮，放入淡盐水中浸泡，洗净黏液，沥干后切片。

3. 放入沸水锅中焯烫一下，捞出过凉，沥去水分；锅置火上，加入适量清水，放入大米用旺火烧煮至沸；转小火煮25分钟至大米将熟，撇去浮沫，放入山药片、红枣。

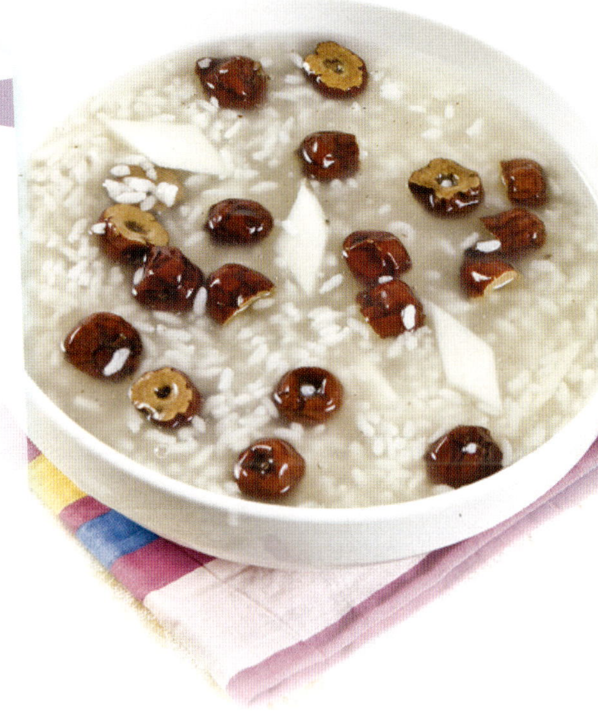

## 香酿枣糕

**原料** 红枣1.5千克，芝麻、糯米粉各250克，白糖100克，青红丝10克，桂花酱2小匙。

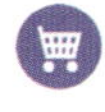

**做法** 1. 将红枣洗净，煮熟后去核、去皮，制成枣泥，加糯米粉和好，搓成长条，做成36个面剂，擀成皮。

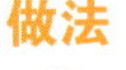

2. 将芝麻炒熟后压碎，加白糖、青红丝、桂花酱搓匀，分成36份，逐个包入皮料中，放在模子里压成型，垫上竹叶，入笼蒸熟即可。

**相宜　小米&鸡蛋**

能提高人体对蛋白质的吸收。

**相宜　小米&黄豆**

滋润皮肤、保护眼睛。

**相宜　小米&红糖**

滋补脾胃、补血补虚。

**相忌　小米&杏仁**

两者同食会使人产生呕吐、泄泻等症状。

**相忌　小米&鸭蛋**

同食易诱发肠胃疾病。

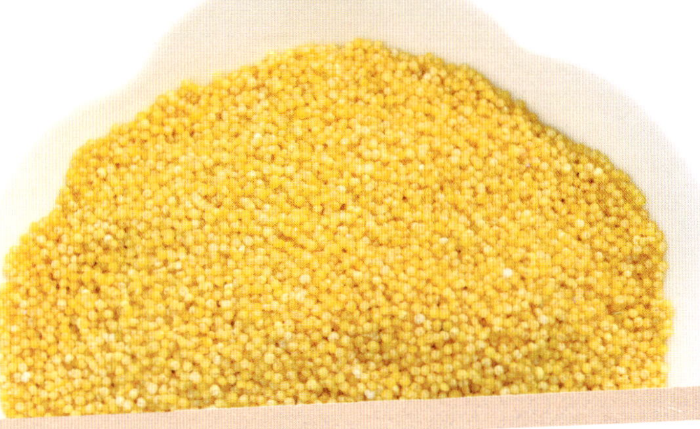

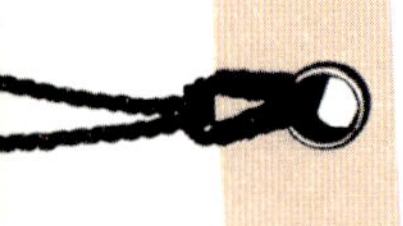

## {小米}

| 碳水化合物 | 维生素E | 膳食纤维 |
|---|---|---|
| 77.7克 | 1.62毫克 | 4.6克 |

小米中含有丰富的蛋白质、脂肪、铁和维生素等，消化率高，孕妈妈有胃灼热感时可以喝一些小米粥。

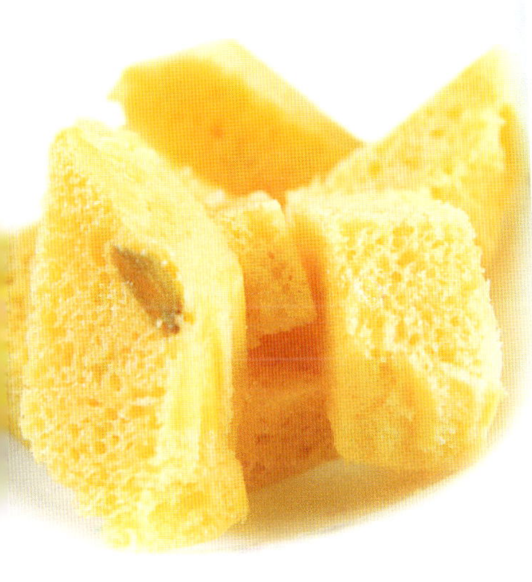

## 小米蜂糕

**原料** 小米面1 000克，黄豆面500克，碱面1/2大匙，小苏打适量。

**做法** 1. 将小米面放入盆中，加入黄豆面、小苏打和碱面，用温水调和成稀面浆，稍饧片刻。

2. 锅置火上，加入适量清水，放入笼屉，铺上湿屉布，倒入面浆抹平。

3. 再用旺火足汽蒸约20分钟至熟，凉凉后取出，切成方块，装盘上桌即可。

## 小米红枣粥

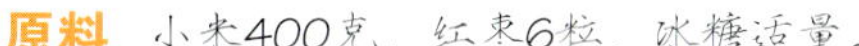

**原料** 小米400克，红枣6粒，冰糖适量。

**做法** 1. 先提前半天把小米泡上；红枣清洗干净。

2. 锅里加入适量的水，把小米、红枣放入锅中煮开后改小火慢煮30分钟。

3. 加入冰糖煮至完全溶化即可。

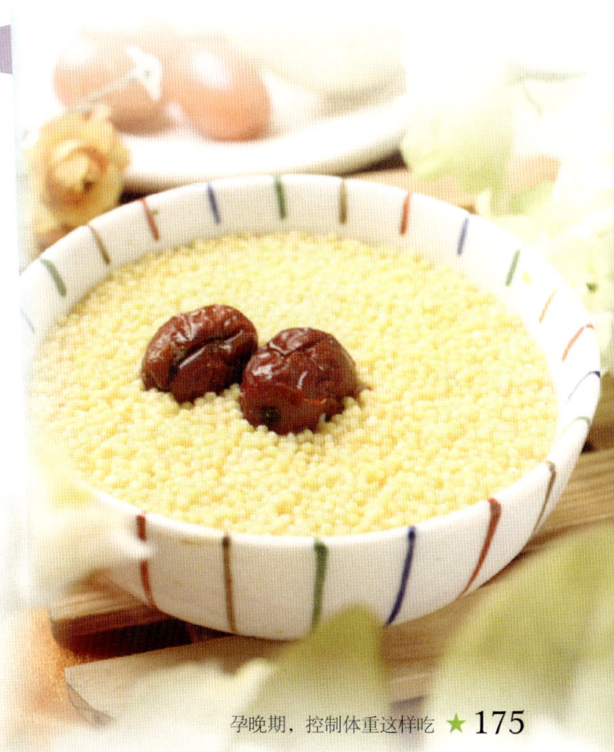

**相宜** **羊肉&鸡蛋**
促进血液新陈代谢，延缓衰老。

**相宜** **羊肉&姜**
相互搭配，可治寒腹痛。

**相宜** **羊肉&豆腐**
降低胆固醇、预防上火。

**相忌** **羊肉&茶**
两者形成鞣酸蛋白质，引起便秘。

**相忌** **羊肉&奶酪**
两者功能相反，易产生不良反应。

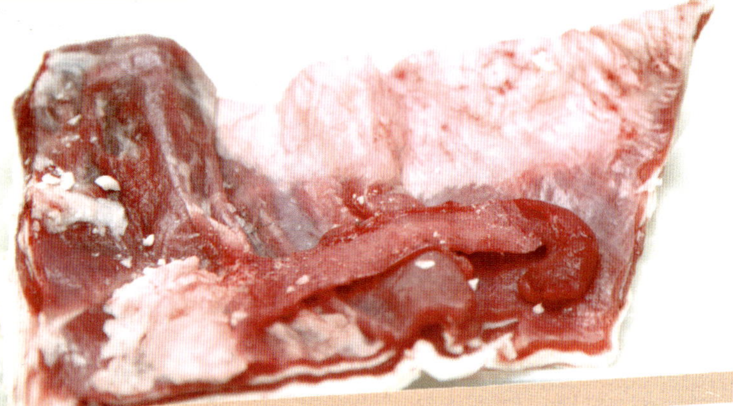

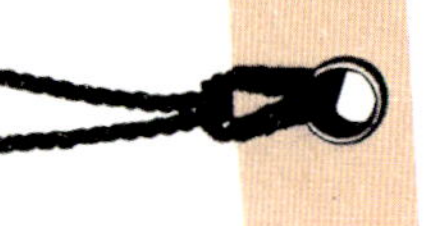

# {羊肉}

| 蛋白质 | 钾 | 钙 |
|---|---|---|
| 14.5克 | 162毫克 | 40毫克 |

羊肉性温热，补气滋阴、暖中补虚，因此，冬天吃羊肉可益气补虚、祛寒，促进血液循环、增强御寒能力。

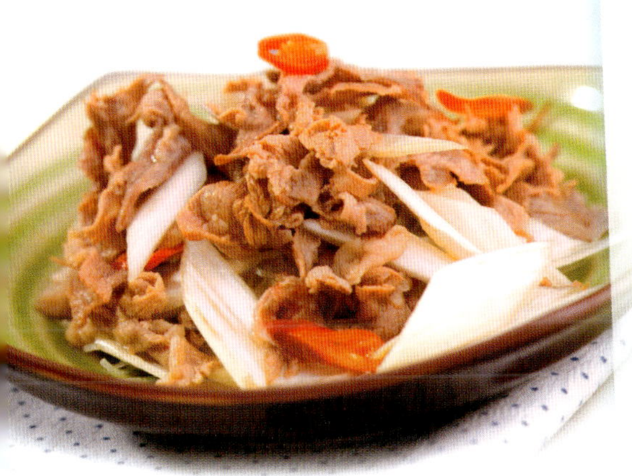

## 葱爆羊肉

**原料** 羊肉200克，大葱2棵，料酒1小匙，酱油、白胡椒籽、米醋各1小匙，精盐、白糖各1/2小匙，姜15克，蒜末10克，植物油适量。

**做法** 1. 羊肉切薄片，放料酒、酱油、白糖、白胡椒粉，搅拌均匀后腌5分钟。

2. 大葱切成粗丝；大蒜切碎。

3. 锅烧热倒植物油，待八成热时倒入羊肉片，快速翻炒至羊肉变色后，放入葱丝和姜片翻炒15秒钟，淋一点米醋，倒蒜碎，调入精盐稍微翻炒几下即可。

## 胡萝卜烧羊腩

**原料** 羊腩肉300克，胡萝卜1根，葱段15克，姜片5克，精盐1/2小匙，胡椒粉1小匙，清汤750克，料酒、植物油各2大匙。

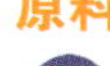

**做法** 1. 羊腩肉洗净，切成小块，再用沸水焯透，捞出沥干；胡萝卜去皮，洗净，切成菱形块。

2. 坐锅点火，加植物油烧热，先下入葱段、姜片炒香，再添入清汤，放入羊腩肉炖至八分熟。

3. 然后加入胡萝卜块、料酒、精盐炖至熟烂，再撒上胡椒粉调匀，出锅装碗即可。

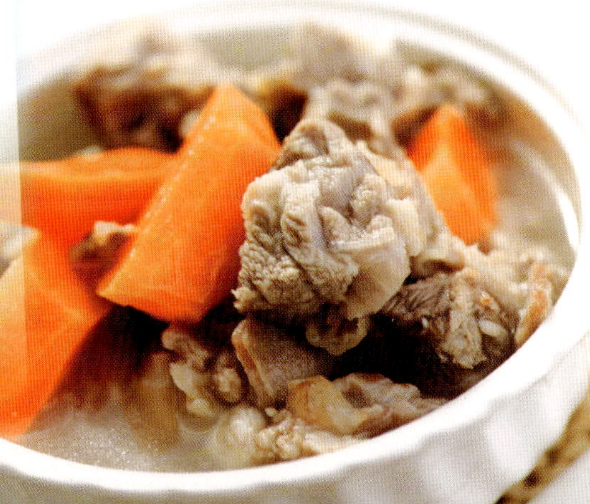

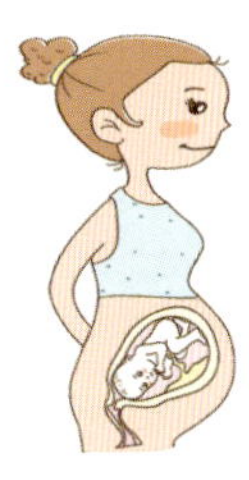

# 孕10月，优育提纲

## 你要这样做

- 按摩乳房进行护理，以软化乳房，使乳头和乳晕的皮肤强韧，保持乳腺畅通，为产后顺利哺乳做准备。
- 孕妈妈隆起的腹部使胃肠容易受到压迫，可能会出现便秘或腹泻的症状，所以一定要做到少食多餐。
- 停止一切工作，精心在家休息，做好随时生产的准备。
- 放松心情，时刻注意分娩的征兆，因为胎儿随时可能会出生。
- 为了保证宝宝出生后能够喝到充足的奶水，不爱喝汤的孕妈妈也要开始喝适量的催奶汤。

## 你不要这样做

- 预产期并不是宝宝出生的准确时间，只有1/4的宝宝会遵守这个约定，如期地来到家人的怀抱，但是还有1/4以上的宝宝会比预产期出生得晚，因此孕妈妈不必紧张，或者进行剖宫产手术。
- 破水后，为防止细菌感染胎儿，不要洗澡，直接去医院。每个人的情况是不一样的，在什么时间段破水，因人而异，因此不必慌张。
- 现在随时都有临产的可能，因此孕妈妈应避免一个人在外走得太远。
- 分娩时不宜吃太多的鸡蛋，因为鸡蛋不易消化吸收，会增加肠胃负担，反而不利于分娩。

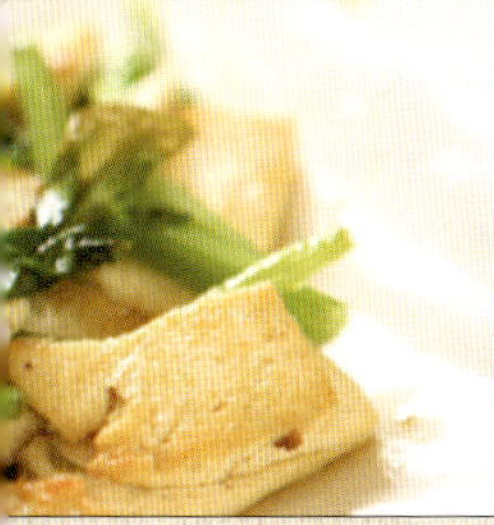

# 第十个月：保证营养顺利分娩

储备能量，**为顺产做准备**。

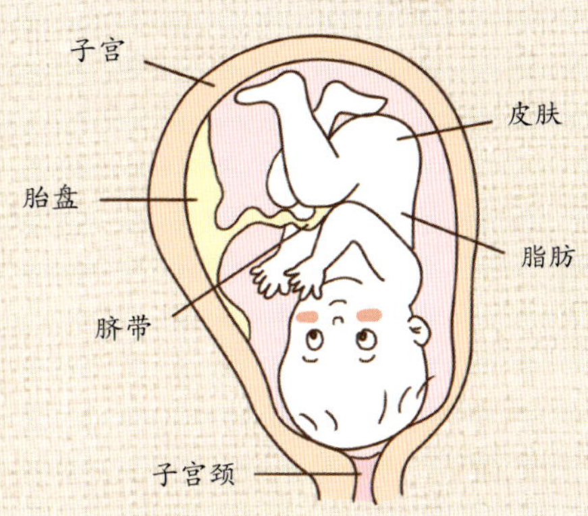


## 看看胎儿的样子

在这段时期孕妈妈可能感觉不到胎儿的活动。脐带长约51厘米，与胎儿从头到脚的长度差不多。

## 以下营养素要重视

### ■蛋白质：储备能量

孕妈妈这时应该少摄取碳水化合物和脂肪类食物，以免胎儿过大，影响顺利分娩。为了储备能量为分娩时消耗，应该多吃一些富含蛋白质的食物，例如鱼、虾、奶制品、蛋类。

### ■维生素$B_1$：减少产程

维生素$B_1$在能量代谢特别是碳水化合物代谢的过程中是必不可少的，所以维生素$B_1$需要量通常与摄入的能量有关。孕妈妈每日维生素$B_1$的推荐摄入量是1.8毫克。补充维生素$B_1$还可以减少产程。

维生素$B_1$的食物来源非常丰富，粮谷类、薯类、豆类、酵母、坚果类，动物的肝脏、瘦肉、蛋类等都是其丰富的来源。其中谷类和胚芽中含量最高，蔬菜和水果中含量较少，其中长豇豆、菜豆、香椿、青豌豆、黄花菜、甜椒和南瓜中较多，芹菜和枇杷叶中含量也很丰富。

## 本时期营养需求

### 蓄积能量，饮食清淡

进入妊娠第十个月，就意味着进入了收获的“季节”，孕妈妈要补充一些易消化、营养丰富、有补益作用的膳食，以便能够更好地为即将到来的分娩蓄积足够能量，迎接胎儿的到来。

同时饮食要以清淡为主，避免摄入过多的盐分，以免加重四肢水肿。除了保证均衡饮食外，蔬菜、水果也要多吃一些，避免便秘。

**Tips**

羊肉350克，红枣100克，黄芪、当归各15~20克，加1000毫升水一起煮，在煮成500毫升后，倒出汤汁，分成两碗，加入红糖。在临产前三天开始早晚服用。

### 剖宫产前要禁食

如果必须实施剖宫产，手术前要做一系列的检查，以确保能顺利进行手术，保证孕妈妈和胎儿的健康。手术前一天，晚餐要清淡，午夜12点以后不要再进食，以保证肠道清洁，减少术中感染的风险。手术前6~8小时不要喝水，以免麻醉后呕吐，引起倒吸。

### 停止服用鱼肝油

本月胎儿已经基本成熟，孕妈妈应该停止服用钙剂和鱼肝油等营养食品，以免加重身体代谢的负担。

补充的量已经够了，是时候该停止了！

## 可以帮助孕妈妈顺利分娩的食物

孕妈妈要有足够的能量供给，才能保障分娩的顺利进行。以下这些食物，会对分娩有所帮助。

| 食物名称 | 功效 |
| --- | --- |
| 巧克力 | 享有“助产大力士”的美誉。在分娩时，巧克力可助孕妈妈一臂之力 |
| 红糖水 | 在第二产程时，孕妈妈会消耗很多能量，而食用红糖水可以补充体力 |
| 牛奶 | 孕妈妈在分娩期间喝点牛奶，可补充能量 |
| 藕粉 | 含有大量的淀粉，可在人体内转变为糖，为孕妈妈提供能量 |
| 空心菜粥 | 孕妈妈在临产时食用，可滑胎易产 |
| 坚果 | 如花生、核桃、松子等，富含脂肪和蛋白质，对顺利分娩非常有益 |

## 剖宫产前不能吃人参

很多孕妈妈认为在剖宫产之前吃人参可以补元气，增强体质，补充手术所消耗的体能。但是人参中含有人参皂甙，具有强心、刺激等作用。服用后会使孕妈妈的大脑始终处于兴奋状态，影响手术的顺利进行。另外，食用人参后会使手术伤口渗血的时间延长，不利于伤口的愈合。

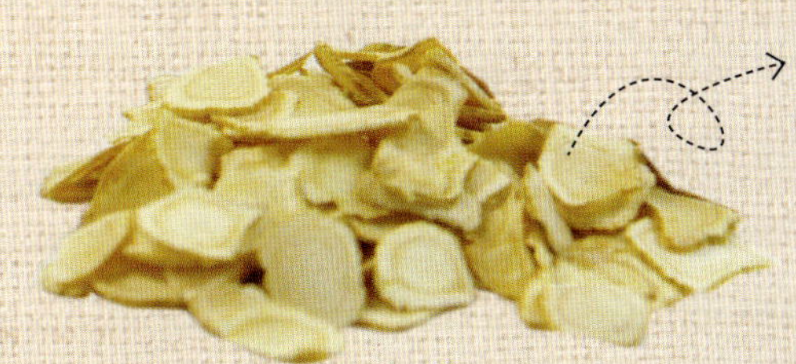

虽然我营养价值丰富，但是手术前还是别吃！

## 孕期小常识
## ——分娩前需要做的检查

在经历过了阵痛、见红、破水之后，还需要再耐心地等待一段时间才能够分娩。如果是初次分娩的孕妈妈大概要经历10多个小时，非初次分娩的孕妈妈大概要经历5个小时。

### 克服阵痛接受检查

进入产院之后首先要办理入院手续，医院在白天、双休日、夜间办理手续的方法是不同的，通常入院的手续要写入院申请书等必要的记录，可是在诊疗时间之外，如果阵痛十分强烈，可以先分娩后办手续，但是这都要由孕妈妈的家属签字，同意在医院分娩。

### 检查之后确定是否临产

入院后要做几项检查，如是否有妊娠期高血压综合征、胎位不正等症状发生。还会对孕妈妈的体温、血压、脉搏、体重、腰围、尿检、血糖、蛋白含量、子宫口开合情况进行检查。医生还会问一些相关的问题，如“阵痛是什么时候开始的”、“是否有见红和破水”，通过这些掌握孕妈妈将要分娩的进程。

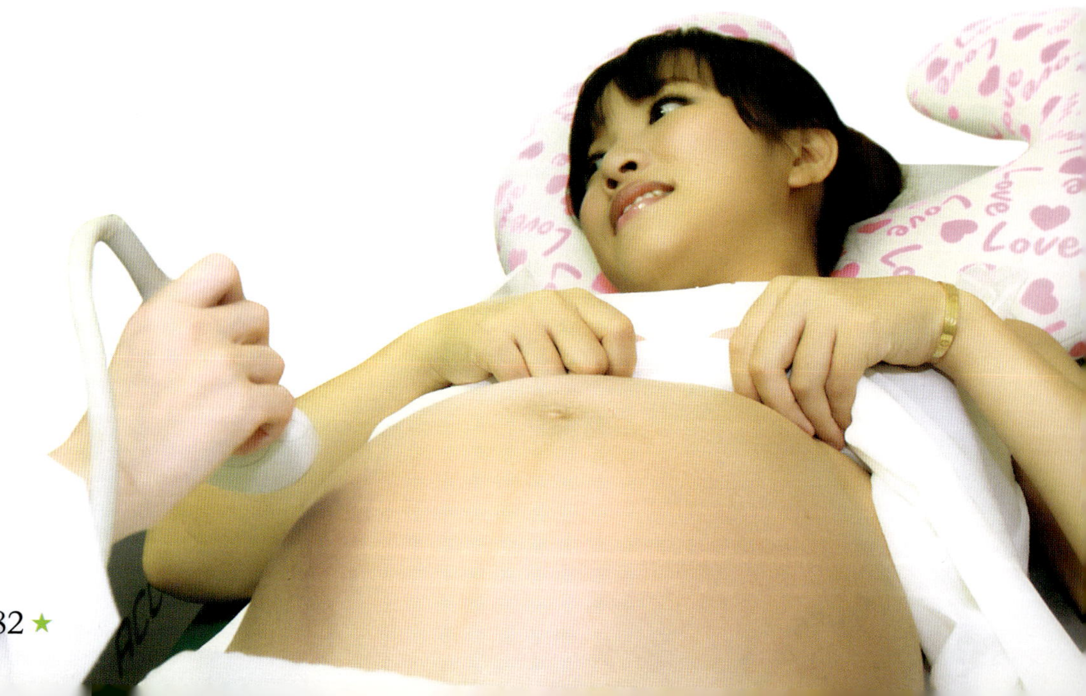

## 孕10月食谱推荐

| | 早餐 | 午餐 | 晚餐 |
|---|---|---|---|
| 第一周 | 米饭、小米粥、南瓜百合粥、咖喱牛肉饭、白菜饼、黑米面馒头、什锦鸡蛋面 | 米饭、小米粥、开花馒头、葡萄干蒸糕、干煸白菜叶、豌豆炒鸡蛋、麻酱腰花、番茄大虾 | 小米粥、藕粉圆子、牛肉茄子馅儿饼、干煸四季豆、番茄炒蛋、虾干冬瓜煲、苦瓜炒蛋 |
| 第二周 | 红豆粥、花卷、时蔬饭团、家常石锅拌饭、椒盐饼、开花馒头、核桃芝麻花生粥 | 馒头、大米粥、玉米面发糕、金针菇小肥羊、香辣肉丝、麻辣豆腐、宫保鸡丁、炸河虾 | 红豆粥、大米粥、香葱花卷、黄瓜炒虾仁、炝拌土豆丝、芦笋虾球、核桃仁炒西蓝花 |
| 第三周 | 米饭、八宝粥、豆浆、韭菜鲜虾粥、砂锅鸡粥、豆面小窝头、炸酱面 | 米饭、黑米粥、黑米发糕、清蒸茶香鲫鱼、葱爆羊肉、腊肉炒荷兰豆、玉米猪蹄煲 | 米饭、葱油饼、香煎肉饼、地三鲜、西蓝花炒虾球、红焖肘子、松仁玉米、软炸蘑菇 |
| 第四周 | 黑米粥、酸奶、三明治、蔬菜沙拉、枣泥山药饼、玉米面饼、虾肉大云吞、清汤牛肉面 | 米饭、花卷、意式肉酱面、香酿枣糕、香煎带鱼、豇豆炒豆干、炝炒甘蓝、芦笋段炒虾仁 | 八宝粥、米饭、萝卜丝饼、家常凉菜、蒜薹炒腊肉、带鱼萝卜煲、双椒墨鱼仔、腰果虾仁 |

相宜　**黑米&大米**

开胃益中、缓脾明目。

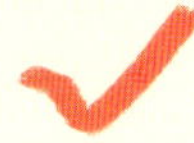

相宜　**黑米&银耳**

滋阴润肺、滋补脾胃。

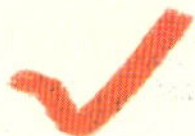

相宜　**黑米&黑芝麻**

促进睡眠、缓解疲劳。

相忌　**黑米&碱**

两者同食会降低黑米的食疗功效。

相忌　**黑米&菠菜**

两者同食易氧化而流失维生素C。

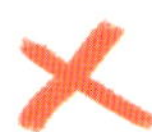

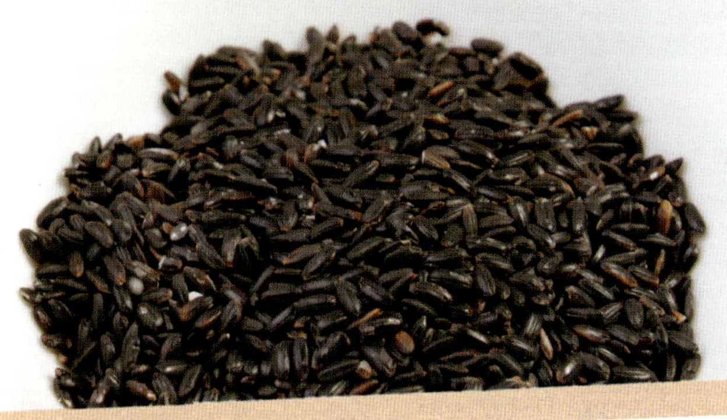

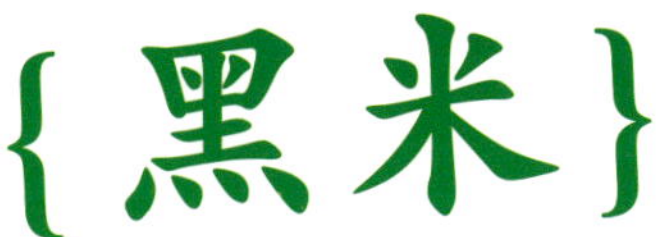

# {黑米}

| 蛋白质 | 磷 | 钾 |
| --- | --- | --- |
| 9.4克 | 355毫克 | 256毫克 |

黑米含有维生素和膳食纤维，可使孕妈妈改善便秘和缺铁性贫血的状况。

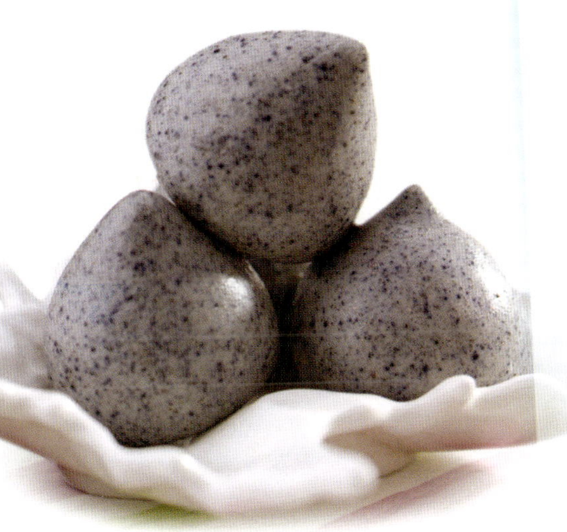

## 黑米面馒头

**原料** 黑香米粉500克，红枣100克，白糖150克，桂花糖25克，黄豆面75克，泡打粉2小匙。

**做法** 

1. 黑香米粉、白糖、桂花糖、泡打粉、黄豆面放一容器内拌匀，分次加入温水慢慢揉成软面团，揉匀后搓成粗条，再揪成大小相等的剂子。

2. 手心抹少许凉水，取一个剂子在手心上先揉捏几下，再用双手搓成圆球，用右手食指蘸点凉水，在圆球中间按一个坑，边按边转动手指，同时以左手拇指根部并用中指协助捏拢，形成上小下大的圆锥形，至表面光滑时摆在笼屉内，在顶尖上嵌入一个洗净的红枣，入蒸锅用旺火足汽蒸约15分钟至熟取出即可。

## 香芋黑米粥

**原料** 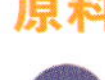

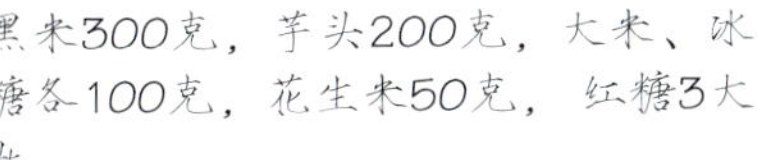

黑米300克，芋头200克，大米、冰糖各100克，花生米50克，红糖3大匙。

**做法**

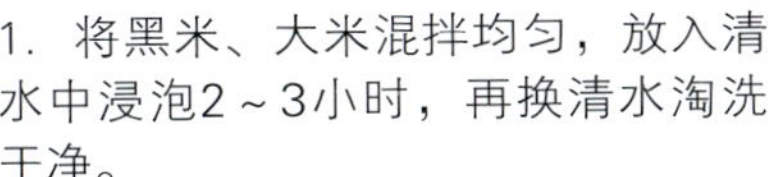

1. 将黑米、大米混拌均匀，放入清水中浸泡2～3小时，再换清水淘洗干净。

2. 将芋头削去外皮，用清水洗净，沥干水分，切成大薄片。

3. 坐锅点火，加入适量清水烧沸，先放入黑米和大米煮约40分钟。

4. 再下入芋头片、花生米、红糖、冰糖续煮20分钟至粥熟，装碗上桌即可。

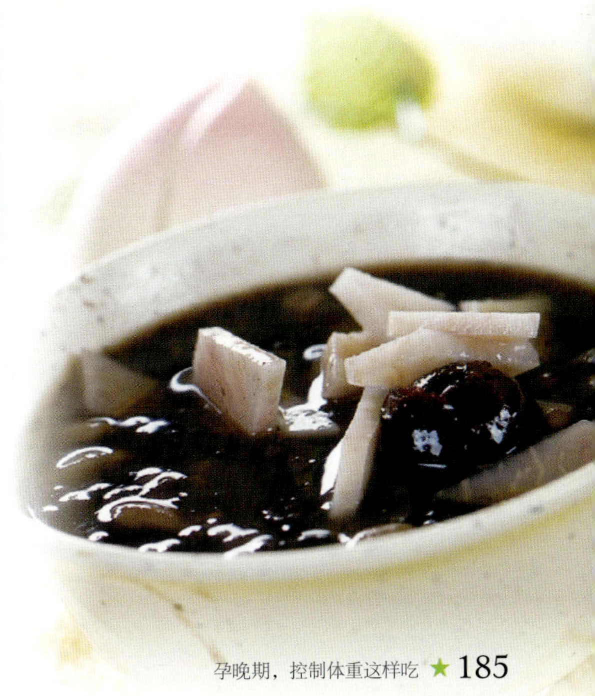

**相宜**　**鸭肉&白菜**

滋阴补虚、化痰散瘀。

**相宜**　**鸭肉&莲子**

适用于食欲缺乏、乏力等症。

**相宜**　**鸭肉&山药**

两者同食有强身健体之功效。

**相忌**　**鸭肉&栗子**

两者同食会引起消化不良。

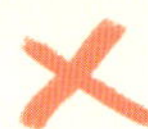

**相忌**　**鸭肉&甲鱼**

易引起水肿、腹泻。

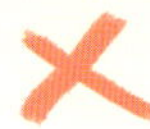

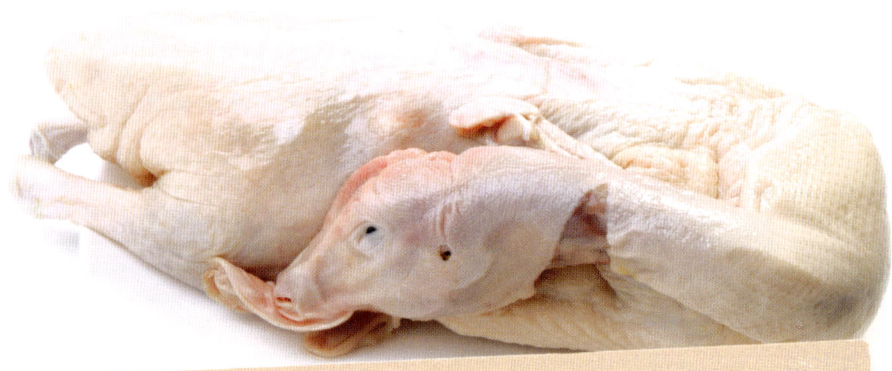

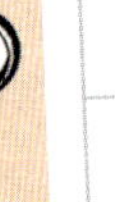

# {鸭肉}

| 蛋白质 | 钾 | 磷 |
|---|---|---|
| 15.5克 | 191毫克 | 122毫克 |

鸭肉的营养价值较高，含有人体所需要的多种营养成分，如蛋白质、脂肪、糖类、多种维生素和矿物质。

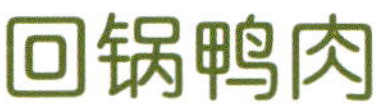

## 回锅鸭肉

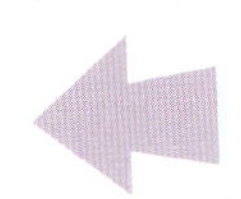

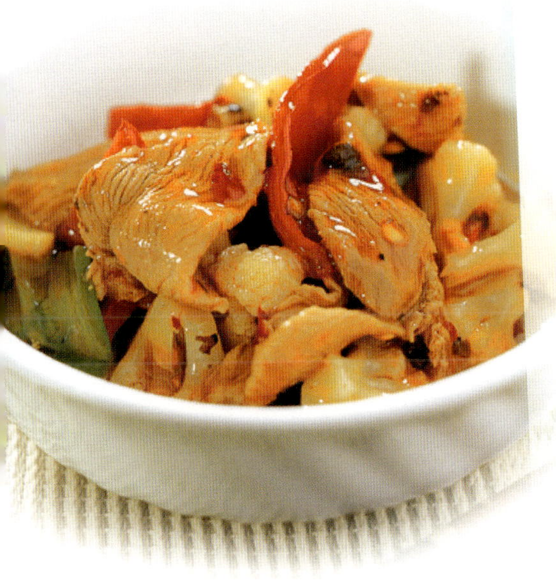

**原料**  鸭胸肉300克，竹笋100克，花菜各50克，青椒、红椒各1/2个，水、糖、淀粉、酱油、豆豉酱、辣豆瓣各适量，植物油30克。

**做法** 1. 鸭胸洗净抹干，加少许盐、料酒擦匀装盘，入熏锅，隔水蒸12分钟取出，切片备用；竹笋洗净切片，花菜、青椒、红椒洗净切块。

2. 锅中加少许植物油烧热，爆香豆豉酱、辣豆瓣酱，放入竹笋、花菜、青椒、红椒、鸭肉拌炒均匀，最后下淀粉勾芡即可。

## 香菇鸭脯煲

**原料** 鸭子1只，香菇1朵，西蓝花块200克，精盐1小匙，料酒2小匙，面粉2小匙，清汤200克，植物油5大匙，香油少许。

**做法** 1. 将鸭子洗涤整理干净，放入沸水锅中焯去血沫，捞出装碗。

2. 加入清汤、葱段、姜片、料酒、精盐，用中火蒸约1小时至肉烂，取出。

3. 锅中加熟猪油烧热，放入面粉炒香，再倒入蒸鸭肉的原汤熬至白浓。

4. 然后加入少许精盐调好口味，出锅装碗即可。

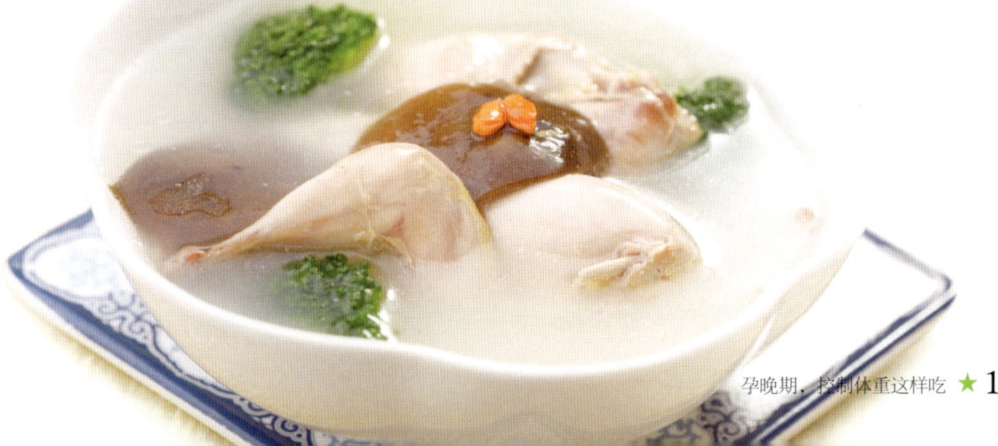

**相宜** **冬瓜&油菜**

清热解毒、减肥润燥。

**相宜** **冬瓜&海带**

益气强身、去脂降压。

**相宜** **冬瓜&口蘑**

补脾益气、利尿清热。

**相忌** **冬瓜&鲫鱼**

两者同食易导致身体脱水。

**相忌** **冬瓜&猪肝**

降低两者的食疗功效。

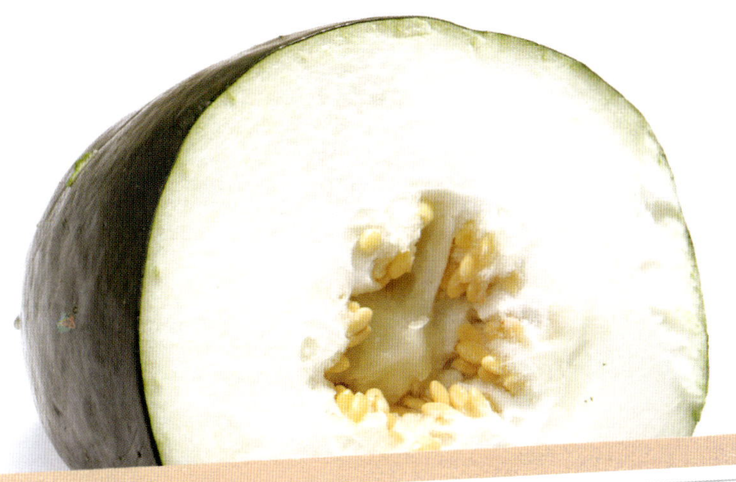

# {冬瓜}

| 膳食纤维 | 钾 | 维生素C |
| --- | --- | --- |
| 0.7克 | 78毫克 | 18毫克 |

冬瓜富含蛋白质、糖类、胡萝卜素、多种维生素、粗纤维和钙、磷、铁，且钾盐含量高，钠盐含量低、有消除水肿的功效。

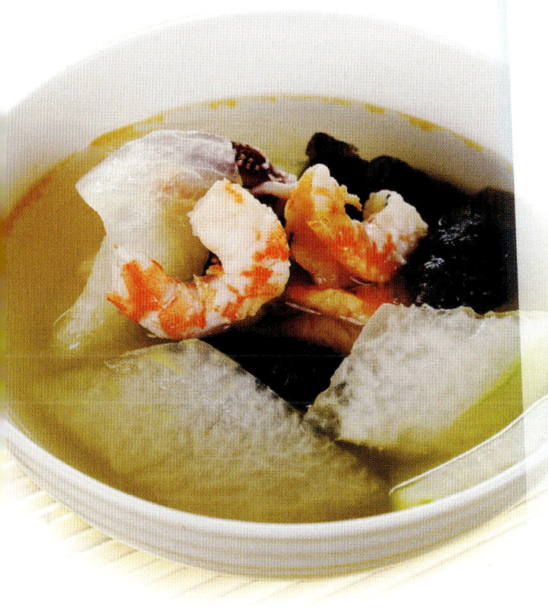

## 三鲜冬瓜汤

**原料** 冬瓜200克，虾仁、鱼丸各50克，油菜心2棵，葱花、姜片各5克，精盐1小匙，胡椒粉少许，鲜汤500克。

**做法** 1. 将冬瓜去皮及瓤，洗净，切成厚片；虾仁去沙线，洗净；油菜心洗净。

2. 锅置火上，加入鲜汤烧开，先下入冬瓜片、姜片略煮一下，再加入精盐，放入虾仁、鱼丸、油菜心烧沸。

3. 撇去浮沫，加入胡椒粉煮至入味，撒上葱花，出锅装碗即可。

## 冬瓜鲤鱼汤

**原料** 冬瓜200克、鲤鱼1尾、生姜、绍酒、枸杞子、植物油、精盐、胡椒粉各适量。

**做法** 

1. 将嫩冬瓜去皮、籽切成丝；鲤鱼处理干净；生姜切丝。

2. 锅内放入植物油烧热，投入鲤鱼，用小火煮透，下入姜丝，喷入绍酒，注入适量清汤，煮至汤质发白。

3. 加入冬瓜丝、枸杞子，调入精盐、胡椒粉，续煮7分钟即可。

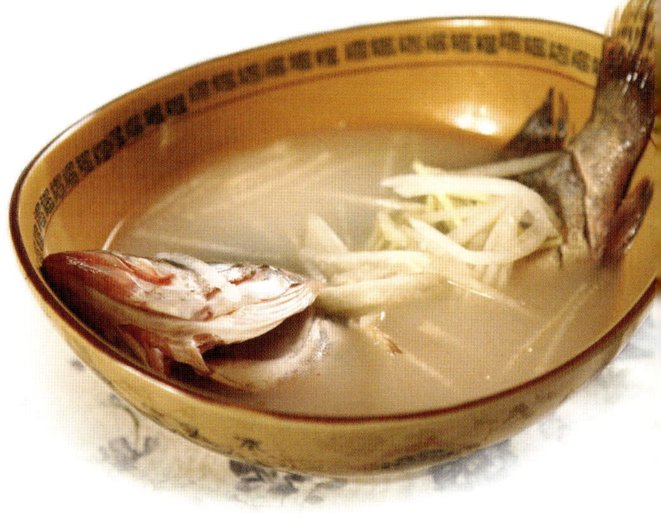

## 冬瓜海鲜锅

**原料** 冬瓜100克，鲜鱿鱼、魔芋丝、虾丸各50克，虾仁30克，精盐1小匙，高汤适量。

**做法** 1. 将冬瓜去皮，洗净，切成菱形片；鲜鱿鱼洗净，先剞上十字花刀，再切成小片；虾仁去沙线，洗净。

2. 锅中加水烧沸，放入冬瓜片、鱿鱼片、虾仁、虾丸略焯，捞出沥干。

3. 锅置火上，添入高汤，放入鱿鱼片、虾仁、冬瓜片、魔芋丝、虾丸煮沸，再加入精盐炖至入味，出锅装碗即可。

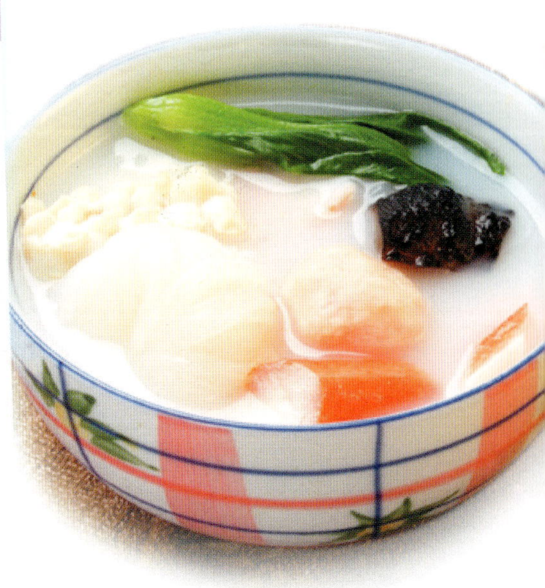

## 冬瓜八宝汤

**原料** 冬瓜300克，干贝、虾仁、猪肉各50克，胡萝卜20克，干香菇3朵，葱段15克，精盐1小匙。

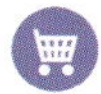

**做法** 1. 冬瓜洗净，去皮及瓤，切成小块；胡萝卜洗净、去皮，切成滚刀块；虾仁去沙线、洗净。

2. 猪肉洗净，切成片；干香菇泡软，去蒂，洗净，切成小块；干贝用清水泡软，捞出沥干。

3. 锅中加入适量清水，下入干贝、虾仁、肉片、香菇块、冬瓜块、胡萝卜块，用旺火烧沸。

4. 再转小火续煮5分钟，然后加入精盐煮匀，撒上葱段即可。

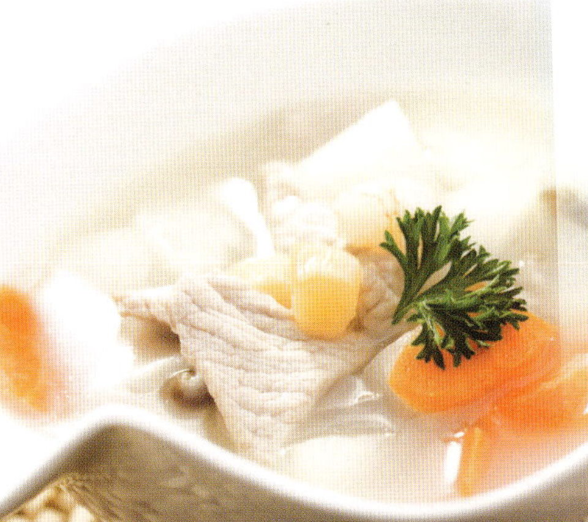

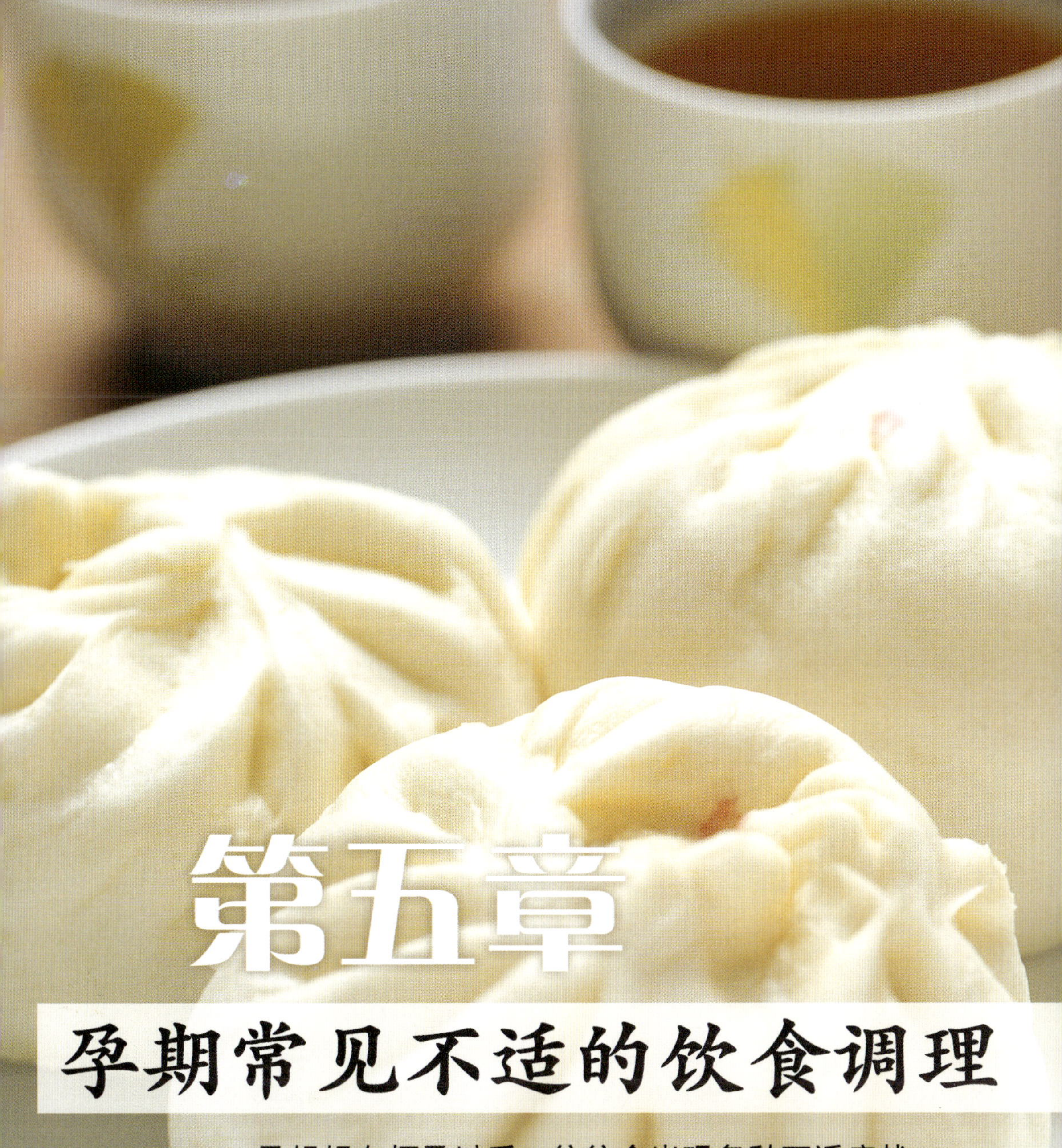

# 第五章

# 孕期常见不适的饮食调理

孕妈妈在怀孕以后，往往会出现多种不适症状，
如害喜、便秘等常见孕期不适，
既要通过医生的指导或者服用物来治疗，
也需在饮食上给予适当调理。

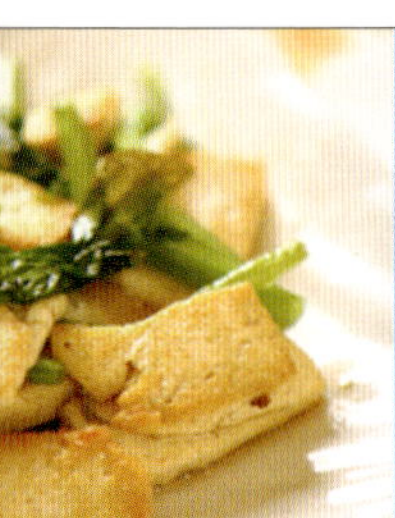

# 先兆流产

先兆流产的饮食调理。

孕早期发生先兆流产的可能性还是比较大的，所以准妈妈应该注意，一旦出现阴道流血或腹痛等状况就应该马上去医院检查，因为这有可能就是先兆流产的迹象。在检查时，为了减少对子宫的刺激，尽量少做没有什么必要的阴道检查项目。

## 生活宜忌

| | |
|---|---|
| 1 | 多吃些瓜果蔬菜和巧克力，流产的危险会大大降低。尽量少食多餐，须保证大便通畅，避免肠胃不适 |
| 2 | 准妈妈们出门最好穿平底鞋，孕期尽量不要外出旅游，避免振动的工作环境。做家务时避免危险性动作，如登高。充分的休息，切勿过度劳累，不要做过重的体力劳动，尤其是增加腹压的负重劳动，如提水、搬重物 |
| 3 | 远离烟酒及易造成流产的食物，如芦荟、螃蟹、甲鱼、薏米、马齿苋等，这些食物都可促使子宫收缩，因而有诱发流产的可能；不吃辛辣等刺激性食品 |
| 4 | 在孕早期，胎盘的附着尚不牢靠，宫缩非常容易导致流产，所以妊娠早期应禁止性生活 |
| 5 | 保持心情愉快、情绪稳定，避免紧张、焦虑、恐惧、气愤等不良情绪 |
| 6 | 生殖道炎症也是诱发流产的原因之一，准妈妈每晚都应清洗外阴，必要时每天清洗两次。 |

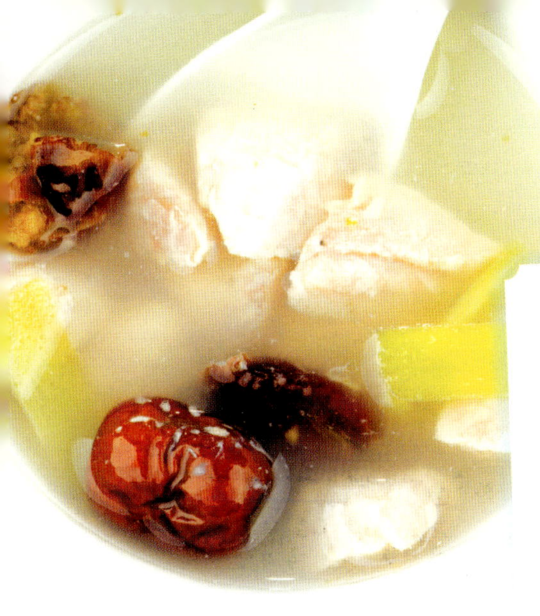

## 推荐食谱

### 艾叶羊肉汤

**原料** 

艾叶40克，羊肉300克，红枣10粒，姜2～4片，盐1小匙，米酒1大匙，水3～4杯。

**做法**

1. 羊肉洗净，切成3厘米见方的小块，放入滚水中汆烫，捞出备用。

2. 艾叶、羊肉、姜片、红枣放入电锅内锅中，加入盐和米酒，外锅加两杯水，炖煮至开关跳起即可。

### 素花炒饭

**原料** 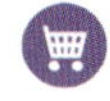

胡萝卜50克，甜椒20克，菠萝、青葱各10克，火腿肉30克，大米饭100克，橄榄油、盐、鸡精各1小匙。

**做法** 

1. 将胡萝卜、甜椒、菠萝、火腿肉切丁；青葱切成葱花备用。

2. 把葱花与胡萝卜丁、米饭及橄榄油、盐、鸡精，用小火炒散。

3. 再加入甜椒、菠萝、火腿肉，炒均匀后即可食用。

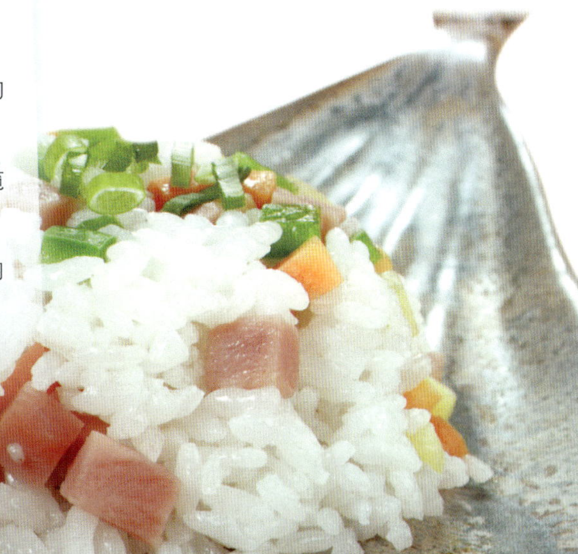

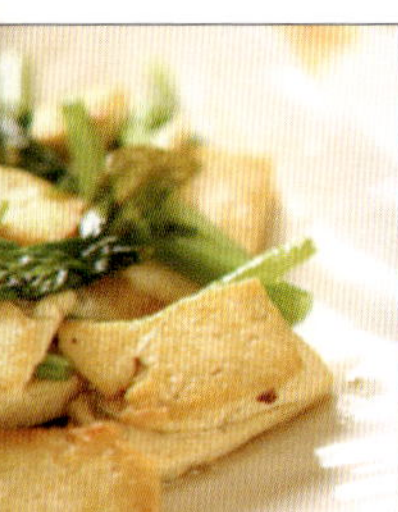

# 孕期呕吐

孕期呕吐的**饮食调理**。

呕吐是多数孕妇都会经历的过程，敏感的女性在很早的时候就有可能产生孕吐。孕早期的呕吐主要是由于绒毛膜促性腺激素的升高、黄体酮增加引起胃肠蠕动减慢、胃酸分泌减少引起消化不良等原因。呕吐有时也会受不良情绪的影响，可能会发生在一天中的每一个时刻，这是怀孕的正常表现。

## 生活宜忌

| | |
|---|---|
| 1 | 避免精神过度紧张，身心放松，注意休息。妊娠反应是生理反应，多数准妈妈经过一两个月就会过去，因此，要以“向前看”的心态度过这一阶段。当准妈妈感到身体不适时要及时休息，还要学会转换情绪，多做自己喜欢做的事情，例如看看自己的婚纱照或整理一下自己的心爱之物等，这样可以使准妈妈自我感觉良好，心情愉快，减轻妊娠呕吐所带来的反应 |
| 2 | 在饮食方面，准妈妈最好是能吃什么就吃什么，能吃多少就吃多少。这个时期，胎儿的营养供给很重要，如果得不到充分保障，会严重影响胎儿的成长和发育。饮食不要求规律，想吃就吃，可少食多餐，不必过多考虑食物的营养价值，避免胃内空虚，可备些饼干、点心等随时食用，这样可以缓解恶心、呕吐。根据个人的爱好调味，以增进食欲，避免不良气味刺激，如炒菜味、油腻味等 |
| 3 | 便秘能加重早孕反应程度，所以准妈妈要特别提防便秘。要多吃蔬菜、水果，注意补充水分，可以饮水果汁、白糖水、盐水或淡茶水等。通过利尿，可将体内有害物质从尿液中排出 |

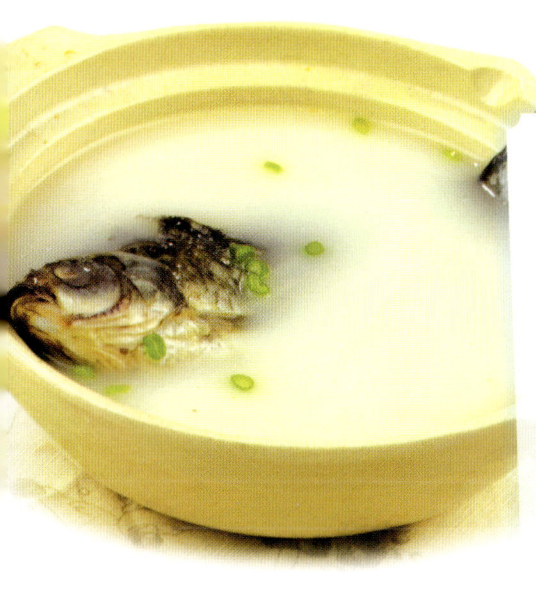

## 推荐食谱

### 砂仁鲫鱼汤

**原料** 鲫鱼2条（约600克），砂仁5克，葱段、生姜、料酒、盐、胡椒粉、植物油各适量。

**做法** 1. 将鲫鱼洗涤整理干净，把砂仁塞入鱼腹中。

2. 把锅放在火上，在锅内倒入适量植物油烧热，加入生姜、葱段煸香，放入鲫鱼略煎，烹入料酒，加清水大火烧开，再改中火烧至汤汁呈乳白色，加入盐、味精，撒上胡椒粉即可。

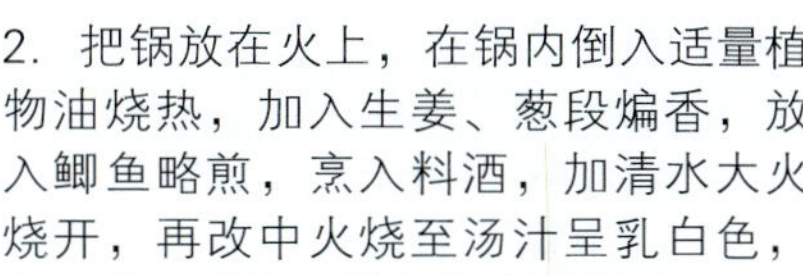

### 青柠檬口蘑

**原料** 口蘑120克，青柠檬1只，香菜少许。

**做法** 1. 口蘑在盐水中浸泡片刻后洗净，待用。

2. 将洗净的口蘑放入锅中翻炒五六分钟，再淋上现榨柠檬汁，翻炒片刻后装盘。

3. 最后在口蘑中放入碎香菜、柠檬皮丝及盐调味即可。

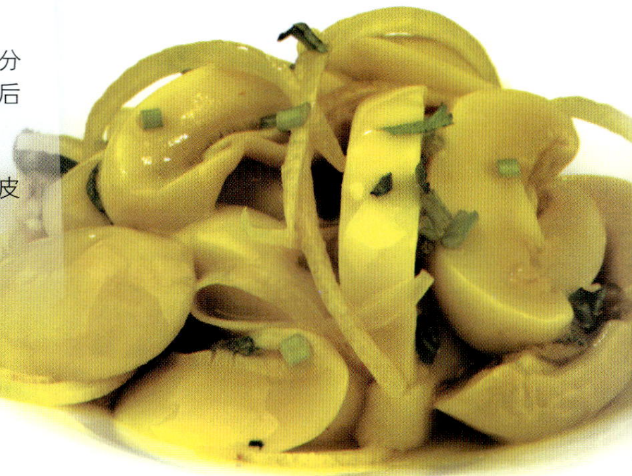

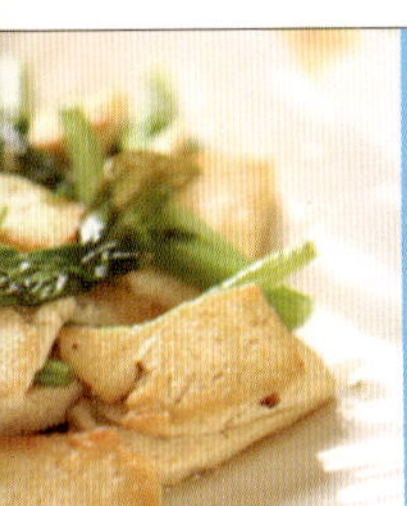

# 孕期糖尿病

孕期糖尿病的**饮食调理**。

妊娠糖尿病会使准妈妈平时正常的血糖值突然变高，但准妈妈却没有任何不适的感觉。如果置之不理，准妈妈极容易发生感染、流产、早产、死产、羊水过多、巨大儿等危害。

## 生活宜忌

| | |
|---|---|
| 1 | 妊娠初期不需要特别增加热量，中、后期必须依照孕前所需的热量，再增加300千焦/日 |
| 2 | 少食多餐，不宜一次吃得太饱。将每天应摄取的食物分成5～6餐，特别要避免晚餐与隔天早餐的时间相距过长，睡前要补充点心 |
| 3 | 应尽量避免食用加有蔗糖、白糖、果糖、葡萄糖、冰糖、蜂蜜、麦芽糖的含糖饮料及甜食，以避免餐后快速的血糖增加 |
| 4 | 尽量选择纤维含量较高的未精制主食，可更有利于血糖的控制 |
| 5 | 减少油脂摄入。烹调用油以植物油为主，减少油炸、油煎、油酥食物，以及动物皮、肥肉等 |
| 6 | 适量的运动对控制血糖有帮助，正餐后应散步20～30分钟 |

## 卤汁茄子

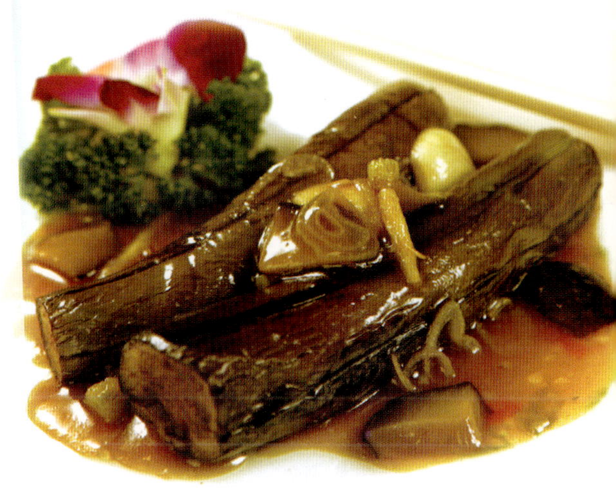

**原料** 紫皮茄子400克，洋葱50克，香菜、香菇各30克，料酒1大匙，老抽1/2小匙，盐、生抽、胡椒粉、香油、蒜、姜、葱各1小匙，植物油适量。

**做法** 1. 茄子洗净，在表皮上用刀竖着浅划4刀；葱、姜切片，蒜拍扁；香菜去掉茎、叶，取菜根洗干净，用水焯一下；香菇洗干净，用开水焯一下。

2. 坐锅点火，倒入植物油，油烧至四成热时加入葱片炒至变色，放入香菜根、香菇、蒜片、姜片略炒，再加入鲜汤煮半小时。

3. 茄子沥干水分，放入汤中加盐、料酒、老抽、生抽、酱油、胡椒粉、香油等，用小火煮10分钟即可。

## 黄豆炖排骨

**原料**  黄豆100克，排骨500克，盐1/2小匙。

**做法**  1. 把黄豆和排骨洗干净。

2. 坐锅点火，锅内加入清水，放入排骨和黄豆，先大火烧开再小火煨20分钟，最后放盐调味即可食用。

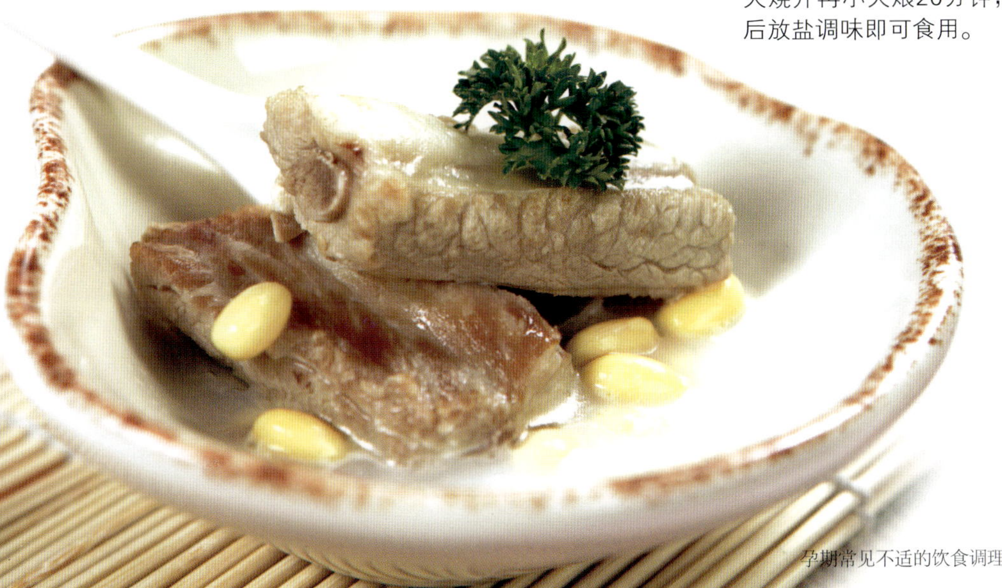

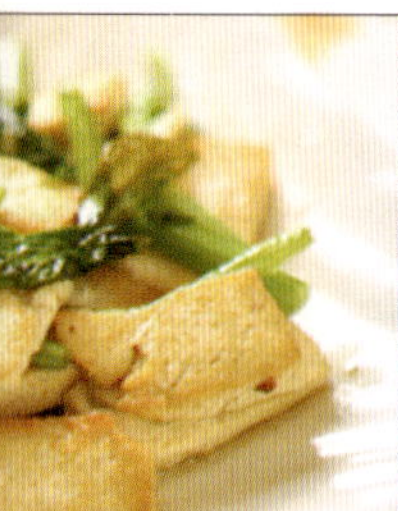

# 孕期
# 高血压

孕期高血压的**饮食调理**。

孕期高血压多发生在妊娠的中、晚期，主要症状为血压升高、头昏、头痛、腹痛、眼花、尿少、下肢或全身水肿等，严重时可引起抽风、昏迷。

## 生活宜忌

| | |
|---|---|
| 1 | 定时做产前检查是及早发现妊娠期高血压综合征（简称妊高征）的最好方法。 |
| 2 | 大量摄取优质蛋白质、钙和植物性脂肪，蛋白质不足时会使血管弹性变差，加重病情，同时注意摄取有利于蛋白质吸收的维生素和矿物质。 |
| 3 | 不要有精神压力，保持平和的心态也是杜绝妊高征的重要手段。 |
| 4 | 治疗妊高征最有效的方法是坚持卧床休息。取左侧卧位，使子宫血液流通更加顺畅，增加肾脏血流量，使水分更容易排出。 |
| 5 | 避免过度劳累，保证休息时间，每天的睡眠时间应保证8小时左右，可降低妊高征的发生概率。 |
| 6 | 盐分摄入过多会导致血压升高，影响心脏功能，引发蛋白尿和水肿。因此，要严格限制食盐的摄取，每天不要超过7克。 |

## 推荐食谱

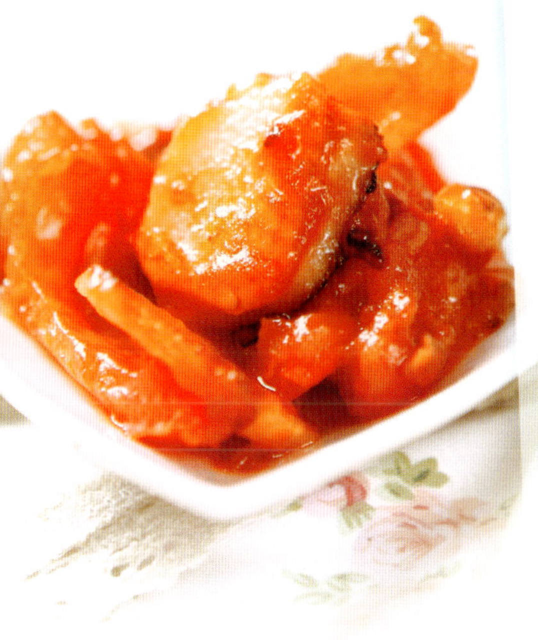

### 番茄汁茭白羹

**原料** 茭白3根，番茄2个，植物油、盐、白糖、番茄酱、味精各适量。

**做法** 1. 茭白去皮洗净，在菜板上拍松，切成长条备用；番茄洗净，切瓣。

2. 将植物油倒入锅中，旺火烧至七成热，下茭白炸至淡黄色，捞出沥干。

3. 锅中留少许油，烧热，放入番茄酱煸炒，加入鲜汤、盐、白糖，煮开。

4. 放入番茄瓣和炸过的茭白，加盖用小火焖烧至汤汁浓稠，用味精调味。

### 桂圆红枣鸡汤

**原料** 桂圆25克，红枣8～10颗，鸡肉块适量，水3～4碗。

**做法** 1. 红枣洗净，以清水泡开待用。

2. 鸡肉块汆烫捞起，略洗一下。

3. 把红枣、桂圆及鸡肉块一起置入炖锅内，加水，先以大火煮开后，转小火将肉炖烂即可。

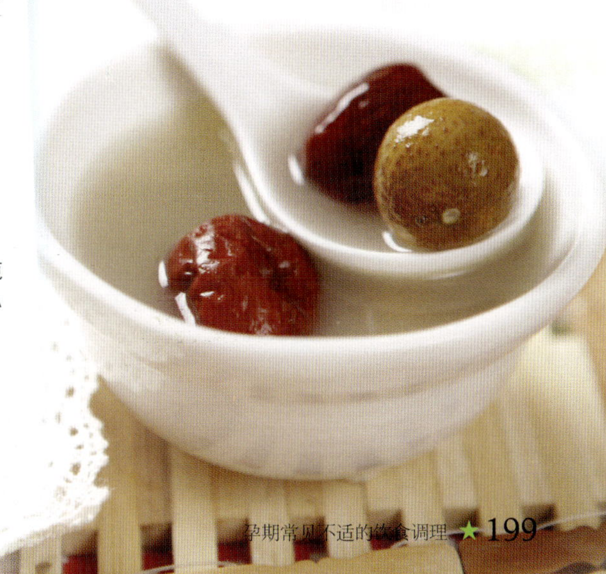

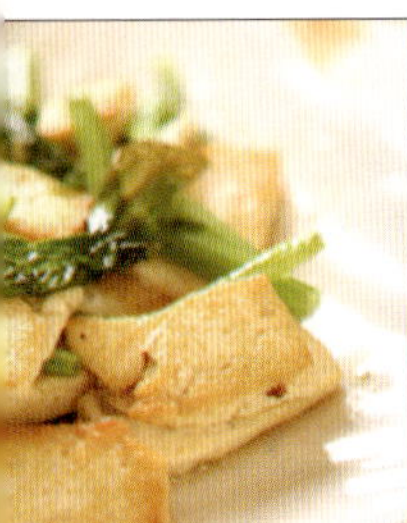

# 孕期感冒

孕期感冒的**饮食调理**。

病毒性感冒是冬、春两季流行的常见病，轻症仅有鼻塞、流清水样鼻涕、头痛和咳嗽；重症可发高热，并伴有四肢酸痛等。

## 生活宜忌

| | |
|---|---|
| 1 | 准妈妈特别容易感冒。感冒时，一般不要使用抗生素之类的药物，尤其是在怀孕初期，使用药物有可能会对正在发育的胎儿产生影响 |
| 2 | 保证身体自身的抵抗力，加强锻炼 |
| 3 | 萝卜中的萝卜素对预防、治疗感冒有独特作用。可以清热、解毒、祛寒，防治感冒 |
| 4 | 少吃含钠的食盐，可提高唾液中溶菌酶的含量，保护口腔、咽喉部黏膜上皮细胞，让其分泌出更多的免疫球蛋白A及干扰素来对付感冒病毒 |

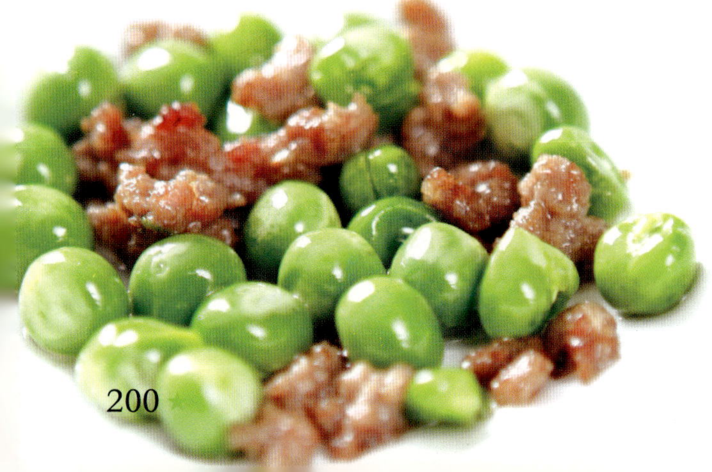

## 推荐食谱

### 排骨蘑菇汤

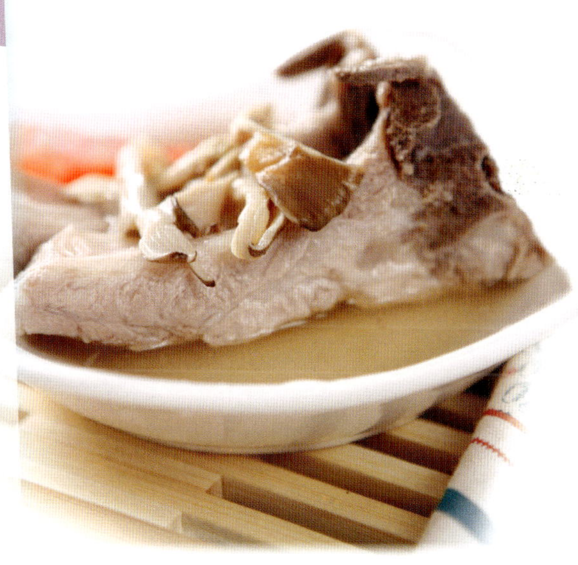

**原料** 排骨500克，鲜蘑菇、番茄各100克，料酒、盐各适量。

**做法** 1. 排骨用刀背拍松，再敲断骨髓，加适量盐、料酒腌约15分钟；番茄、蘑菇洗净、切片备用。

2. 锅中加适量水，烧开后放入排骨，撇去浮沫，加入适量料酒，用小火煮约30分钟。

3. 倒入蘑菇片再煮10分钟，放盐调味后，加入番茄片，煮沸即可食用。

### 甜椒炒牛肉

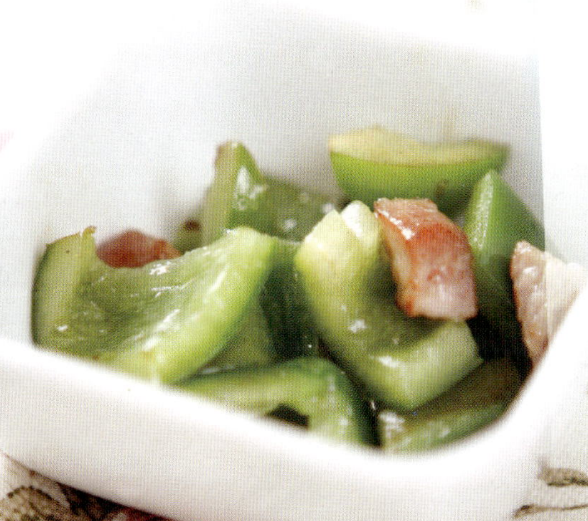

**原料** 牛肉200克，甜椒150克，酱油、姜、盐、鸡精、料酒、淀粉、水淀粉、甜面酱、植物油各适量。

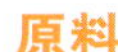

**做法** 1. 将牛肉洗净，切成小块，放入盐、料酒、淀粉搅拌均匀；把甜椒、姜切成小块。

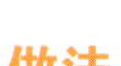

2. 锅内放少许植物油，倒入甜椒，炒至半熟，盛出。

3. 锅中倒入少许植物油，把牛肉倒入炒散。加入甜面酱、甜椒、姜炒出香味，再加入酱油、盐、鸡精，用水淀粉勾芡。

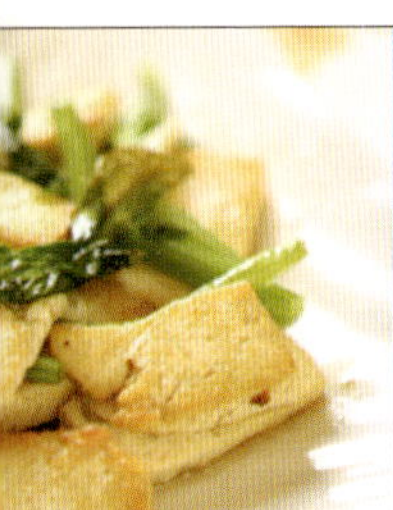

# 孕期失眠

孕期失眠的**饮食调理**。

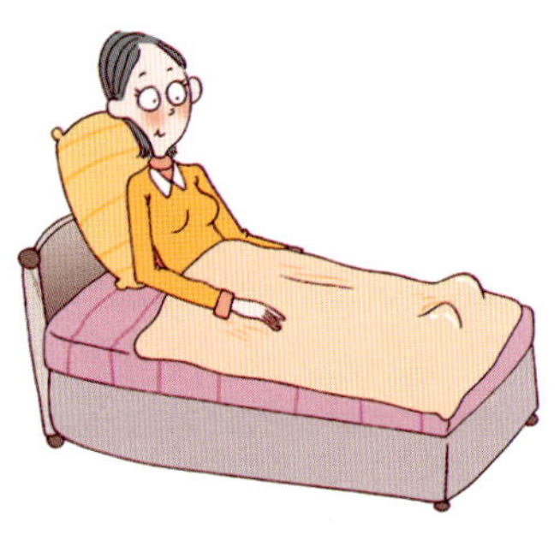

增大的子宫使准妈妈翻身困难，睡觉容易疲劳。另外，害怕分娩带来的痛苦而过于紧张和恐惧等都是造成准妈妈彻夜不寐的常见原因。

## 生活宜忌

| | |
|---|---|
| 1 | 饮食宜多样化，避免长期重复摄取某种食物 |
| 2 | 少吃精淀粉类食物，如白面包、白米饭、甜食等 |
| 3 | 在日常饮食中，要注意控制盐分的摄入 |
| 4 | 晚饭应安排在睡前4小时，并尽量不要吃易增加腹胀感的食物，如土豆、玉米、山药等。晚间不要喝太多的汤 |
| 5 | 晚饭后到入睡前不要过多饮水 |
| 6 | 睡前避免吃巧克力，喝咖啡、茶、可乐等，更不能喝酒。可在睡前喝一杯牛奶或一碗燕麦粥，有助于促进入睡 |
| 7 | 临睡前泡一个温水浴，穿全棉的睡衣；上床后再做几次深呼吸，并放松全身，对睡眠会很有帮助 |
| 8 | 平日里要适当运动，并注意保持心情舒畅 |

## 推荐食谱

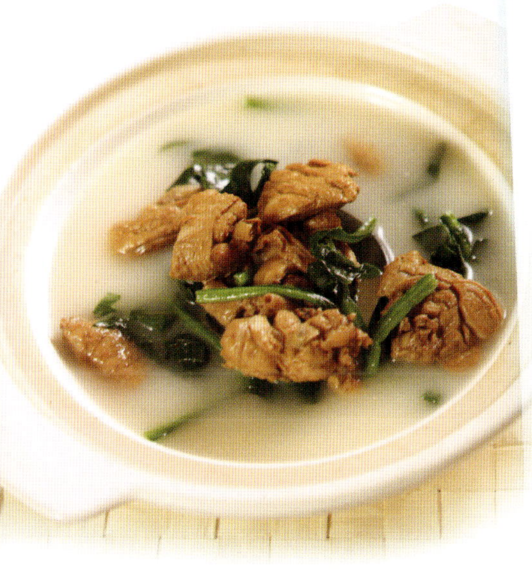

### 菠菜鸡煲

**原料** 鸡半只，菠菜100克，香菇4朵，葱末、姜末、冬笋、蚝油、酱油、白糖、盐、淀粉、植物油各适量。

**做法** 1. 鸡洗净剁成小块；菠菜洗净，用沸水焯一下，切段；香菇洗净，切成块；冬笋切成片。

2. 锅中放植物油烧热后，用葱末、姜末爆香，加入鸡块、香菇块及蚝油翻炒片刻。

3. 放入料酒、盐、白糖、酱油及冬笋，不停地翻炒，炒至鸡熟烂。

4. 菠菜放在砂锅中铺底，将炒熟的鸡块倒入砂锅中炖熟烂即可。

### 芝麻粥

**原料** 黑芝麻10克，大米30克，砂糖适量。

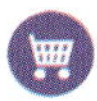

**做法** 1. 先将黑芝麻炒熟后，备用。

2. 大米淘洗干净放入锅中，再加入适量开水煮至米酥汤稠。

3. 在粥中加入黑芝麻，继续煮一小会儿，加入砂糖拌匀即可。

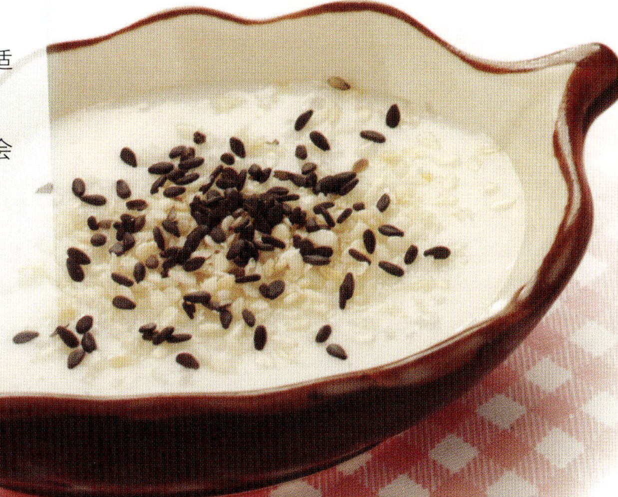

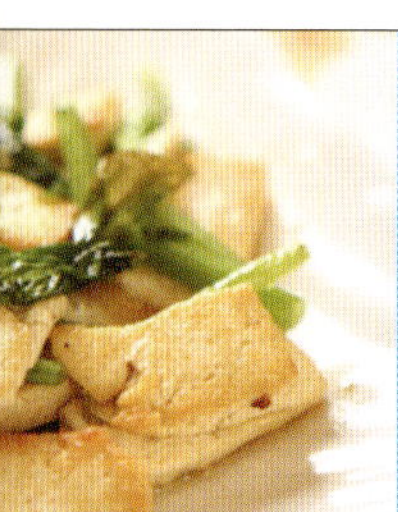

# 孕期咳嗽

孕期咳嗽的**饮食调理**。

怀孕期间咳个不停，是许多准妈妈曾有的惨痛经验，捧着肚子，不敢用力咳，生怕宝宝会提早报到。若一不小心咳到尿失禁，更是令人困窘。若咳得太多或太过激烈，使腹压增加，会导致流产或早产。

孕期咳嗽多由感冒引起，然而有些孕妇咳嗽则不是由感冒引起的。这些准妈妈原本体质就比较阴虚，只要一怀孕就会咳嗽，一直咳到宝宝出生为止，这样就大大损害了宝宝的健康。

## 生活宜忌

| | |
|---|---|
| 1 | 不要吃糖果、饼干等甜食，以及生冷、干燥、易上火的食物，如花生、瓜子、油炸食物等也应禁食 |
| 2 | 多喝温开水，将温开水含在口中也有很好的止咳效果 |
| 3 | 孕期出现咳嗽应尽快到医院去检查一下，在医生的指导下进行治疗，不能自行用药，以免对胎儿造成影响 |

## 推荐食谱

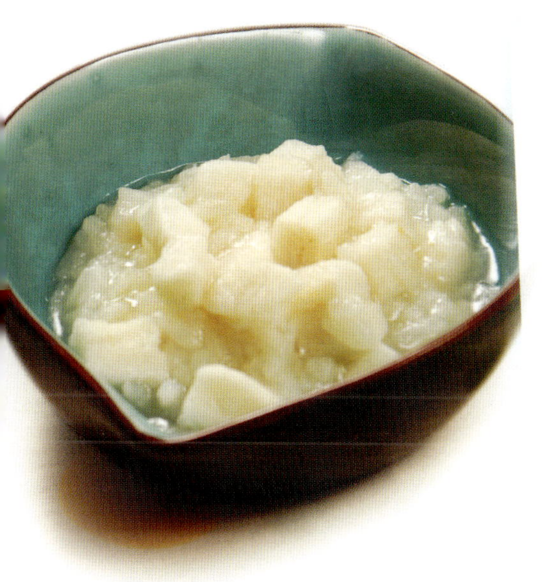

### 冰糖银雪梨耳汤

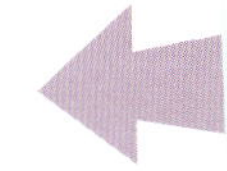

**原料** 雪梨1/2个，银耳10克，冰糖少许。

**做法** 1. 雪梨洗净去核，切丁；银耳泡涨，与雪梨丁一起放入清水里炖。

2. 炖20分钟后，加入冰糖，搅拌均匀即可食用。

### 核桃鸡花

**原料** 鸡胸脯肉100克，核桃仁30克，蛋清、鸡汤、葱末、姜末、白糖、淀粉、酱油、植物油各适量。

**做法** 1. 将鸡胸脯肉切成两厘米见方的小块；核桃仁用热水浸泡，剥去外皮。

2. 将鸡汤、葱末、姜末、白糖、盐、酱油调成料汁。

3. 锅置火上，放植物油烧至四成热，将鸡胸脯肉用蛋清、淀粉上浆，放入油锅滑炒一下，捞出沥干油。

4. 锅底留余油，倒入滑炒的鸡肉、核桃仁，再倒入兑好的料汁，炒匀即可。

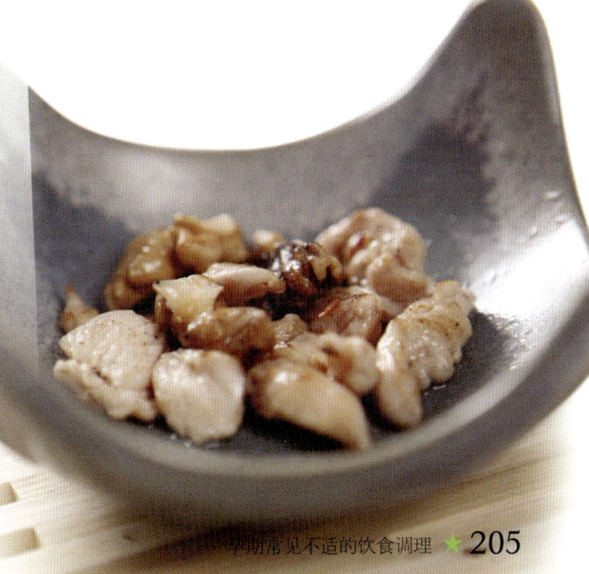

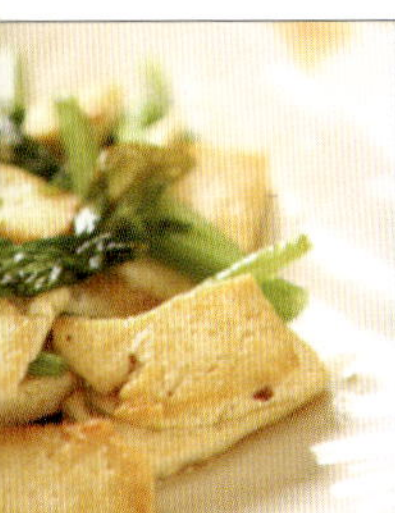

# 孕期
# 腿抽筋

孕期腿抽筋的**饮食调理**。

孕期抽筋是孕期不适症候群中的一种病态现象，通常发生在夜间，一般是腓肠肌（俗称小腿肚）和脚部肌肉发生痛性收缩，或者是在清晨起床时，可能伸个懒腰脚底、小腿、腹部、腰部肌肉就抽筋了。

## 生活宜忌

| | |
|---|---|
| 1 | 饮食要多样化，多吃含钙丰富的食物，如牛奶、虾皮、软骨等。少吃腌制、加工的食物 |
| 2 | 平时要穿软底鞋，不宜走路太多，以免让腿部肌肉过于劳累 |
| 3 | 为防止夜间腿抽筋，可在睡前对腿部和脚部进行按摩，也可用热水洗脚、洗腿后再睡。泡脚时，水量最好没到小腿肚以上。另外，用湿热毛巾热敷一下小腿，也可减少抽筋 |
| 4 | 抽筋时，立即用手抓住抽筋一侧的大脚趾，再慢慢伸直脚背，接着用力伸腿，抽筋会得以缓解，或者用双手使劲按摩小腿肚子 |
| 5 | 睡觉时注意调整好睡姿，伸懒腰时两脚不要伸得过直，并注意下肢的保暖 |
| 6 | 适当进行户外活动，多晒太阳 |

## 推荐食谱

# 小白菜水饺

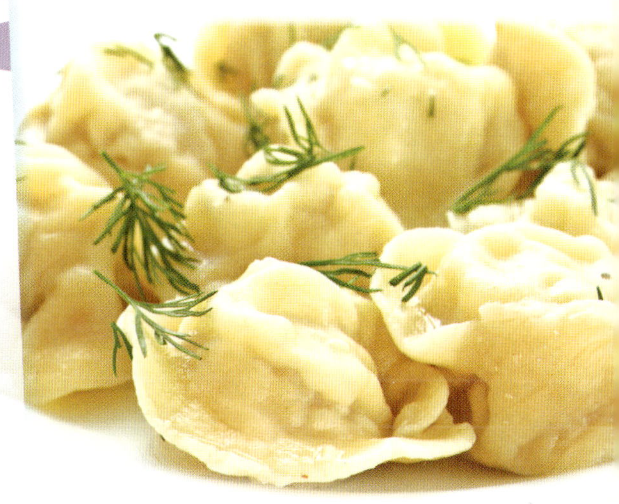

**原料** 面粉500克，小白菜、猪肉馅儿，香油、酱油、盐、葱末各适量。

**做法** 1．将500克面粉倒入盆中，加适量清水拌匀后，和成面团，饧发约20分钟。

2．小白菜洗净、剁碎；猪肉馅儿加入葱末、酱油和香油拌匀，再放入小白菜和盐拌匀，制成馅儿料。

3．面团搓成长条状，再揪成大小均匀的面剂子，擀成饺子皮，包入馅儿料，最后放入沸水中煮熟即可。

# 芝麻猪肝

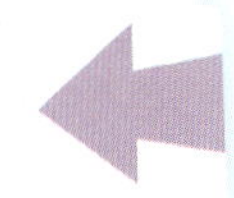

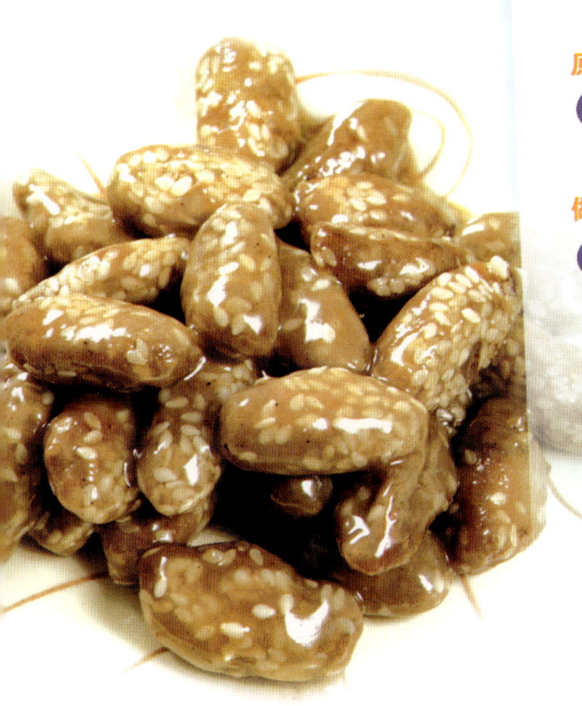

**原料** 猪肝50克，猪肉末30克，长葱5克，姜末少许，酱油1/2小匙，砂糖少许，淀粉3克，牛奶少许。

**做法** 1．将猪肝浸泡在牛奶中约10分钟，以除去血汁，然后煮熟，捣碎。

2．将猪肉末、猪肝碎和切碎的长葱、姜末、酱油、砂糖、淀粉充分混合，再做成椭圆形，撒上白芝麻，再放入加有少许植物油的锅中烧熟即可。

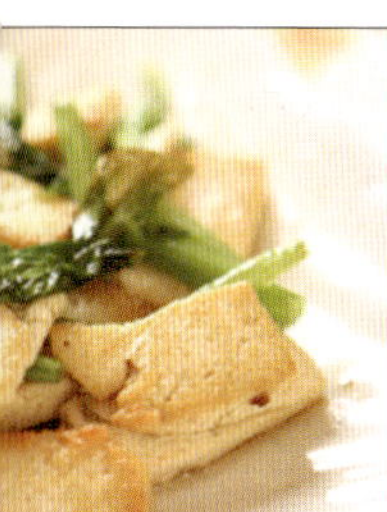

# 孕期 牙龈炎

孕期牙龈炎的**饮食调理**。

怀孕期间，牙齿或牙龈会变得脆弱，因此，有些人误认为胎儿所需的钙全部是从母体的牙齿里所获得，这种说法并没有任何科学依据。大部分情况下，是由于怀孕时疏于口腔清洁，所以容易出现蛀牙或牙龈发炎。当然，有时激素的变化会削弱牙龈组织的抵抗力或减少唾液分泌量，因此，导致牙龈发炎或牙周病。

## 生活宜忌

| | |
|---|---|
| 1 | 早晚必须各刷一次牙。餐后及时用漱口水漱口 |
| 2 | 在对牙刷的选择上，准妈妈要挑选那些刷毛软且刷头小的产品 |
| 3 | 在孕期经常去口腔科进行检查，彻底洗牙 |
| 4 | 应充分摄取维生素$B_2$，多吃富含维生素C的食物 |
| 5 | 平时可做上下叩齿动作。这样不仅能增强牙齿的坚固性，同时可增加口腔唾液分泌量，其中的溶菌酶具有杀菌、洁齿的作用 |
| 6 | 准妈妈如果牙齿出现病症，要避免使用的药物有镇静剂、止痛药、抗生素，尤其是四环霉素，它会抑制胎儿牙齿的生长和发黄。无论使用何种药物，都必须听从医生的建议 |

## 推荐食谱

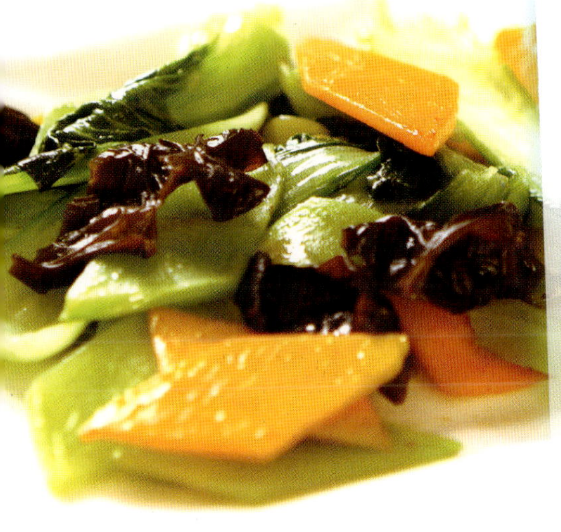

### 清香小炒

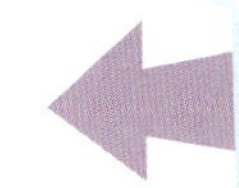

**原料** 南瓜半个，莴笋1棵，干木耳20克，油菜2棵，葱花、姜末各适量，盐、料酒各1小匙，植物油1大匙。

**做法** 1. 将南瓜洗净，去瓤，切成片；莴笋剥去外壳，洗净，切片；木耳用清水泡发，撕成小朵；油菜洗净，掰开。

2. 将南瓜片、莴笋片、木耳、油菜分别用沸水焯一下，捞出控水。

3. 炒锅烧热，加入植物油，七八成热时用葱花、姜末爆香，放入南瓜片、莴笋片、木耳、油菜，加盐、料酒翻炒均匀，即可食用。

### 红椒拌藕片

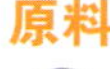

**原料** 白嫩莲藕1根，红椒2个，白糖、芝麻油、生姜、香醋及盐、植物油各适量。

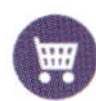

**做法** 1. 红椒去籽、去蒂、切丝；莲藕洗净，去皮，切片。

2. 锅中加热植物油，先加生姜片爆香，再加入红椒丝、藕片，加少许食盐，翻炒后加少量清水，焖一下，断生即可。

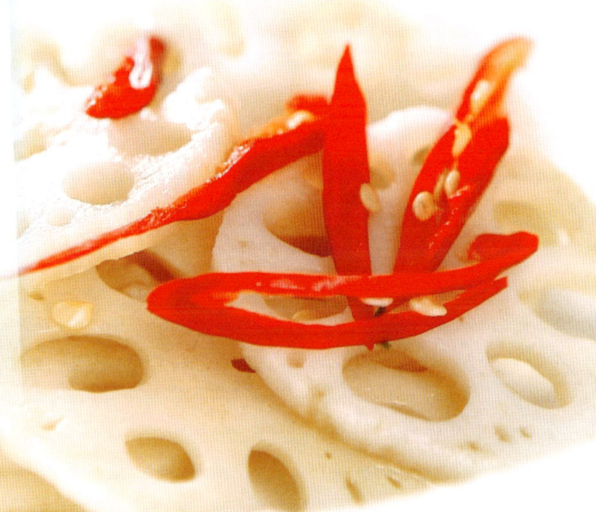

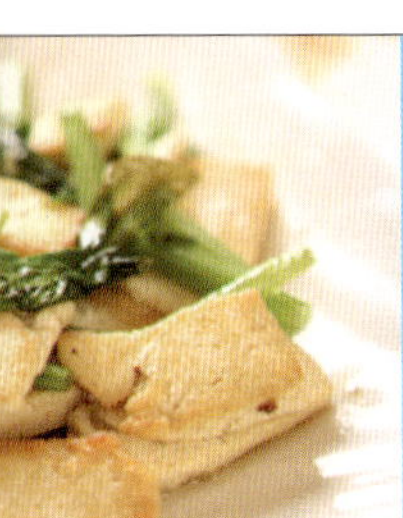

# 孕期抑郁症

孕期抑郁症的**饮食调理**。

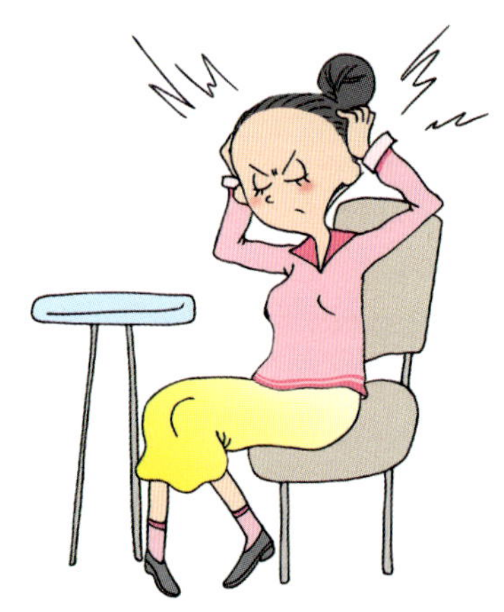

孕期抑郁的准妈妈很容易哭、发脾气、焦虑，例如，会担心分娩过程的疼痛，胎儿是否会畸形，自己是否会流产等。

## 生活宜忌

| | |
|---|---|
| 1 | 多了解一些关于分娩的知识，可以减轻准妈妈对分娩的恐惧和紧张感 |
| 2 | 准妈妈要学会自我调节情绪，多参与一些社交活动，找回自己的兴趣爱好，不但会使怀孕这件事变得令人愉快，而且对胎教也很有帮助 |
| 3 | 丈夫在孕期应该尽一切可能关心、体贴妻子，减少不良刺激 |
| 4 | 足够营养和充分的休息能够有效避免心理疾病的发生 |
| 5 | 孕期适度运动不但可以增进健康、控制体重，还有助于准妈妈保持稳定的精神状态 |
| 6 | 如果抑郁症很严重，就应该找专门的医生咨询 |

## 推荐食谱

### 红枣芹菜汤

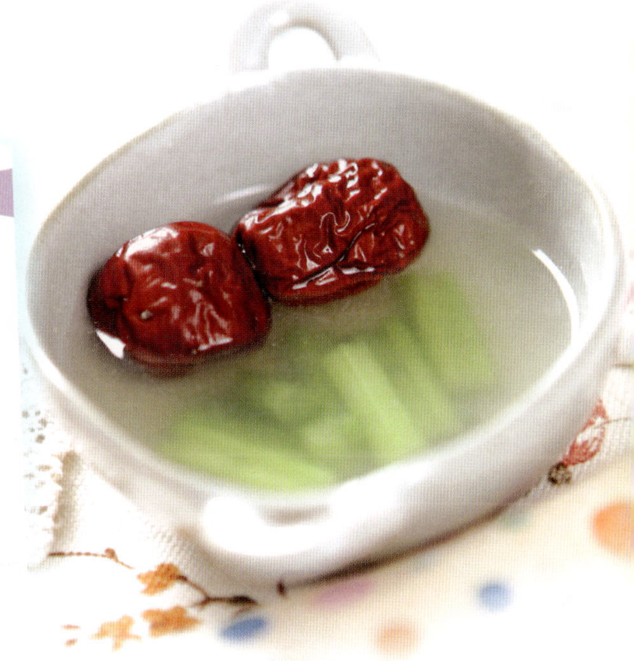

**原料**  红枣6粒，芹菜500克，水2碗，片糖半块。

**做法**

1. 芹菜摘除根、叶，将茎切成两厘米长的段。

2. 将芹菜段、红枣和水放入煲内煮。

3. 放入片糖调味，饮用时去渣只饮汤汁。

### 参归炖鸡

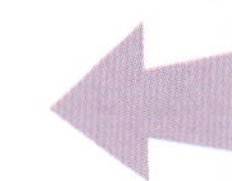

**原料**  母鸡1只，人参、当归各25克，大枣10个，盐、姜、料酒各适量。

**做法**

1. 将母鸡清洗干净，并将上述材料一并放入砂锅内，用小火慢炖。

2. 炖至母鸡熟烂后即可盛入大碗内，多次食用。

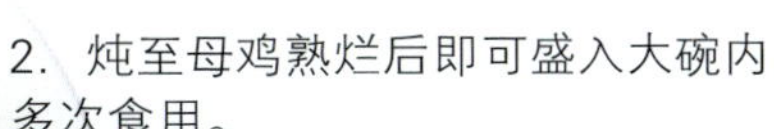

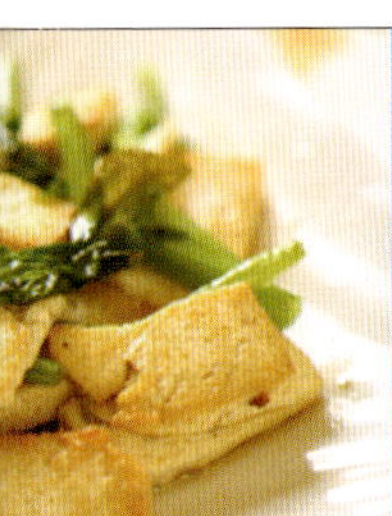

# 孕期
# 贫血

孕期贫血的饮食调理。

孕期贫血是临床最常见的表现之一，然而它不是一种独立疾病，可能是一种基础的或有时是较复杂疾病的重要临床表现，一旦发现贫血，必须查明其发生的原因。

## 生活宜忌

| | |
|---|---|
| 1 | 最好不要喝茶，多喝茶只会使贫血症状加重 |
| 2 | 牛奶及一些中和胃酸的药物会阻碍铁质的吸收，所以尽量不要和含铁的食物一起食用 |
| 3 | 主食可多吃面食，面食较大米含铁多，也易于人体吸收 |
| 4 | 做菜时温度不要过高，烹调时间也不要过久，以防止叶酸流失 |
| 5 | 做菜时尽量使用铁锅、铁铲，它们在烹制食物时会产生一些小碎铁屑，溶解在食物中形成可溶性铁盐，易于让肠道吸收铁 |
| 6 | 补铁的同时不宜服用含钙量高的食品或药品 |
| 7 | 按时去医院做产前体检，至少应在妊娠中期和晚期检查两次血色素，以便了解身体状况，采取相应措施 |
| 8 | 若准妈妈已患有较为严重的贫血，就需要在医生的指导下根据贫血的程度来补充铁剂 |

## 推荐食谱

### 虾肉水饺

**原料** 虾肉泥150克，猪肉泥400克，韭菜末300克，水调面团1200克，味精1/2小匙，绍酒、盐、酱油各1小匙，葱花少许。

**做法** 1. 虾肉泥、猪肉泥、韭菜末加盐、味精、绍酒、酱油搅匀成虾肉馅儿。

2. 把水调面团揉成长条，揪成小面剂子，擀成中间厚周边薄的圆形面皮，包入虾肉馅儿，捏成饺子生坯。

3. 把锅置火上，水烧沸，倒入饺子生坯煮熟，撒上葱花即可。

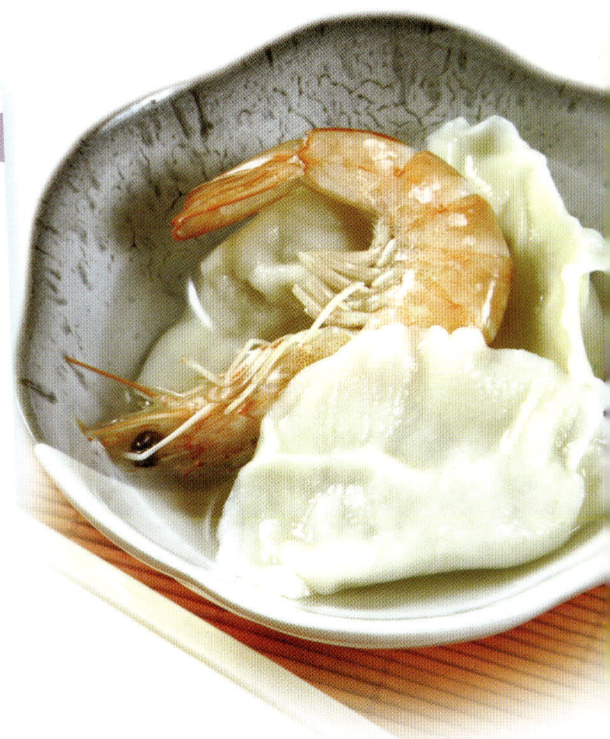

### 花生红枣粥

**原料** 花生仁、红枣各50克，糯米100克，冰糖10克。

**做法** 1. 将花生仁浸泡两小时，红枣去核洗干净。

2. 将花生仁、红枣和淘洗干净的糯米一起下锅熬成粥，等到粥黏稠后加入冰糖，稍微煮一下即可食用。

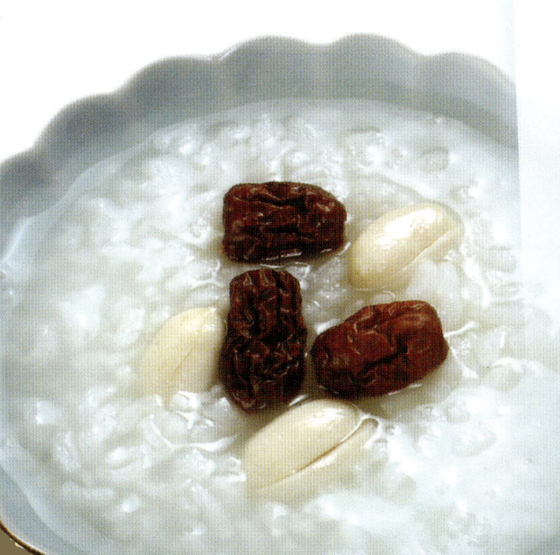

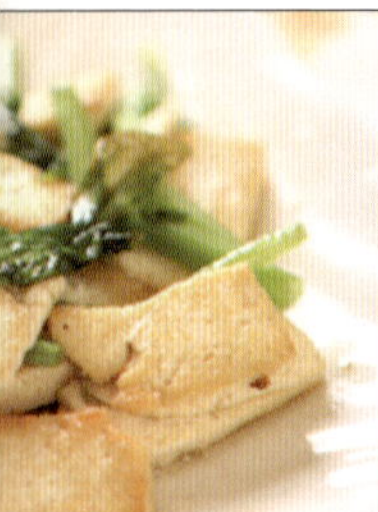

# 孕期水肿

孕期水肿的**饮食调理**。

约有75％的准妈妈在怀孕期间或多或少会有水肿的情况发生，且在怀孕七八个月后，症状会更加明显。原因是子宫越来越大，压迫到下腔静脉，因而造成血液循环回流不畅，这属于正常的现象。

## 生活宜忌

| | |
|---|---|
| 1 | 准妈妈每天要保证摄入足够的畜肉、禽肉、鱼、虾、蛋、奶等动物类食物和豆类食物，因为它们含有丰富的优质蛋白质，可增强体质 |
| 2 | 多吃蔬菜、水果，它们不仅能提高机体抵抗力，还具有解毒利尿等作用 |
| 3 | 水肿时，饮食要清淡，不要吃过咸的食物，也少吃或不吃难消化和易胀气的食物，以防止水肿加重 |
| 4 | 对于水肿较严重的准妈妈，应适当控制水分的摄入 |
| 5 | 避免久坐或久站，并尽可能常常把双脚抬高、放平 |
| 6 | 尽量穿纯棉衣物，并选择鞋底厚、舒适透气的鞋子 |
| 7 | 睡觉时最好采用侧卧，因为这样会比仰卧更能减少早晨的水肿 |

## 推荐食谱

### 翡翠奶汁冬瓜

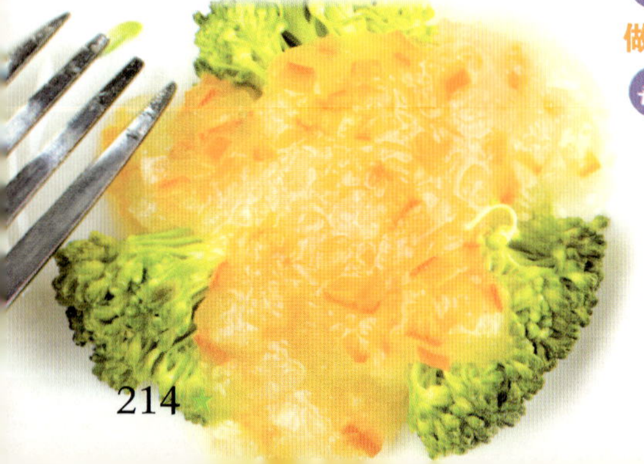

**原料** 红椒半只，牛油、鲜奶各50克，冬瓜、西蓝花各300克，蒜蓉、糖、水淀粉、盐各少许。

**做法** 1. 红椒洗净，切成细粒；西蓝花切成小朵；将冬瓜去皮，切成小块，放入滚水中焯熟，捞起滤干水分。

2. 爆香蒜蓉，再加入西蓝花炒熟，倒入芡汁炒匀，出锅盛入盘中。

3. 将牛油放入锅中煮化，加入红椒粒、冬瓜块、盐、糖、搅匀，淋在西蓝花上面即可。

# 第六章

## 月子期，食补方案

刚从生产的阵痛中解脱出来，
你一定要充分补充营养，促进身体恢复。

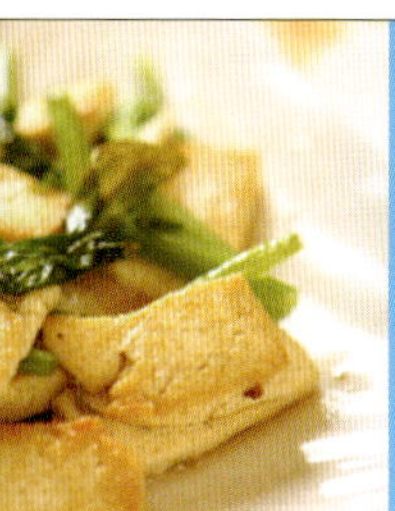

# 坐月子的
# 基本原则

坐月子关系到女人一生的健康。

## 月子期饮食总则

### ■严控脂肪的摄取

怀孕中，母体为了准备授乳而储存了3千克的脂肪。因此产后不可食用过多含油脂的食物，否则乳汁会变得黏稠，乳腺也容易阻塞。做菜时应少放点油。

### ■摄取均衡营养

产后身体是否能够恢复往日的健康与窈窕，就看饮食是否均衡了。一般人坐月子除了麻油鸡，还是麻油鸡，吃得产妇胃口尽失，闻鸡色变。事实上，除了摄取适宜的肉类之外，还要搭配鸡蛋、海鲜和蔬菜。

**鸡蛋**除了含有丰富的蛋白质外，还含有维生素A、维生素D、维生素E和磷、铁、钙；至于鱼虾等海鲜，不仅热能低，所含的蛋白质品质又较一般肉类为优，是产后绝佳的营养来源。

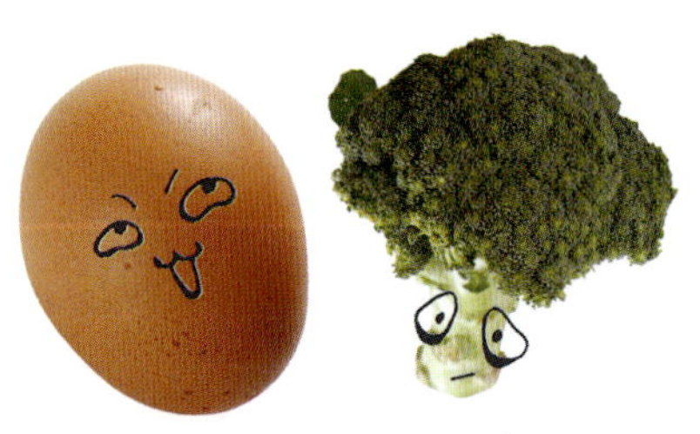

**蔬果**的好处则是在于它含有多种丰富的矿物质和维生素，是肉类所不及的，产妇不妨多吃，而其所富含的纤维素亦可帮助胃肠蠕动，使排便顺畅。饮食适量且均衡，不仅可以为健康加分，更可为身材加分。

## 多食各种汤饮

汤类味道鲜美，且易消化吸收，还可以促进乳汁分泌。如红糖水、鲫鱼汤、猪蹄汤、排骨汤等，但必须汤肉同吃。但是，汤饮的食用量要适度，以防引起奶胀。

**Tips**

产妇在喝汤的时候可以撇去浮油，这样可以减少摄入过多的脂肪。

## 早餐一定要吃

因为不习惯半夜授乳而打乱生活的步调，因此睡眠不足、食欲缺乏，结果常常忽略了早餐。而且授乳期的早餐要比平常更丰富、更重要，切记不可破坏一天三餐的基本饮食模式。

## 多吃含铁丰富的食物

产后出血及哺喂宝宝，补充铁也是非常必要的，不然容易发生贫血。如果在饮食中多注意吃一些含血红素铁的食物，如动物血或肝、瘦肉、鱼类、油菜、菠菜等及豆类等，就可以防止产后贫血。

## 不吃酸辣食物

因其可助内热，而使产妇上火、口舌生疮、大便秘结或痔疮发作。忌食韭菜、大蒜、辣椒、胡椒、小茴香、酒等。

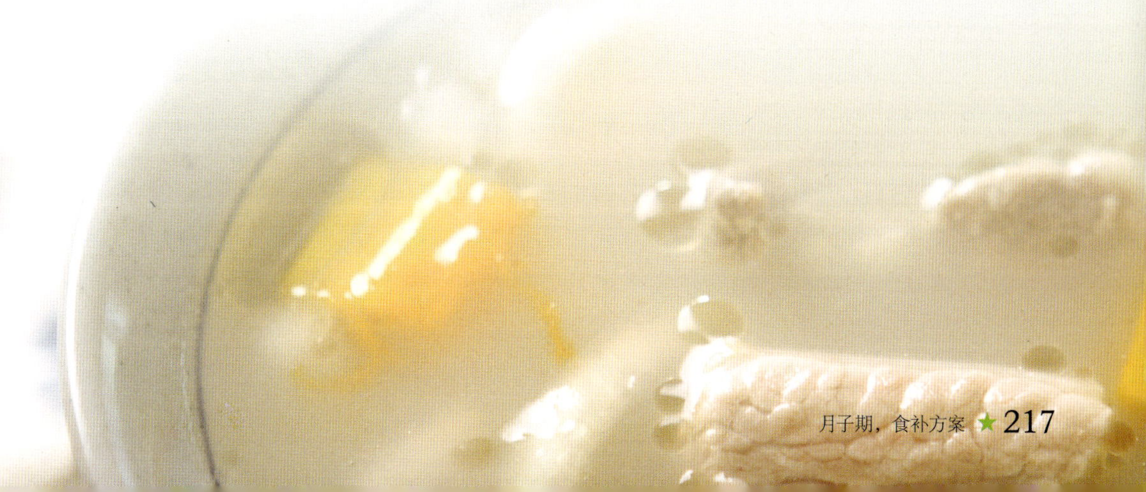

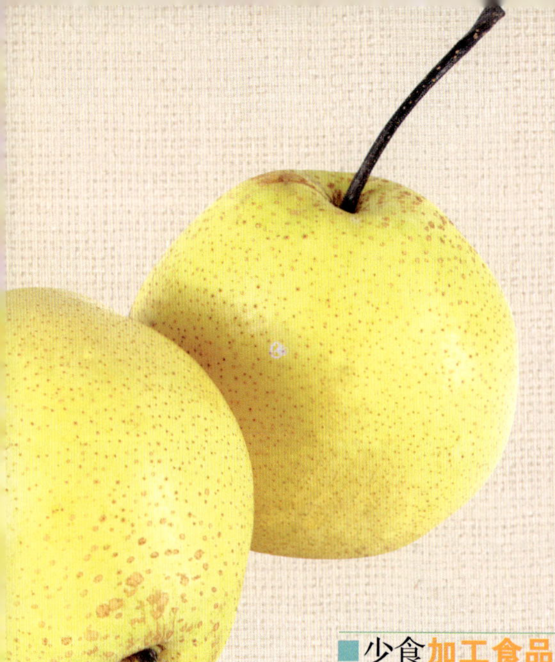

## 多吃蔬菜和水果

既可提供丰富的维生素、矿物质，又可提供足量的膳食纤维素，以防产后发生便秘。

## 少食加工食品

少选含人工合成剂以及加工的食品，这些食品中往往加入过多的人工色素和化学添加剂，不仅污染母乳，没有多少营养，还会增加肝、肾的负担，如选择炸土豆片就不如选择新鲜土豆。

## 吃母鸡也要吃公鸡

分娩后体内的雌、孕激素水平降低，有利于乳汁形成。但母鸡的卵巢和蛋衣中却含有一定量雌激素，会减弱催乳素的功效，从而影响乳汁分泌。而公鸡的睾丸中含有雄激素，可以对抗雌激素。如果把大公鸡清炖并连同睾丸一起吃，无疑会促使乳汁分泌。而且，公鸡的脂肪较少，产妇吃了不容易发胖，有助于哺乳期保持较好的身材，并且不容易引起宝宝发生腹泻。

## 喝汤也要吃肉

产后适当多喝一些鸡汤、鱼汤、排骨汤、豆腐汤等，确实可促进乳汁分泌。但同时也要吃肉，因为很多营养都在肉里，并不完全在汤里。如果只喝汤而不注意吃肉，就会影响身体对营养的摄取。

## 吃鸡蛋也要有量

尽管鸡蛋富含优质蛋白质，营养价值很高，很适合产妇食用，但并不是吃得越多越好。

鸡蛋吃多了人体并不能完全吸收，反会增加肠胃的负担，影响其他各种食物的摄取，造成营养摄取不均衡，这不仅不利于产妇的身体康复，而且也不利于乳汁分泌。一般来讲，月子里每天吃3~4个鸡蛋较为适宜。

## 长时间喝红糖水也不行

有些产妇在月子里一个劲地喝红糖水，认为能够活血化瘀和补血，促进产后恶露排出。红糖水确实是产后的补益佳品，但也并不是喝得越久越好。

因为在产后10天左右恶露开始逐渐减少，子宫收缩基本恢复正常。如果喝红糖水的时间过长，就会使恶露的血量增多，造成继续失血，引起贫血。通常产后喝红糖水的时间以7~10天为宜。

## 勿食生冷坚硬之物

因其损伤脾胃，影响消化功能，且生冷之物容易致瘀血滞留，可引起产后腹痛和产后恶露不绝等，另外多食坚硬食品，还容易使牙齿松动、疼痛。

## 月子期生活总则

### ■尽早下床活动

正常分娩后，经过适当休息后就可以下床活动了；即使是剖宫产的产妇，在手术后一天甚至是当天，也可以下床活动，不会影响伤口的愈合。除非有明确的医学原因必须卧床外，月子里的产妇也需要运动。

分娩时产妇付出很多体力，感到十分疲劳，的确需要很好的休息，但长期卧床休息，不活动也有许多坏处。因此一般情况下，产妇无特殊情况，阴道分娩或剖宫产后24小时，就可以起床下地活动了。

| 及早下床活动的好处 | |
| --- | --- |
| 1 | 促进子宫内积血排出，减少感染的发生 |
| 2 | 产后血流缓慢容易造成血栓形成，早下地活动可以促进血液循环，组织代谢，防止血栓形成，这对有心脏病及剖宫产的产妇尤为重要 |
| 3 | 早下地活动，可促进肠蠕动，排气早，防止肠粘连，这对剖宫产的产妇是很重要的；早下床活动有利于防止便秘、尿潴留的发生。有利于体力恢复、增加食欲，促进母乳产生及产后的营养吸收 |

**Tips**

产褥期间不宜站立过久，尽量少做蹲位练习动作，以防止子宫脱垂等疾病的发生。

起床以后的活动量应当慢慢增加。起床的第一天，早晚各在床边坐半小时，第二天可以在房里走走，以后再逐渐增加活动范围与时间。一周后可适当地做些轻微的手、腿、腰部的摆动练习，并逐渐过渡到做床上操、塑形体操或广播体操。值得一提的是，要注意避免一开始就锻炼时间过长、活动强度过大，以免适得其反，影响产妇身体康复。

## 注意个人卫生

传统意义上认为：产褥期不能洗澡、不能洗头，怕因此受风受凉留下病根儿。实际上这种认识是不科学的。

1．“月子”里产妇的会阴部分泌物较多，每天应用温开水清洗外阴部，勤换会阴垫并保持会阴部清洁和干燥。恶露会在产后4～6个星期排干净。

2．产妇“坐月子”期间，进食次数较多，吃的东西也较多，如不注意漱口刷牙，容易使口腔内细菌繁殖，发生口腔疾病。过去，有不少妇女盲目信奉“老规矩”——坐月子里不能刷牙，结果“坐”一次“月子”毁了一口牙。产妇每天应刷牙一两次，可选用软毛牙刷轻柔地刷动。每次吃过东西后，应当用温开水漱漱口。只要体力允许，产后第二天就应该开始刷牙，最好不超过3天。

3．一般产后一周可以洗澡、洗头，但必须坚持擦浴，不能洗盆浴，以免洗澡用过的脏水灌入生殖器而引起感染。6周后可以洗淋浴。

4．至于剪指甲、趾甲也可以照常进行，指甲是角质化了上皮，不存在“剪刀风”的问题。

5．哺乳前应用温水清洗乳头，切忌使用肥皂、酒精、洗涤剂等，以免除去保护乳头和乳晕皮肤的天然薄膜，造成乳头皲裂，影响哺乳。

| 刷牙时需要注意 | |
|---|---|
| 1 | 在孕期注意摄取钙质，保持口腔卫生，避免使牙齿受到损害 |
| 2 | 产妇身体较虚弱，正处于调整中，对寒冷刺激较敏感。因此，切记要用温水刷牙，并在刷牙前最好先将牙刷用温水泡软，以防冷水对牙齿及牙龈刺激过大 |
| 3 | 每天早起和睡前各刷一次，如果有吃夜宵的习惯，吃完夜宵后再刷一次 |
| 4 | 可在产后的3天采用指漱，即把示指洗净或在示指上缠上纱布，把牙膏挤于手指上并充当刷头，在牙齿上来回、上下擦拭，再用手指按压牙龈数遍。这种方法可活血通络、坚固牙齿，避免牙齿松动 |

## 按时检查身体

不少产妇认为，只要孩子顺利生下来就没事了，其实不然，产后检查也十分重要。产后检查能及时发现产妇的多种疾病，还能避免患病的产妇对婴儿健康造成的影响。

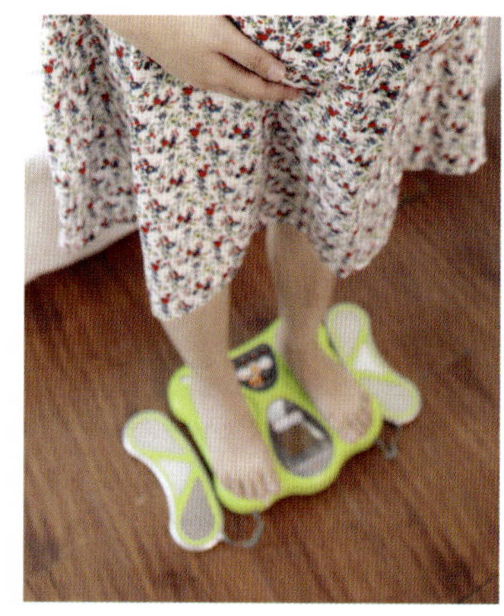

### 量体重

体重是人体健康状况的基本指标，过重或过轻都是非正常的表现，一旦超过限度会带来很多健康隐患。体重测量可以监测产妇的营养摄入情况和身体恢复状态，时刻提醒产妇注意，防止不均衡的营养摄入和不协调的活动量危害身体健康。

**Tips**

对于产后无奶或奶少的产妇，应请医生进行饮食指导或药物治疗。

### 内科检查

对于有产后并发症的产妇，如患有肝病、心脏病、肾炎等，应该到内科检查。对于怀孕期间患有妊娠高血压综合征的产妇，则需要检查血和尿是否异常，检查血压是否仍在继续升高，如有异常，应积极治疗，以防转为慢性高血压。

## 妇产科检查

需要检查盆腔器官，观察子宫是否恢复正常，阴道分泌物的量和颜色是否正常，子宫颈有无糜烂，会阴和阴道的裂伤或缝合口是否愈合等。剖宫产术后者，应注意检查腹部伤口愈合情况，以及子宫与腹部伤口有无粘连。

## 乳房检查

由于充满乳汁，产后乳房变得非常丰满、娇嫩。每天和宝宝嫩嫩的脸蛋、小嘴接触，而乳房的外表又非常“柔弱”，常常抵不住一些哪怕是轻微的伤害。乳胀、乳房疼痛等常常会来困扰产妇，严重的可能感染乳腺炎，威胁乳房健康，甚至影响泌乳系统，造成乳汁滞流，而乳房分泌的乳汁又直接影响着宝宝的健康。因此，给乳房做检查，不仅是对产妇的保护，对宝宝的健康成长来说也是一道保障。

**Tips**

产妇应请医生帮助确定采取适宜的有效避孕措施（产后两个月后才可以进行性生活），不要抱有侥幸心理，人工流产手术对正在恢复身体的产妇来说十分有害。

## 尽早给宝宝喂食母乳

母乳的营养价值很高，所含的各种营养素的比例搭配适宜。母乳中还含有多种特殊的营养成分，如乳铁蛋白、牛磺酸、钙、磷等，母乳中所含的这些物质，对宝宝的生长和发育以及增强抵抗力等都有益。此外，母乳近乎无菌，加之经济方便，所以对宝宝来说，母乳是最好的食物。

宝宝出生后，应尽早进行哺乳，这样可以促进妈妈乳汁分泌。初乳含有丰富的抗体，应该及时让宝宝吃上妈妈的初乳。一般情况下，顺产分娩的妈妈和宝宝一切正常，0.5～2小时就可以哺喂母乳。

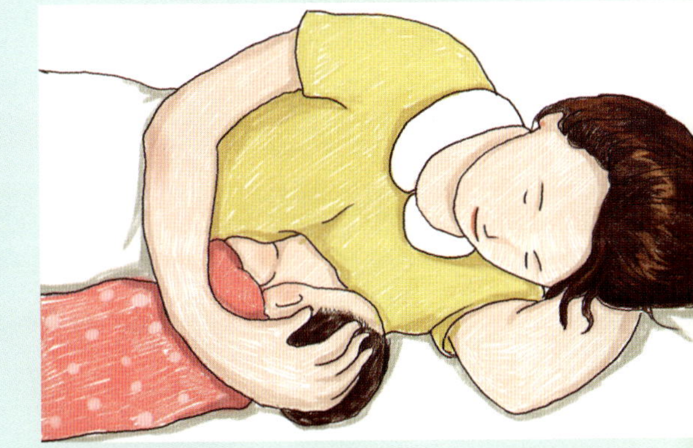

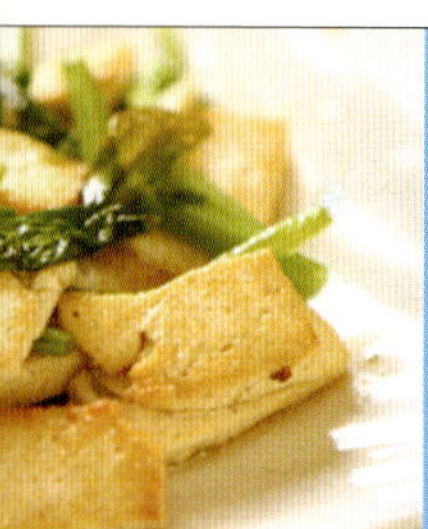

# 产后妈妈
# 怎样吃才正确

适当调养，有计划地**进行食补**。

## 产后第一周：促进新陈代谢

### 不要着急进补

#### 超量进补有害无益

产妇在分娩后，适当进行营养滋补，既可以补充营养，有利身体的恢复，同时又可以确保奶水充足。但是，如果滋补过量是有害无益的。

1．滋补过量容易导致过胖，产后产妇过胖会使体内糖分和脂肪的代谢失调，引起各种疾病。

2．产妇营养太丰富，必然使奶水中的脂肪含量增多，如果宝宝胃肠能够吸收，也会造成宝宝肥胖，并易患扁平足等疾病；若宝宝消化能力较差，不能充分吸收，就会出现腹泻，而长期慢性腹泻，又会造成营养不良。

#### 保持清淡饮食

不论是自然分娩还是剖宫产，产妇在最初几日里会感觉身体虚弱、没有食欲。如果这时强行吃下油腻的“补食”，只会让胃口更加减退。在产后的第一周里，可以吃些清淡的荤食，如肉片、肉末、瘦牛肉、鸡肉、鱼等，配上新鲜蔬菜一起炒，口味清爽、营养均衡。但补充过度也对身体无益。

## 排出恶露

第一周是产妇排恶露的黄金时期，产前的水肿以及身体多余的水分，也会在此时排出。因此，第一周暂时不要吃得太补，以免恶露排不干净。有很多食物都可以帮助妈妈月子期间尽早排出恶露，例如红糖等，不过，当恶露颜色比较正常时要停止食用这些食物。宝宝出生后胎盘也随之娩出。之后，阴道会排出一些棕红色的液体，其中含有血液、坏死的蜕膜组织、细菌及黏液等，这就是经常说的“恶露”。

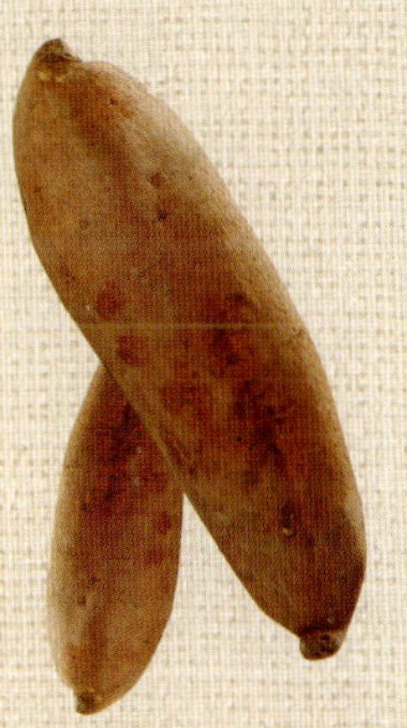

| 排恶露的食物 | |
|---|---|
| 山楂 | 不仅能够帮助产妇增进食欲、促进消化，还可以散瘀血 |
| 红糖 | 有补血益血的功效，可以促进恶露不尽的产妇尽快化瘀，排尽恶露 |
| 藕 | 具有清热凉血、活血止血的作用，适合恶露不尽的产妇食用，可以帮助改善症状 |
| 阿胶 | 具有补血止血的功效，对子宫出血具有辅助治疗作用，既可养身又可止血，对产后阴血不足、血虚生热、热迫血溢引起的恶露不尽有治疗作用 |
| 生化汤 | 可活血散寒、祛瘀止血，适用于产后瘀阻腹痛拒按、恶露不净、滞涩不畅、色黯有块，或见面色青白、四肢不温等症状 |

注意，如果产妇子宫收缩较好，恶露的颜色和量都比较正常的话，就要停止食用这些食材了，因为这些食物长时间食用会使恶露增多，导致慢性失血性贫血，而且会影响子宫的恢复以及产妇的身体。

## 不宜立即催乳

哺乳节律开始日益与宝宝的需求合拍，反而觉得奶不胀了。如果宝宝尿量、体重增长都正常，两餐奶之间很安静，就说明母乳是充足的。

催奶不应该只考虑量，质也非常重要。传统认为产妇应该多喝蛋白质含量高的汤，最近的研究发现，被大家认为最有营养的广东靓汤，汤里的营养仅仅是汤料的20%左右。所以科学的观点是汤汁要吃，料更不能舍弃。营养其实在汤料里，所以煲汤不用一大锅，煲的时间也不要太长，不然营养成分会流失。

### 过来人的经验

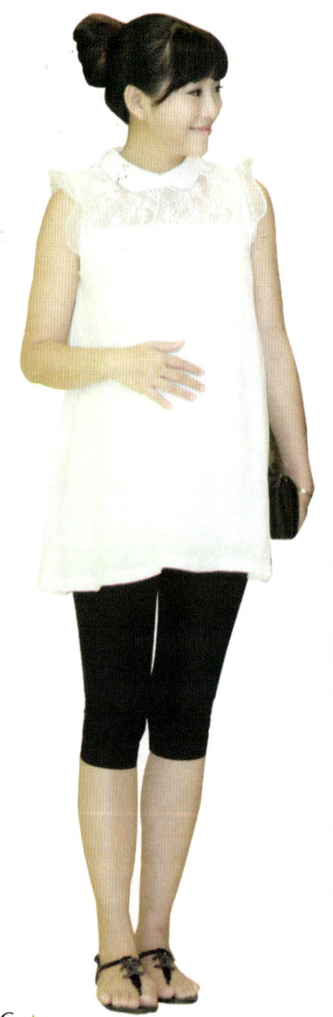

1. 即使没有食欲，也要进食。如果不方便坐着用餐，也可以躺着或斜靠着进食。

2. 用热水弄湿毛巾，以两小时为间隔清洁外阴。可以使用浴盆或让家属帮忙。清洁后垫上护垫。

3. 剖宫产的产妇产后第三天会排气，排气前可吃半流食，如粥、面条等。排气后可正常进餐。

4. 即使母乳分泌不多，也要每天授乳8次以上，每次在乳房上吸吮的时候不应少于30分钟，以利于下奶。这样能预防乳腺炎，加快子宫的收缩。

5. 交换每天开始哺乳的那侧乳房，让宝宝先冲分吸吮一侧乳房，再换到另一侧乳房，直到自动放弃乳房。下次从另一侧开始吸吮。

## 产后第二周：补血

### 多吃补血的食物

许多产妇分娩后，出现气血亏损、体质虚弱、面色苍白的症状，有的甚至出现贫血和轻度贫血。因此，产妇产后的膳食调理就要有侧重了。除了吃一些鸡肉、猪肉、牛肉、鸡蛋外，在1～3个月内多吃补血的食物，如猪血、黑木耳、大枣、鱼等，这些食物可是产妇饮食中四大宝。

#### 荤素皆宜——黑木耳

黑木耳是一种滋补健身的营养佳品。由于黑木耳营养丰富、滋味鲜美、片大肉厚，故被人誉为“素中之荤”。其中蛋白质、维生素和铁的含量分别比白木耳高出一倍、两倍甚至五倍。在蛋白质中含有多种氨基酸，尤以赖氨酸和亮氨酸的含量最为丰富。黑木耳不仅清脆鲜美、滑嫩爽喉，而且有增加食欲和滋补强身的作用。黑木耳具有一定吸附能力，对人体有清涤肠胃和消化纤维素的作用。

#### 天然维生素丸——红枣

红枣能够补益脾胃和补中益气。多吃红枣能显著改善肠胃功能，达到增强食欲的功效。此外，红枣还能补气血，对于气血亏损的产妇特别有帮助。

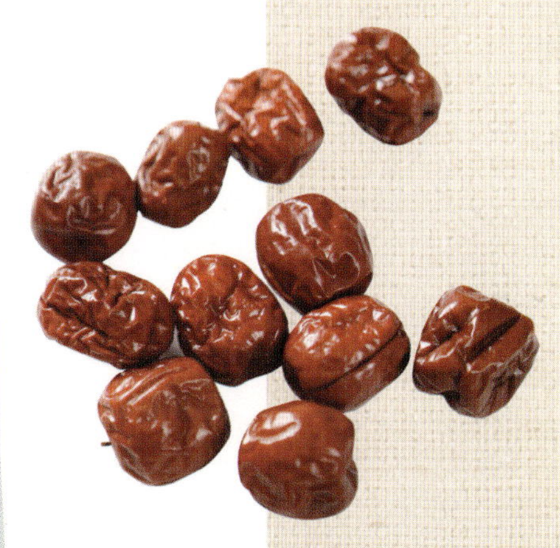

**Tips**

现代药理研究证明：红枣中含有大量的环磷酸腺苷，能调节人体的新陈代谢，使新细胞迅速生成，死细胞很快被消除，并能增强骨髓造血功能，增强血液中红细胞的含量。

### 养血之王——猪血

猪血是一种价廉而营养极为丰富的食品，其低脂高蛋白，且含有铁、铜等人体必需的元素和磷脂、维生素，特别是猪血含铁丰富。每百克猪血中含铁量45毫克，堪称“养血之王”。因此，女性分娩后膳食中要常有猪血，既既能防治缺铁性贫血，又增补营养，对身体大有益处。

### 完全蛋白质——鱼类

鱼类营养丰富、味道鲜美，蛋白质含量高。鲫鱼和鲤鱼清炖是很好的催奶食品。哺乳期间的产妇多吃鱼和鱼头有益于宝宝大脑发育。鱼肉味道鲜美，不论是食肉还是做汤，都清鲜可口，引人食欲，是日常饮食中人们比较喜爱的食物。鱼类种类繁多，大体上分为海水鱼和淡水鱼两大类。

**Tips**

不论是海水鱼还是淡水鱼，其所含的营养成分大致是相同的，所不同的只不过是各种营养成分的多少而已。

### 食疗的营养库——猪肝

猪肝味甘性温，有补肝、养血、益目三大功效，其蛋白质含量远比瘦肉高，所含的碳水化合物为糊精，容易被人体消化和吸收，还含有各种维生素和无机盐，常吃可以“以脏补脏”，补肝血，养肝阴。猪肝含铁丰富，单位含量是猪肉的20倍，并且是吸收率最高的食物，而铁是血红蛋白的主要成分，也是人体合成红细胞的重要原料。对产后贫血、缺铁性贫血的人群，猪肝是补铁的最佳来源。另外，猪肝含有维生素$B_2$，是治疗恶性贫血疾病的首选。

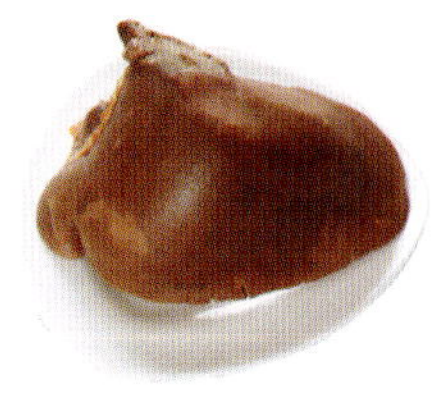

## 去水消肿

少吃盐和调味料，一般说来，怀孕全过程所增加的体重约12千克，胎儿连同胎盘的重量约5.5千克，还有6.5千克，其中水分就占60%以上。换言之，因怀孕的各种因素而产生的水分，必须在产后分娩后慢慢地排出。因此，若是在坐月子期间，吃的食物太咸或含有酱油、醋、番茄酱等调味品，或是食用腌渍食品、罐头食品等，都会使身体内的水分滞留，不易排出。因此产后的一周少吃盐和调味料，能达到“利水消肿”的目的。

另一方面，产妇在这段期间容易流很多汗，而电解质的补充还需要盐，此外，产妇胃口已经很不好了，完全不用盐也不太可能，所以坐月子时盐还是可以用，但一定要比平时再更少一些。

# 半月后：进补催奶

## 多吃催乳食物

母乳不足，产妇往往心急如火。母乳达不到宝宝需求时，专业人士会通过科学的手法，刺激母乳的分泌。目前催乳的方法主要有中医按摩催乳和服用催乳汤。在产后24小时内按摩效果最佳，采用中医按摩手法使本来闭合、扭曲的奶管打开，达到奶管通畅，预防产后有奶不出、乳腺炎等情况的发生，使日后哺乳能顺利进行。

| 食物名称 | 功效 |
| --- | --- |
| 核桃 | 不仅能健脑益智、补血养气，还有润肤、乌发的作用 |
| 花生 | 养血止血，具滋补作用，可帮助产妇预防产后贫血 |
| 芝麻 | 滋养肝肾、补养气血、润肠通便，具有补钙的作用 |
| 小米 | 富含维生素$B_1$和维生素$B_2$，可促进肠蠕动，增进食欲。也是补血益脾之佳品，适用于产后体虚 |

续表

| 食物名称 | 功效 |
| --- | --- |
| 玉米 | 富含多种人体所需的氨基酸，有助于产妇恢复体力，预防产后贫血 |
| 银耳 | 滋阴润肺、润肠通便，可帮助产妇预防产后便秘，并增强机体免疫力 |
| 红枣 | 富含铁、钙等，可帮助产妇补血、去寒 |
| 红豆 | 健脾利湿、散血解毒，有利于产妇消除水肿 |
| 牛奶 | 营养丰富，易于消化吸收。它是人体钙的最佳来源 |
| 鸡蛋 | 含丰富的蛋白质、脂肪、卵磷脂、核黄素和钙、磷、铁及多种维生素，对产后身体恢复很有好处。每日食用以不超过两个为宜 |
| 山药 | 具有益气补脾、帮助消化等作用，是产后滋补的佳品 |
| 莲藕 | 含有大量的淀粉、维生素和矿物质，可健脾益胃、润燥养阴、清热生乳 |
| 猪肝 | 是最理想的补血佳品之一，且具有明目的功效 |
| 鲫鱼 | 富含优质蛋白质，可促进子宫收缩，还有催乳作用 |
| 鲤鱼 | 可健脾开胃、消水肿、利小便、通脉催乳 |
| 猪蹄 | 性平，味甘咸，有补血和通乳的作用 |
| 丝瓜 | 如果出现乳腺炎症、发奶时有包块、乳汁分泌不畅时，中医会建议将丝瓜络放在高汤内炖煮，可以起到通调乳房气血、催乳和开胃化痰的功效。专家建议出现乳汁分泌不畅、乳房包块，可以在中医的指导下，适当服用丝瓜络，以便通络催乳 |
| 莴笋 | 莴笋性味苦寒，有通乳功效，产妇乳少时可用莴笋烧猪蹄食用。这种食法不仅减少油腻，清香可口，而且比单用猪蹄催乳效果更佳 |
| 豆腐 | 豆腐有益气和中、生津润燥、清热解毒之功效。也是一种催乳食物。以豆腐、红糖、酒酿加水煮服，可以生乳 |


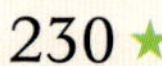

## 酌量补充水分

月子期间，产后会出很多汗，而且你这时候新陈代谢旺盛，所以，需要多补充水分，以防脱水。补充水分还有助于乳房分泌乳汁。每天喝8~12杯白开水就差不多了。当然，产妇也可以多喝牛奶、豆浆或汤品，来代替部分白开水。

作为月子期产妇，你可能一门心思都扑在宝宝身上，在你感觉口渴之前，可能都想不起来喝水。不妨在床头时刻都放一杯温开水，它的存在就是对你的一种提醒。

## 下奶汤也需要调味

也许老一辈的人早就告诫产妇，分娩后不宜多吃盐，特别是在产后的前几天，饭菜内一点盐都不能放。其实这样做只会适得其反，产妇吃无盐饭菜会使食欲不佳，不利于康复，因此饭菜里放适量盐对产妇来说是有益处的。产妇在分娩前几天，身体要出很多汗，乳腺分泌也很旺盛，体内容易缺水、缺盐，从而影响乳汁分泌。产妇的食物中应该适量放一些盐，可以避免月子里出汗过多造成身体脱水，影响身体恢复和乳汁分泌。

### 过来人的经验

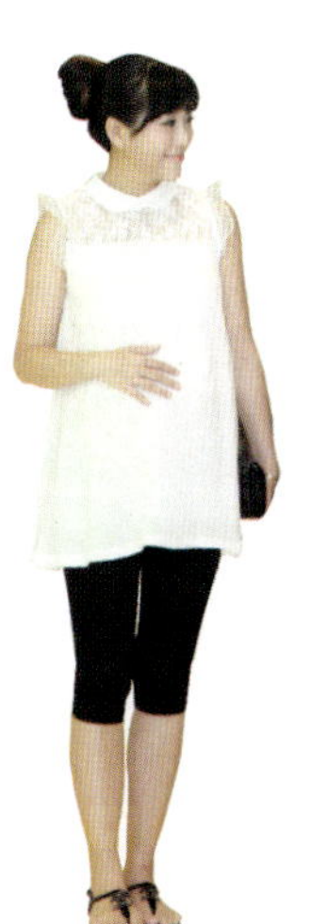

1. 产后可以继续服用怀孕期间剩下的补铁剂，预防缺铁性贫血。

2. 如果无法很好的分泌乳汁，就先确认是否是睡眠不足导致乳汁减少，或是宝宝吸吮姿势有问题，或吸吮的时间和次数不足，可咨询相关的医生。

3. 可以正式做产褥期体操了，帮助产后恢复，预防产后肥胖。

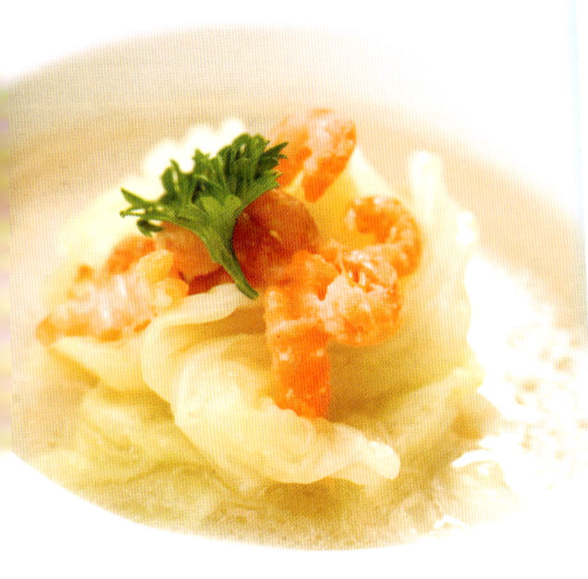

## 白菜叶汤

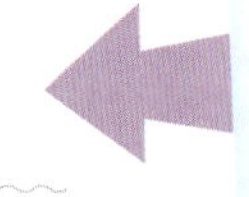

**原料** 白菜叶200克，虾干、葱末各10克，精盐1/2小匙，牛奶3大匙，高汤1 000克，熟猪油1小匙。

**做法** 1. 将白菜叶洗净，沥去水分，切成2厘米宽、4厘米长的条；虾干去除杂质，放入温水中浸泡30分钟，捞出沥干。

2. 坐锅点火，加入熟猪油烧热，先下入虾干煸炒片刻，再放入葱末炒出香味。

3. 添入高汤，加入白菜叶、精盐，再加入牛奶煮开，撇去浮沫，盛入大碗中即可。

## 栗子扒油菜

**原料** 油菜、熟栗子肉各200克，香菇50克，胡萝卜片少许，姜片、精盐、白糖、胡椒粉、水淀粉、清汤、植物油各适量。

**做法** 1. 香菇去蒂，洗净，切成两半；熟栗子肉切成两半；油菜洗净，放入沸水中焯烫一下，捞出沥水。

2. 锅中加入植物油烧热，放入油菜，加入精盐炒匀，码入盘中垫底。

3. 锅中留底油烧至六成热，先下入姜片炒出香味，再放入香菇、栗子肉、胡萝卜片略炒。

4. 加入精盐、白糖、胡椒粉、清汤扒至入味，勾芡，盛在油菜上即可。

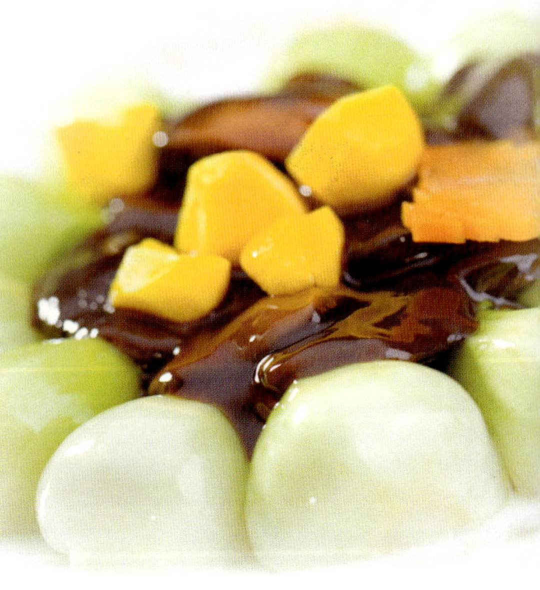

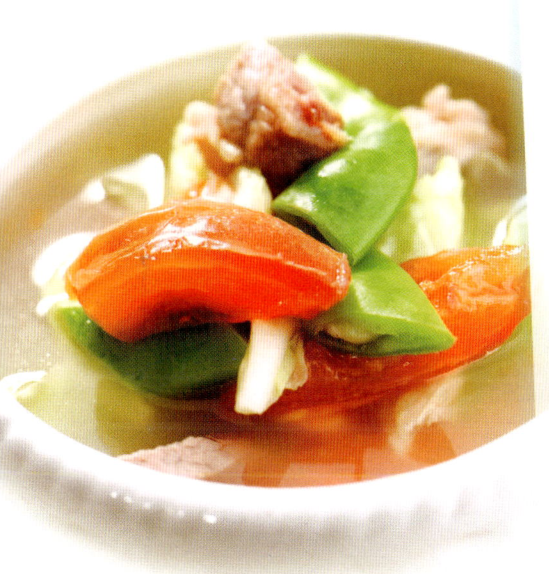

## 蔬菜牛肉汤

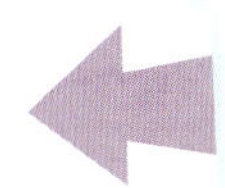

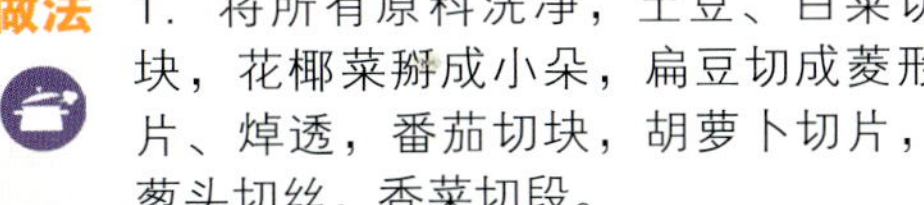

**原料** 土豆、白菜、花椰菜、扁豆、番茄、胡萝卜、葱头各50克，香菜15克，精盐、黄油各1/2匙，牛肉汤1 000克。

**做法** 1. 将所有原料洗净，土豆、白菜切块，花椰菜掰成小朵，扁豆切成菱形片、焯透，番茄切块，胡萝卜切片，葱头切丝，香菜切段。

2. 锅中加入牛肉汤烧沸，先下入胡萝卜片、葱头丝、香菜段、黄油煮熟，再放入土豆片、白菜片、花椰菜煮开，待土豆熟透时，加入扁豆片、番茄块略煮，放入精盐调味即可。

## 肉末炒芹菜

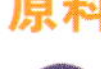

**原料** 芹菜300克，猪五花肉150克，葱末、姜末各少许，精盐、香油各1/2匙，白糖1/2小匙，植物油1大匙。

**做法** 1. 将芹菜去根及叶，洗净，切成小段；猪五花肉洗净，剁成碎末。

2. 净锅置火上，加入植物油烧至五成热，先下入猪肉末炒散至变色，再放入葱末、姜末炒出香味。

3. 加入芹菜段翻炒均匀，再放入精盐、白糖和适量清水炒至收汁，淋上香油，出锅装盘即可。

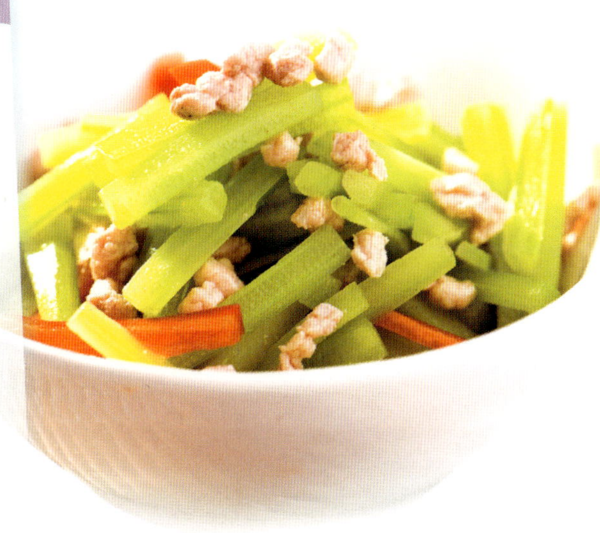

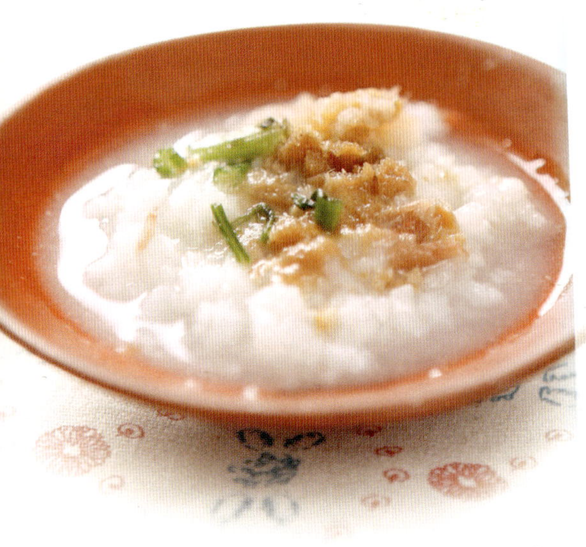

## 虾米粥

原料 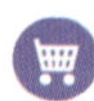 虾米30克，大米100克。

做法 

1. 虾米先用温水浸泡半小时，大米加水如常法煮粥。

2. 半熟时加入虾米，煮至米花粥稠时即可。

## 鸡丝菠菜粥

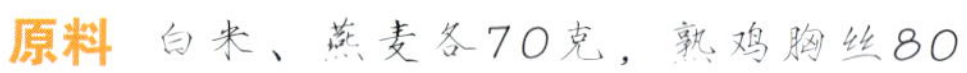

原料  白米、燕麦各70克，熟鸡胸丝80克，烫好的菠菜、盐、胡椒粉、香油各适量。

做法 

1. 大米、燕麦加水，入锅煮至软糯。

2. 加熟鸡胸丝、烫好的菠菜、盐、胡椒粉、香油，再次煮滚后关火即可。

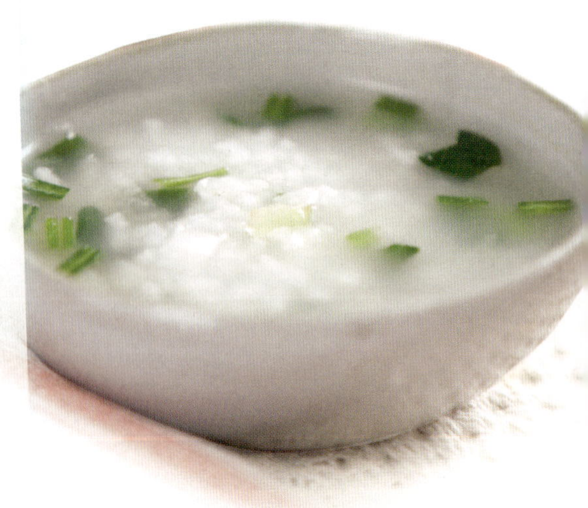

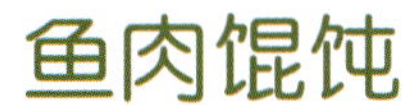

## 鱼肉馄饨

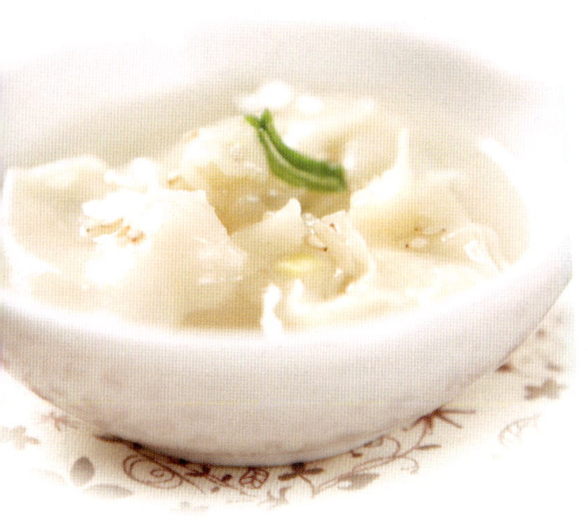

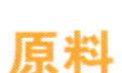

**原料**

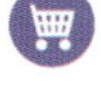

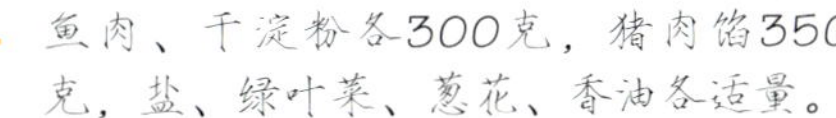

鱼肉、干淀粉各300克，猪肉馅350克，盐、绿叶菜、葱花、香油各适量。

**做法**

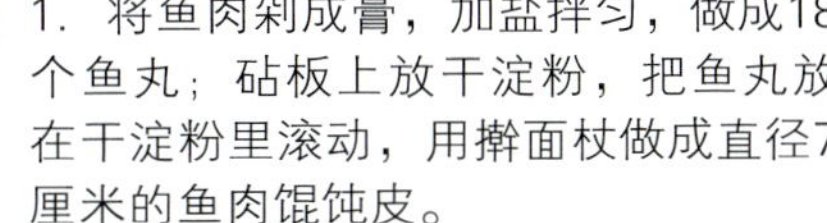

1. 将鱼肉剁成膏，加盐拌匀，做成18个鱼丸；砧板上放干淀粉，把鱼丸放在干淀粉里滚动，用擀面杖做成直径7厘米的鱼肉馄饨皮。

2. 旺火烧锅，放入清水烧沸，下馄饨，用筷子轻搅，以免黏结；用小火烧到馄饨浮上水面5分钟左右，即可捞出装盘食用。

## 双冬豆皮汤

**原料**

豆腐皮3张，冬菇2朵，冬笋50克，葱花、姜末各10克，精盐、香油各1/2小匙，植物油2大匙，鲜汤500克。

**做法**

1. 将豆腐皮上笼蒸软，取出，切成菱形片；冬菇用温水泡发，除去杂质，洗净，切成丝；冬笋去皮，洗净，切成小片。

2. 锅中加入植物油烧热，先下入葱花、姜末炒香，添入鲜汤，放入冬菇丝、冬笋片、豆腐皮烧沸。

3. 撇去浮沫，再加入精盐调好口味，淋上香油，出锅装碗即可。

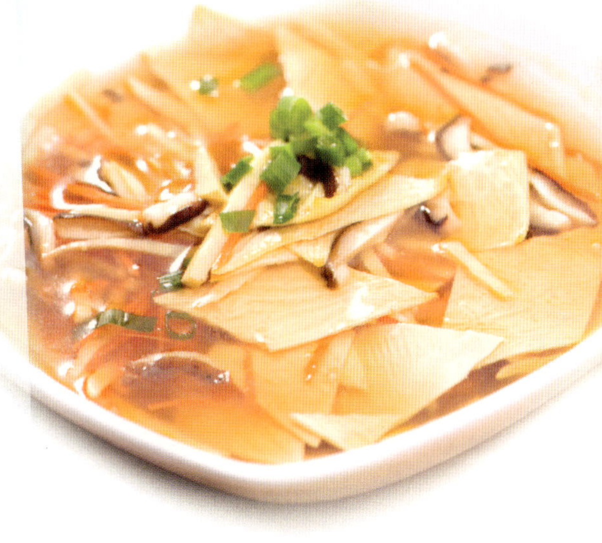

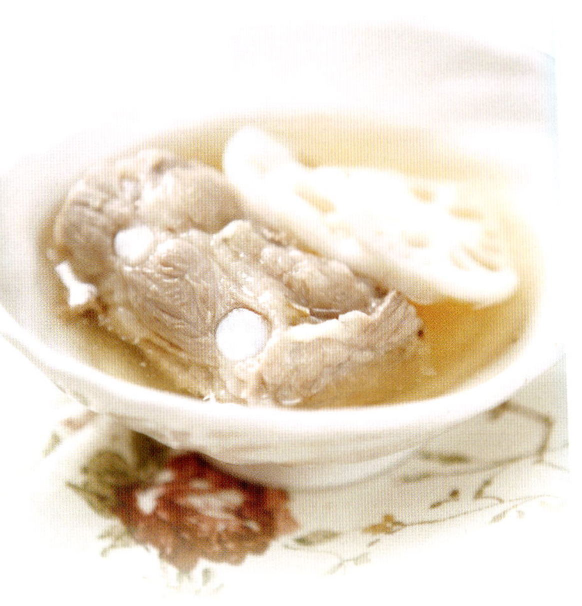

## 莲藕排骨汤

**原料** 莲藕、排骨各300克，盐1小匙。

**做法** 1. 将排骨洗干净，放入滚水中氽烫，捞出。

2. 莲藕去皮，切约1厘米厚片。

3. 排骨、莲藕放入锅中加入半锅冷水，中火煮开，改小火慢熬1～1.5小时，熬煮至排骨熟烂，加入盐调味即可盛出。

## 平菇炒肉

**原料** 鲜平菇300克，猪瘦肉100克，葱花、姜片各25克，精盐、白糖各1小匙，香油适量，葱油、鲜汤各3大匙。

**做法** 1. 将猪肉去除筋膜，用清水洗净，切成小片；鲜平菇洗净，撕成片。

2. 坐锅点火，加入葱油烧热，先下入葱花、姜片炒香，再放入肉片煸炒至变色。

3. 下入平菇，加入精盐、白糖、鲜汤烧至入味，淋上香油，出锅装盘即可。

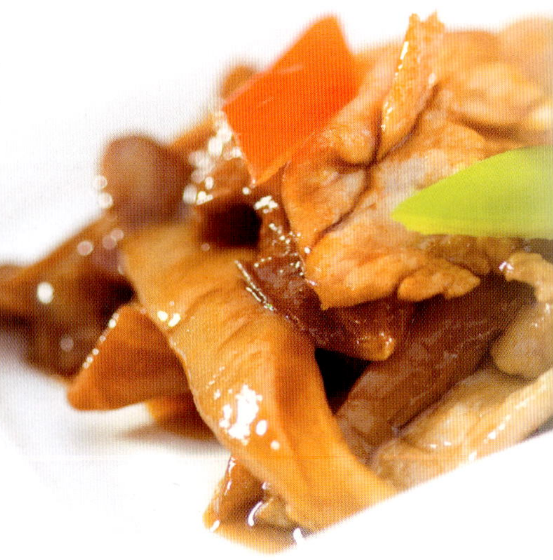

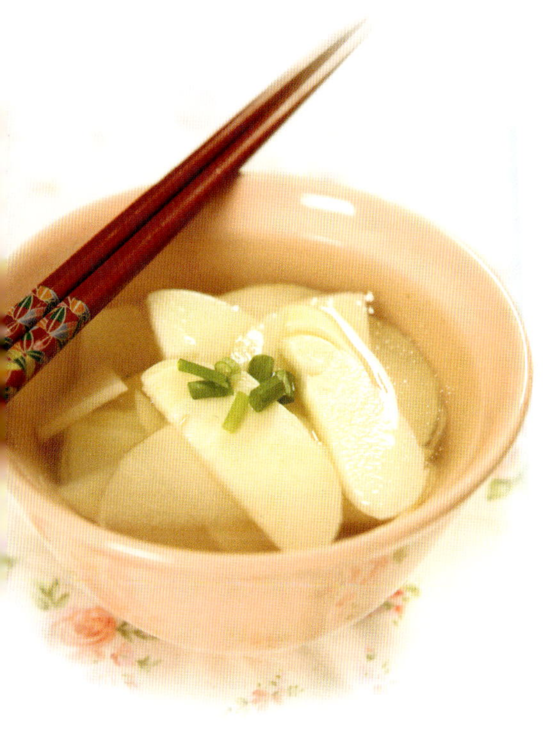

## 清汤慈笋

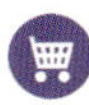

**原料** 鲜慈笋400克，桑叶、精盐、胡椒粉各适量。

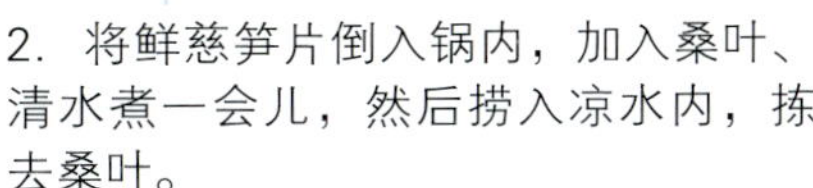

**做法** 1. 鲜慈笋切下老根，剥去壳，削去内皮，切成极薄的片；桑叶洗净。

2. 将鲜慈笋片倒入锅内，加入桑叶、清水煮一会儿，然后捞入凉水内，拣去桑叶。

3. 烧开清汤，加入精盐、胡椒粉调好味，下入笋片，烧开撇去浮沫即可。

## 猪肝烩饭

**原料** 米饭125克，猪肝35克，瘦肉、胡萝卜各20克，洋葱50克，蒜末5克，虾仁10克，水淀粉20克，植物油、精盐、白糖、胡椒粉、香油各适量。

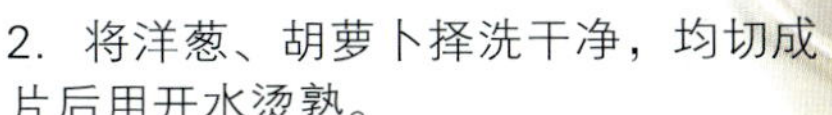

**做法** 1. 将米饭盛在盘中，备用。将瘦肉、猪肝洗净，均切成片，调入白糖、胡椒粉、精盐、淀粉。

2. 将洋葱、胡萝卜择洗干净，均切成片后用开水烫熟。

3. 锅置火上，放入植物油，烧热后下蒜末爆香，放入虾仁、猪肝、瘦肉略炒，再依次放入洋葱片、胡萝卜和精盐，放水加热，用水淀粉勾芡，淋上香油；最后将菜盖在米饭上即可。

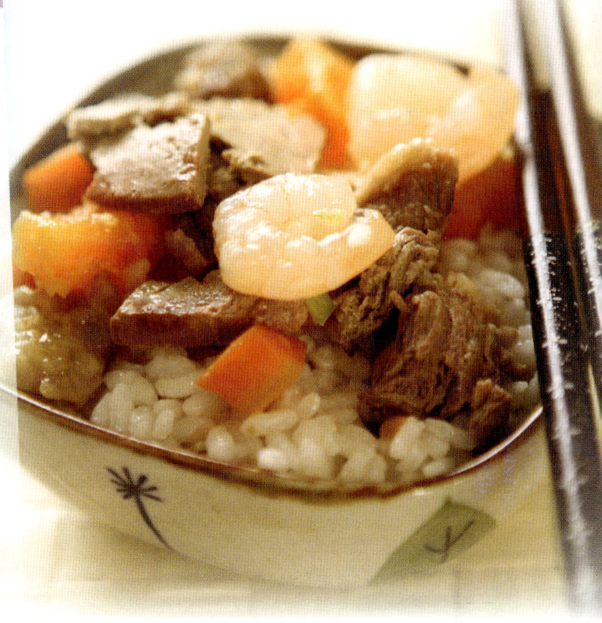

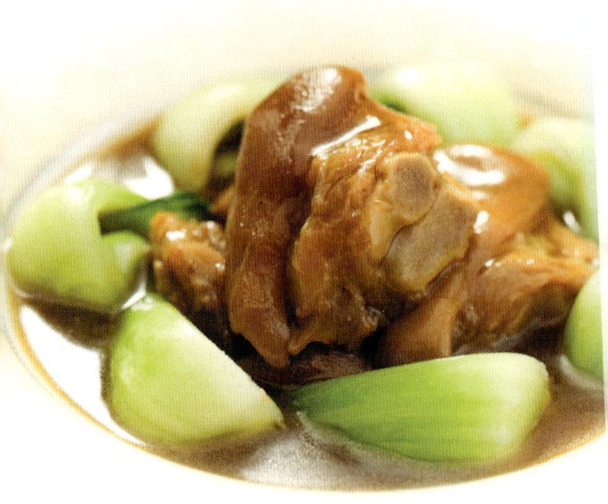

## 锅焖黑椒猪手

**原料** 猪蹄2个（约800克），油菜心50克，葱段、姜片各15克，精盐少许，白糖、酱油各1小匙，黑椒汁、水淀粉各2大匙。

**做法** 1. 油菜择洗干净，放入加有少许精盐的沸水中焯透，捞出装盘。

2. 猪手刮洗干净，切成块，用葱、姜略腌，再放入热油中炒至上色。

3. 加入黑椒汁，加盖儿焖煮1小时，再淋上水淀粉，捞出装盘。

## 山药黑芝麻粥

**原料** 大米、山药各100克，黑芝麻15克，冰糖适量。

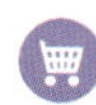

**做法** 1. 大米淘洗干净；山药清洗干净，刮掉外皮，切成滚刀小块。

2. 将大米、山药和黑芝麻一起装入高压锅，加入足量的水，再加入冰糖，盖好盖子。

3. 大火烧至上汽后，转小火煮10分钟。

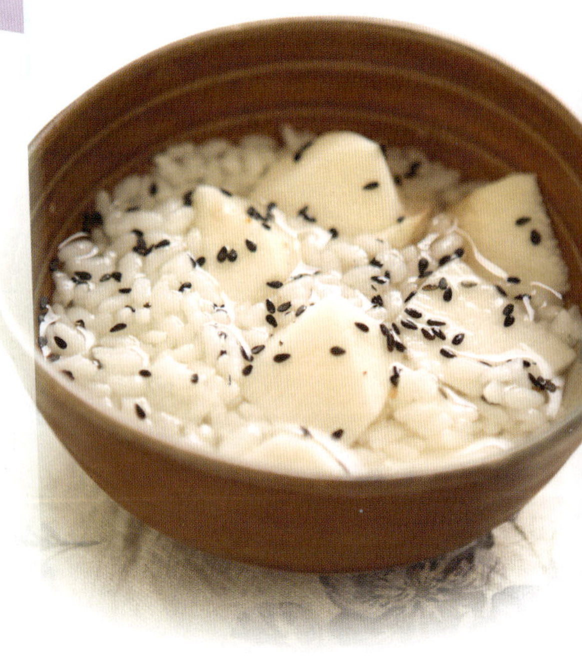

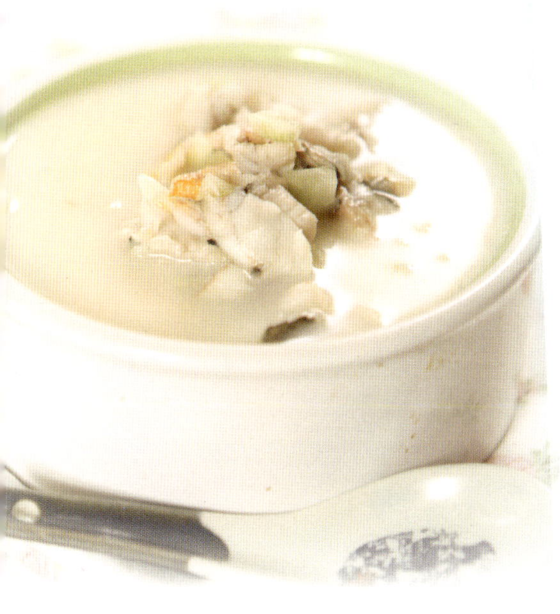

## 黄鱼羹

**原料** 黄鱼肉200克，嫩笋50克，鸡蛋1个，葱末、姜末、葱段各1小匙，植物油、香油、清汤、水淀粉各适量，精盐少许。

**做法** 1. 将黄鱼肉切成小片；嫩笋洗净切丁；鸡蛋打散。

2. 锅中加植物油烧热，爆香葱段和姜末，放入黄鱼片、清汤、嫩笋和精盐，烧沸后撇去浮沫。

3. 用水淀粉勾芡，然后淋上蛋液，最后加入葱末和香油即可。

## 山药炒香菇

**原料** 山药300克，鲜香菇、胡萝卜各80克，红枣10枚，葱段10克，精盐1小匙，胡椒粉1/2小匙，植物油2大匙。

**做法** 1. 胡萝卜去皮，洗净，切成薄片；香菇去蒂，洗净，片成薄片；红枣洗净，泡软。

2. 山药去皮，洗净，切成薄片，再放入清水盆中，加入少许精盐浸泡。

3. 锅中加植物油烧热，先下入葱段炒香，再放入山药、香菇、胡萝卜炒匀。

4. 加入红枣和适量清水炒至山药、红枣熟软，再放入精盐、胡椒粉炒匀至入味，出锅装盘即可。

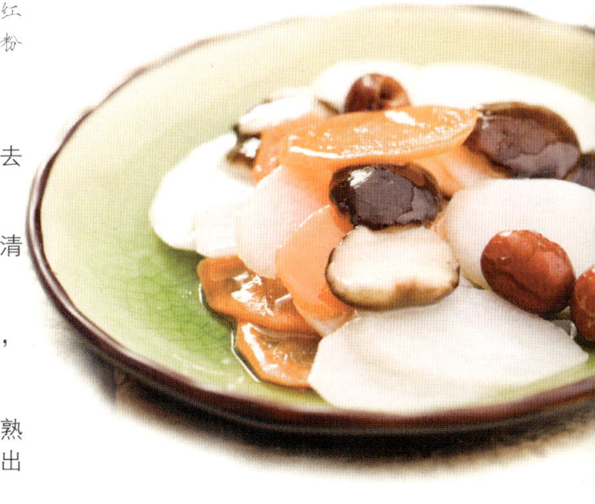